Gitoformat –
ein nicht-nierenpflichtiges Digitalisglykosid

Herausgegeben von
N. Rietbrock, M. Schlepper und E.Busanny-Caspari

Überreicht von der Firma
Dr. Madaus & Co., Köln am Rhein

Gitoformat – ein nicht-nierenpflichtiges Digitalisglykosid

Herausgegeben von
N. Rietbrock, M. Schlepper und E. Busanny-Caspari

Friedr. Vieweg & Sohn Braunschweig/Wiesbaden

ISBN 978-3-663-01933-6 ISBN 978-3-663-01932-9 (eBook)
DOI 10.1007/978-3-663-01932-9

Inhaltsverzeichnis

Einführung 1

I. Grundlagen der Therapie beim alten Menschen

Zur Problematik der Pharmakotherapie im Alter 5
D. Platt

Morphologisch-biochemische Veränderungen von Herz und Gefäßen im Alter 13
J. Lindner

II. Pharmakokinetik und Pharmakodynamik von Gitoformat

Von der Pflanze bis zum Pentaformylgitoxin 15
W. Klaus

Radioimmunologische Bestimmung von Gitoformat und Metaboliten nach vorausgehender Trennung mit HPLC 53
R. Aderjan

Pharmakodynamik von Gitoformat 61
K. P. Odenthal

Pharmakokinetik und Wirkungskinetik von Gitoformat 71
M. Ulbrich, R. G. Alken, G. G. Belz

III. Anwendung von Gitoformat in Klinik und Praxis

Intrakardiale Druckmessung unter Gitoformat 81
H. Neuss, W.-D. Maier, W. Haase

Neue Aspekte zur Wahl des Herzglykosids: Nierenpflichtige und nicht nierenpflichtige Herzglykoside 87
N. Rietbrock, B. G. Woodcock, U. Hrazdil

Klinische Erfahrungen mit dem Herzglykosid Gitoformat 95
W. Zenz

Gitoformat zur Behandlung der Herzinsuffizienz 101
K. Täuber, H. Wallnöfer, L. Schiller

Gitoxin-Monitoring bei älteren Patienten unter Gitoformat-Therapie 111
H. Rameis

Behandlung der latenten und manifesten Herzinsuffizienz mit Gitoformat 115
H. Chr. Kümmell, H. Kiene

Eine Multicenterstudie: Gitoformat in der Praxis 125
E. Busanny-Caspari

Personen- und Sachwortverzeichnis 131

Autorenverzeichnis

Priv.-Doz. Dr. R. Aderjan
Inst. f. Rechtsmedizin der Universität
Voßstr. 2
6900 Heidelberg

Dr. R. G. Alken
Zentrum der Pharmakologie
Johann-Wolfgang-Goethe-Universität
Theodor-Stern-Kai 7
6000 Frankfurt 70

Prof. Dr. G. G. Belz
Institut für Kardiovaskuläre Therapie
Wilhelmstr. 16
6200 Wiesbaden

Dr. E. Busanny-Caspari
Dr. Madaus & Co.
Ressort Medwiss
Postfach 91 05 55
5000 Köln 91

Dr. W. Haase
Kerckhoff-Klinik
Benekestr. 4–6
6350 Bad Nauheim

Dr. U. Hrazdil
Abt. Klinische Pharmakologie
Klinikum der Universität
Theodor-Stern-Kai 7
6000 Frankfurt 70

Dr. H. Kiene
Gem. Gemeinschaftskrankenhaus Herdecke
Beckweg 4
5804 Herdecke

Prof. Dr. W. Klaus
Pharmakologisches Institut der Universität Köln
Gleueler Str. 24
5000 Köln 41

Dr. H. Chr. Kümmell
Gem. Gemeinschaftskrankenhaus Herdecke
Beckweg 4
5804 Herdecke

Prof. Dr. Dr. h.c. J. Lindner
Universitäts-Krankenhaus Eppendorf
Pathologisches Institut
Martinistr. 52
2000 Hamburg 20

Dr. W.-D. Maier
Kerckhoff-Klinik
Benekestr. 4–6
6350 Bad Nauheim

Prof. Dr. H. Neuss
Kerckhoff-Klinik
Benekestr. 4–6
6350 Bad Nauheim

Dr. K.-P. Odenthal
Dr. Madaus & Co.
Ressort Forschung u. Entwicklung
Postfach 91 05 55
5000 Köln 91

Prof. Dr. D. Platt
Institut für Gerontologie
der Universität Erlangen-Nürnberg
Heimerichstr. 58
2. Medizinische Klinik
Klinikum Nürnberg
Flurstr. 17
8500 Nürnberg

Dr. H. Rameis
Abt. für Klinische Pharmakologie
1. Medizinische Universitätsklinik
Lazarettgasse 14
A-1090 Wien

Prof. Dr. N. Rietbrock
Abt. für Klinische Pharmakologie
Klinikum der Universität
Theodor-Stern-Kai 7
6000 Frankfurt 70

Dr. L. Schiller
Medizinische Abteilung des Landeskrankenhauses
Hatschekstraße 24
A-4840 Vöcklabruck

Prof. Dr. M. Schlepper
Kerckhoff-Klinik
Benekestr. 4–6
6350 Bad Nauheim

Primarius Dr. K. Täuber
Interne Abteilung des Krankenhauses
St. Josef der Schulschwestern
A-5280 Braunau/Inn

Marianne Ulbrich
Dr. Madaus & Co.
Ressort Forschung u. Entwicklung
Postfach 91 05 55
5000 Köln 91

Primarius Dr. H. Wallnöfer
Med. Abt. des Landes-
krankenhauses Vöcklabruck
A-4840 Vöcklabruck

Dr. B. G. Woodcock
Abt. für Klinische Pharmakologie
Klinikum der Universität
Theodor-Stern-Kai 7
6000 Frankfurt 70

Dr. W. Zenz
Med. Abt. des Krankenhauses
der Stadt Wien Florisdorf
Hinaysgasse 1
A-1210 Wien

Einführung

Nicht-nierenpflichtige Digitalisglykoside gewinnen neben dem immer noch am häufigsten verordneten nierenpflichtigen Digoxin zunehmendes Interesse in der Therapie der chronischen Herzinsuffizienz. Zwei Faktoren sind dafür maßgebend, nämlich eine von der Nierenfunktion unabhängige Elimination verbunden mit einem geringeren therapeutischen Risiko bei älteren Patienten und ein weitgehender Verzicht auf kostenintensive Konzentrationsbestimmungen.

Zu den nicht-nierenpflichtigen zählen u.a. die Derivate des Gitoxins, nämlich Pentaacetyl- und Pentaformylgitoxin. Pentaformylgitoxin und sein herzwirksamer Metabolit 16-Formylgitoxin oder Gitaloxin konnten pharmakologisch und klinisch schon vor etwa 30 Jahren charakterisiert und definiert werden.

Die Gitalinfraktion aus Digitalis purpurea enthält neben einem hohen Anteil an nicht-herzwirksamen Ballaststoffen mit ähnlichen Löslichkeitseigenschaften (Haack et al., 1956) Digitoxin und Gitaloxin als resorbierbare und herzwirksame Glykoside (Tabelle 1). 16-Formylgitoxin ist in Gegenwart der Ballaststoffe hoch stabil, jedoch sehr labil in H_2O, Alkohol und sauren und alkalischen Lösungen (Tabelle 2). Beim Meerschweinchen entspricht die enterale Wirksamkeit, (Tabelle 3) in % der Dosis letalis bei 2stündiger Infusion, der des Digitoxins (Achelis und Kroneberg, 1956). Durch die 16-Formylgruppe tritt eine Steigerung der Wirksamkeit auf etwa das 10fache ein. In einer Glykosidmischung, die 11 % Digitoxin, 13,3 % Gitoxin, 10,6 % Gitaloxin und 4 % Strospesid neben 61 % ,,Ballaststoffe" enthielt, entfielen auf Gitoxin und Stropesid, die zwar zusammen gewichtsmäßig 44,5 % der Glykoside ausmachten, 6,6 % der Wirkung, während der Anteil des Gitaloxins gewichtsmäßig 27,3 % und wirkungsmäßig 68,8 % und der des Digitoxins 28,2 bzw. 24,6 % betrug. (Achelis und Kroneberg, 1956).

Nach klinischen Untersuchungen wird offensichtlich Gitaloxin annähernd so gut wie Digitoxin resorbiert. Die Analyse erfolgte am ambulanten Patienten mit ,,stabilisierter" Herzinsuffizienz. Bei strenger Bettruhe, kochsalzarmer Diät (1–2 g NaCl in 24 Stunden), eingeschränkter Flüssigkeitszufuhr (Getränke und Obst zusammen 800 g), bei zeitweiser, je nach Schwere der Herzschwäche, dosierter Sauerstoffbeatmung und sedierenden Arzneimitteln (z.B. Luminal, Dolantin u.a.) wurde ein ,,steady state" hergestellt, in der alle analysierten Merkmale der Herzschwäche sich tagelang auf gleicher Höhe hielten und eine exakte Schärfe der Wirkungsbestimmung reproduzierbar am gleichen Patienten mit tachykardem Vorhofflimmern gegeben war (Kroetz und Foerster, 1956). Nach fraktionierter, schneller Sättigungsbehandlung innerhalb von 10 Stunden wurde bei erreichter Bradykardisierung der Wiederanstieg der Kammerfrequenz durch alternierend verabfolgte Erhaltungsdosen verhindert. Wirkungsdauer und täglicher Wirkungsverlust wurden nach Augsberger ermittelt.

Tabelle 1: Gitalin-Fraktion aus Digitalis purpurea

Gitoxin	13.3 %
Digitoxin	11.0 %
16-Formylgitoxin (Gitaloxin)	10,6 %
Strospesid	4.0 %
andere Glykoside	8.0 %
herzunwirksame Bestandteile	50–55 %

Tabelle 2: Stabilität von 16-Formylgitoxin (Gitaloxin)

– hoch stabil in Gegenwart von Begleitstoffen
– labil in H_2O, Alkohol, alkalischen und sauren Lösungen

Tabelle 3: Enterale Wirksamkeit beim Meerschweinchen (resorbiert in % der Dosis letalis bei 2h Infusion)

Gitoxin	4.0 %
Strospesid	5.8 %
Digitoxin	19.5 %
16-Formylgitoxin (Gitaloxin)	24.9 %

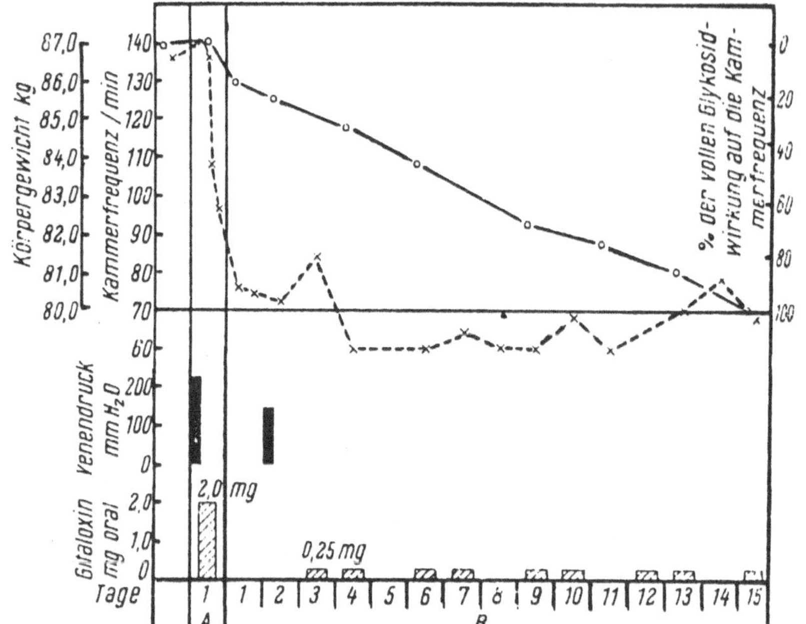

Abb. 1

Bei dem in Abb. 1 dargestellten Versuch wurde nach einer 4tägigen Vorperiode („stabilisierte Herzschwäche") 2,0 mg Gitaloxin fraktioniert über 10 Stunden gegeben. Die Herzfrequenz war am nächsten Morgen auf 76 pro min, der Venendruck von 224 mm H_2O auf 144 mm H_2O abgesunken. Die Erhaltungsdosis betrug jeweils über 2 Tage 0,25 mg Gitaloxin, entsprechend einer Tagesdosis von 0,17 mg. Ein weiterer Patient erhielt nach einer stabilen Vorperiode eine Sättigungsdosis von 20 mg Gitoxin, fraktioniert in 6 Einzeldosen über 10 Stunden. Sie erreichte 43 % der Vollwirkung. Mit einer weiteren Dosierung von 32 mg am 2. Tag wird eine Frequenzwirkung von 88 % erreicht. Am folgenden Tag ist die Wirkung bereits wieder auf weniger als 30 % abgeklungen (Abb. 2). Die Wirkungsdauer des Gitoxins ist im Vergleich zum Gitaloxin extrem kurz und beträgt nur 24 Stunden.

In Tabelle 4 sind Sättigungsdosis und Erhaltungsdosis sowie Wirkungsdauer und Wirkungsverlust von Digitoxin und Gitaloxin zum Vergleich aufgeführt. Sättigungs- und Erhaltungsdosen beider Glykoside stimmen mit den 1956 verordneten und den 1983 gegebenen Dosen jeweils überein. Auch Wirkungsdauer und täg-

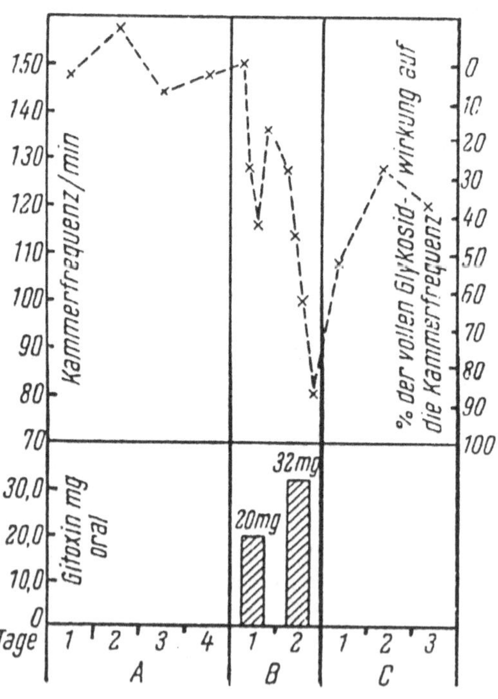

Abb. 2

Tabelle 4: Wirkungsdauer und Wirkungsverluste von Digitoxin und 16-Formylgitoxin (nach Kroetz und Foerster, 1956)

Glykosid	Sättigungsdosis (mg)	Erhaltungsdosis (mg)	Wirkungsdauer (Tage)	Wirkungsverlust (Tage %)
Digitoxin	2.0 (1.0)[1]	0.15 (0.06–0.12)[1]	22	7
16-Formylgitoxin	2.0 (1.0)[1]	0.17 (0.07–0.1)[1]	17–21	7–9

[1] Dosierung 1983

licher Wirkungsverlust von 16-Formylgitoxin unterscheiden sich kaum von denen des Digitoxins.

Sinn des beginnenden Symposiums soll nun sein, nicht grundsätzlich neue Fakten offenzulegen, sondern durch die Darstellung bestimmter Sachverhalte und durch Diskussion der verschiedenen Standpunkte zur Klärung von strittigen Punkten beizutragen. In diesem Sinne möchte ich das kleine Symposium eröffnen.

N. Rietbrock, M. Schlepper
und E. Busanny-Caspari

I. Grundlagen der Therapie beim alten Menschen

Zur Problematik der Pharmakotherapie im Alter

D. Platt

Die Zunahme der mittleren Lebenserwartung des Menschen (Abb. 1) sowie die im höheren Alter nachweisbare Multimorbidität unterstreichen mit Nachdruck die Bedeutung der Gerontologie. Die Tatsache, daß ältere Menschen mehrere Krankheiten gleichzeitig haben können, führt zwangsläufig – zumindest in der Anfangsphase der Behandlung – zu einer Polypragmasie der Pharmakotherapie.

Besonderheiten der Therapie im höheren Lebensalter sind sowohl durch alternsbedingte physiologische Organveränderungen als auch durch die im höheren Alter vermehrt auftretenden pathologischen Veränderungen zu erwarten. Inwieweit das Alter an sich Entstehung und Verlauf von Erkrankungen begünstigt oder Alternsveränderungen durch Krankheiten beschleunigt werden, müssen zukünftige Arbeiten der Grundlagenforschung des Alterns zeigen. *Ohne einen Ausbau der Grundlagenforschung kann eine Fortentwicklung auf dem Gebiet der Geriatrie nicht stattfinden!*

Die physiologischen Alternsveränderungen in den Organen mit unterschiedlicher Funktion laufen nicht gleichzeitig und auch nicht gleich intensiv ab. Da die als typisch „alternsbedingt" nachweisbaren Veränderungen fast immer durch Krankheiten überlagert sind, läßt sich eine exakte Aussage über den Einfluß des physiologischen Alterns auf pharmakokinetische und -dynamische Daten nicht machen. Die Verabreichung der Medikamente ist auch beim älteren Patienten verschieden. Die Mehrzahl der Pharmaka wird oral verabreicht, so daß im Verlauf der Absorption alternsbedingte Veränderungen im *Magen-Darm-Trakt* die Behandlung beeinflussen können.

So nimmt mit zunehmendem Alter sowohl die basale als auch die maximale Histamin induzierte Säurefreisetzung ab [1]. Darüber hinaus können Änderungen der pH-Werte sowie die im höheren Alter häufiger nachweisbare atrophische Gastritis die Löslichkeit bestimmter Medikamente beeinflussen. Eine besondere Rolle spielt auch die *Motilität des Magens* für die *Absorption von Pharmaka.* So kann eine schnelle Magenentleerung eine gesteigerte und schnellere Pharmakaabsorption im oberen Dünndarm bewirken. Beispiele hierfür sind Aspirin [30], Barbiturate [16] und Warfarin [14]. Alternsbedingte Veränderungen des *Dünndarms* sind nach bisherigen Untersuchungen nicht so sehr ausgeprägt. Im Vergleich zum Magen wird die Absorption von Medikamenten im Dünndarm durch zahlreiche Faktoren beeinflußt, wie Durchblutung des Dünndarms, Motilität, Bak-

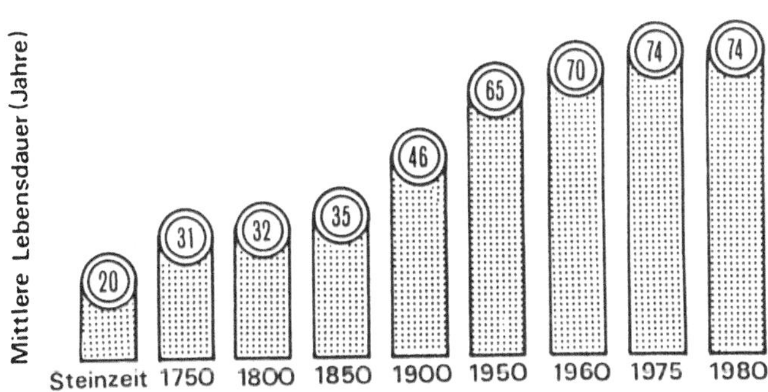

Abb. 1
Mittlere Lebenserwartung des Menschen (weiblich und männlich)

terienbesiedlung, Intensität der Verdauungsprozesse, Funktion und Zahl an der Pharmakaabsorption beteiligter Zellen und durch die Geschwindigkeit der Magenentleerung. Die Angaben über eine mögliche Absorptionsänderung von Pharmaka im höheren Lebensalter beziehen sich auf Untersuchungen über den Transport von Xylose [10], Eisen [7], Glucose und Galactose [2, 11, 19]. Klotz und Mitarbeiter [15], die Blutspiegel von Diazepam bei älteren Probanden bestimmten, zeigten, daß eine orale Verabreichung bei älteren Leuten zu einem geringeren Anstieg und einer längeren Halbwertszeit des Pharmakons führte. Aufgrund physiologischer und pathologischer Umbauvorgänge des Herzens nimmt im höheren Lebensalter das Schlagvolumen und damit auch die Durchblutung in den Organen, u.a. des Dünndarms ab. Darüberhinaus zeigt sich eine Abnahme des Blutflusses im Splanchnikusgebiet [3]. Durch beide alternsbedingten Veränderungen kommt es zu einer Beeinflussung der Pharmakaabsorption. Nach Absorption und Übertritt der Medikamente in den Kreislauf werden sie an zirkulierende Plasmaproteine bzw. zelluläre Bestandteile gebunden. Der gebundene Anteil steht in einer Gleichgewichtsreaktion mit dem freien Anteil, der für die Wirkung am Rezeptor des Erfolgsorgans verantwortlich ist. Unter den Plasmaproteinen kommt dem Albumin eine besondere Bedeutung für die Bindung von Pharmaka zu. Mit zunehmendem Alter findet man eine Abnahme der Albuminkonzentration im Blut (Abb. 2). Neuere Untersuchungen haben gezeigt, daß auch die Konzentration des alpha-1 sauren Glycoproteins eine wesentliche Rolle für den Transport von Pharmaka spielt. So werden u.a. Chlorpromazin, tricyclische Antidepressiva, Propranolol und Lidocain an das alpha-1 saure Glycoprotein gebunden [24, 27].

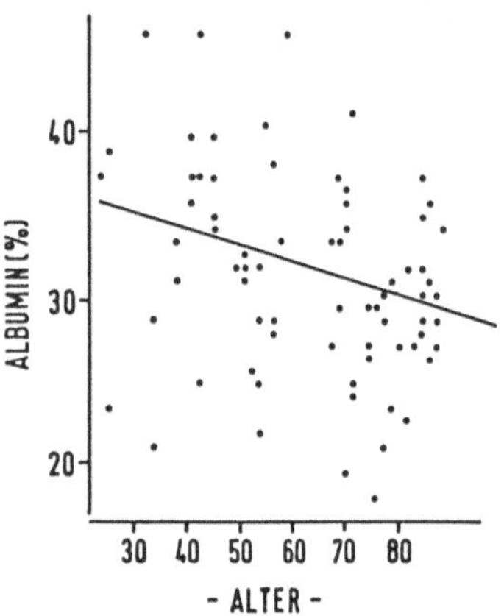

Abb. 2 Altersabhängige Änderung der Albuminkonzentration

Die Abnahme der Albuminkonzentration erklärt, daß für einige Pharmaka die Proteinbindung im Alter herabgesetzt ist. Klotz und Mitarbeiter [15] fanden keine Unterschiede hinsichtlich der Bindung von Diazepam sowie des Metaboliten Desmethyl-Diazepam an Proteine mit zunehmendem Alter. Angaben über Albuminkonzentrationsbestimmungen fehlen jedoch in dieser Studie.

Der Pharmakatransport erfolgt nicht nur an Plasmaproteinen sondern auch an Erythrozyten. Bisher liegen nur wenige Untersuchungen über den Einfluß des Alters auf die Bindung von Pharmaka an Erythrozyten vor [6, 25].

Neben der Bindung von Medikamenten an Eiweißkörper spielen alternsabhängige Veränderungen der Strecke zum Erfolgsorgan (Transitstrecke) eine weitere wichtige Rolle für die Pharmakawirkung an der Zelle. In einzelnen Organen unterschiedlich stark ausgeprägt kommt es z.B. zu Konzentrationsänderungen der Proteoglykane, von Collagen und Elastin sowie des Elektrolyt- und Wasserhaushalts. Mehr als die Hälfte des menschlichen Körpergewichts besteht aus Wasser, wobei Organe und Gewebe einen unterschiedlich großen Wassergehalt aufweisen. Da sich sämtliche Stoffwechselvorgänge nur in einem wäßrigen Milieu abspielen können, ist eine exakte Regulation des Wasserhaushaltes dringend erforderlich. So werden der Wasserbedarf des Organismus durch die Wärmeerzeugung des Körpers, die Konzentrationsfähigkeit der Nieren, durch den Wasserverlust infolge Transpiration, die Wasserabgabe durch die Funktion der Schleimhäute, des Darms und der Lunge beeinflußt. Die umfangreichen intra- und extrazellulären Veränderungen während des Alterns spiegeln sich auch im Wasserhaushalt wider.

Nach Lamy und Vestal [20] nimmt die extrazelluläre Flüssigkeit zwischen dem 20. und 65. Lebensjahr um 40 % ab. Am Zielorgan angelangt, kann die Wirkung des Medikaments durch qualitative und quantitative Änderungen von Rezeptoren beeinflußt werden. Nur wenige alternsabhängige Untersuchungen wurden bisher auf diesem Gebiet durchgeführt.

Im Zentrum des Pharmaka-Stoffwechsels steht die *Leber*. Die Ausscheidung von Pharmaka durch die Nieren kann nur dann erfolgen, wenn sie wasserlöslich sind. Nur wenige Medikamente besitzen geeignete Gruppen, die eine Konjugation mit Schwefelsäure und Glucuronsäure möglich machen. Die meisten Medikamente müssen zunächst hydroxyliert werden.

Die Enzyme, die die Wasserlöslichkeit der Pharmaka bewirken, sind den Lipidanteilen der Membran angelagert. So wird die Oxydation alipathischer und aromatischer Gruppen (Phenytoin, Phenothiazine, Antihistaminika, Barbiturate, Digitoxin) durch Cytochrom P_{450} katalysiert. Die Hydrolyse von Estern und Alkaloiden (Atropin, Procain, Lidocain) erfolgt durch Esterasen, während die Bindung an Glucuronsäure durch Transferasen katalysiert wird (Tabelle 1). Alternsveränderungen im Bereich der Mikrosomen, die die Aktivitäten der mikrosomalen Enzyme beeinflussen, können daher einen Einfluß auf den „steady-state" der Pharmakaspiegel im Plasma nehmen. Die Mehrzahl der Ergebnisse, aus denen geschlossen wird, daß der Pharmakastoffwechsel der Leber im höheren Alter gestört ist, resultiert aus indirekten Methoden. Durch Bestimmung der Plasma-Halbwertszeiten oder der Clearance von Pharmaka konnten alternsabhängige Unterschiede festgestellt werden, wie aus Tabelle 2 hervorgeht. Nach bisherigen Ergebnissen scheinen alternsbedingte Veränderungen lediglich die Phase I-Metabolisierung zu betreffen. Die Phase II-Metabolisierung wird offensichtlich altersabhängig nicht verändert. Neben den Änderungen der für die Metabolisierung von Pharmaka verantwortlichen Enzymsysteme spielt die Durchblutung der Leber eine wesentliche Rolle. So kann die Eliminationsrate von Pharmaka, die über die Galle ausgeschieden werden, eher durch die Blutflußrate der Leber als durch das Aktivitätsverhalten Pharmaka-metabolisierender Enzyme limitiert werden [9]. Alternsabhängige Studien über die Durchblutung der Leber von Sherlock und Mitarbeiter [29], die eine Verminderung des Blutflusses ergaben, sind aufgrund der angewandten Methoden umstritten.

Spezifische alternsabhängige Veränderungen der *Nieren* sind insofern schwer zu beurteilen, als sie durch krankhafte Veränderungen überlagert sind. Die Abnahme des Nierengewichtes im höheren Lebensalter, die Verminderung der Zahl der Glomerula und der Nephronen sowie der verminderte renale Blutfluß und die Zunahme pyelonephritischer Veränderungen müssen zwangsläufig zu Funktionsänderungen führen. So zeigt sich eine Abnahme der Kreatinin-, Insulin- und PAH-Clearance, gleichzeitig nimmt die Konzentrationsfähigkeit der Nieren ab. Die Abnahme der glomerulären Filtrations-

Tabelle 1: Biotransformation einiger Pharmaka im Alter

Metabolisierung	im Alter
Hydroxylierung	
Phenazon (Antipyrin^R)	Verlängerte Halbwertszeit
Chinidin (Galactoquin^R)	Verlängerte Halbwertszeit
Warfarin (Coumadin^R)	Keine Änderung
Phenylbutazon (Butazolidin^R)	Keine Änderung
N-Desalkylierung, N-Demethylierung	
Pethidin (Dolantin^R)	Keine Änderung
Lidocain (Xylocain^R, Xylestesin^R)	Verlängerte Halbwertszeit, Zunahme des Verteilungsvolumens
Imipramin (Tofranil^R)	Höhere steady-state-Plasma-Spiegel
Diazepam (Valium^R)	Verlängerte Halbwertszeit, Zunahme des Verteilungsvolumens
Glucuronidierung	
Lorazepam (Tavor^R)	Keine Änderung bzw. vermindertes Verteilungsvolumen, verminderte Clearance
Oxazepam (Adumbran^R, Praxiten^R)	Keine Änderung
Pracetamol (Benuron^R)	Verlängerte Halbwertszeit

Tabelle 2: Medikamente, deren Elimination infolge verminderter Metabolisierung (in der Leber) im Alter verlangsamt ist

Medikament	Auswirkung der alternsabhängigen metabolischen Veränderungen auf die Pharmakokinetik	Klinisch bedeutsame Nebenwirkungen	Literatur
Analgetika und Antiphlogistika			
Aminopyrin	Halbwertszeit von 3,3 auf 8,1 Std. verlängert	Akkumulation mit verstärkten unerwünschten Nebenwirkungen der Antiphlogistika (gastrointestinale Beschwerden, Blutbildveränderungen)	Jori (1972)
Antipyrin	Halbwertszeit von 12 auf 17,4 Std. verlängert	Akkumulation mit verstärkten unerwünschten Nebenwirkungen der Antiphlogistika (gastrointestinale Beschwerden, Blutbildveränderungen)	Vesell (1981)
Phenylbutazon	Halbwertszeit von 81,2 auf 104,6 Std. verlängert (es wurden aber auch verkürzte Halbwertszeiten beobachtet)	Akkumulation mit verstärkten unerwünschten Nebenwirkungen der Antiphlogistika (gastrointestinale Beschwerden, Blutbildveränderungen)	O'Malley et al. (1971)
Paracetamol	Halbwertszeit von 1,79 auf 2,27 Std. verlängert	Akkumulation mit verstärkten unerwünschten Nebenwirkungen der Antiphlogistika (gastrointestinale Beschwerden, Blutbildveränderungen)	Triggs et al. (1975)
Acetaminophen	Verlängerte Halbwertszeit infolge verlangsamter Glucuronidierung	Akkumulation mit verstärkten unerwünschten Nebenwirkungen der Antiphlogistika (gastrointestinale Beschwerden, Blutbildveränderungen)	Greenblatt (1981)
Barbiturate			
Amylobarbital	Renale Metabolitenausscheidung von 14,2 % auf 4,3 % vermindert	Gefahr der tox. Wirkung infolge Akkumulation der Ausgangssubstanz	Vesell (1981)
Phenobarbital	Halbwertszeit von 71 Std. auf 107 Std. verlängert	Verwirrtheitszustände und Depressionen infolge toxischer Blutspiegel, Gefahr der Fehldiagnose einer zerebrovaskulären Insuffizienz. Paradoxe Reaktionen	Eadie et al. (1977)
Psychopharmaka und Sedativa			
Amitriptylin	Erhöhte Plasmaspiegel	Blutdruckabfall, Harnverhaltung, Verwirrtheitszustände, Tachykardien	Nies et al. (1977)
Imipramin	Höhere Plasmaspiegel der Ausgangssubstanz und der Metabolite, verlängerte Halbwertszeit der Metabolite	Blutdruckabfall, Harnverhaltung, Verwirrtheitszustände, Tachykardien	
Chlordiazepoxid	Verlängerte Halbwertszeit und verringerte Clearance	Benommenheit und Müdigkeit, Doppeltsehen, Inkontinenz, Kopfschmerzen	Roberts et al. (1978)
Diazepam	Halbwertszeit von 20 auf 90 Stunden verlängert!	Übermäßige Sedierung, Gefahr der Atemdepression, Verwirrtheitszustände und Somnolenz	Greenblatt et al. (1980)
Lorazepam	Verminderte Clerance (ca. 22 %)	Übermäßige Sedierung, Gefahr der Atemdepression, Verwirrtheitszustände und Somnolenz	Greenblatt et al. (1979)
Nitrazepam	Verlängerte Halbwertszeit	Übermäßige Sedierung, Gefahr der Atemdepression, Verwirrtheitszustände und Somnolenz	Iisalo et al. (1977)
Kardiaka			
Propranolol	Plasmaspiegel im Alter um rund das 4-fache erhöht! (Verminderter „first-pass-Effekt")	Gefahr der Bradykardie, lebensbedrohliche kardiale Funktionsstörungen	Castleden et al. (1975)
Chinidin	Verminderte Clearance (um ca. 40 %)	Gefahr der Bradykardie, lebensbedrohliche kardiale Funktionsstörungen	Versell (1981) Ochs et al. (1981)
Antiepileptika			
Phenytoin	Serumspiegel um das 2fache erhöht infolge der verringerten Bindung an Plasmaproteine	Wegen geringer therapeutischer Breite erhöhte Gefahr von toxischen Wirkungen. Allergische Hauterscheinungen im Magen-Darm-Trakt, Hyperkinesen, Nausea, Verwirrtheitszustände	Versell (1981)
Antikoagulans			
Warfarin	Halbwertszeit von 37 auf 44 Std. verlängert	Gastrointestinale Unverträglichkeiten, Hautreaktionen, Alopezie, passagere thrombozytopenische Purpura, Interferenz mit anderen Medikamenten	Hewick (1973)

rate kann einmal durch einen verminderten renalen Blutfluß, zum anderen durch die herabgesetzte Glomerulazahl und -funktion, oder durch beides bedingt sein. Diese Funktionseinschränkung ist für die Pharmakotherapie im höheren Alter von wesentlicher Bedeutung. So werden die Pharmaka, die vorwiegend renal eliminiert werden, im Blut höhere Konzentrationsspiegel aufweisen und somit möglicherweise früher zu Nebenwirkungen führen. Um diese Nebenwirkungen weitgehend zu verhindern, ist es wichtig, eine endogene Kreatinin-Clearance durchzuführen, um dann eine eventuell notwendige Dosierungsänderung vornehmen zu können. Ewy und Mitarbeiter [8] zeigten, daß die Plasmaspiegel von Digoxin bei älteren Patienten signifikant höhere Werte als die einer entsprechenden Kontrollgruppe haben. Medikamente mit einer hohen Lipoidlöslichkeit werden durch Hydroxylierungsvorgänge in der Leber in eine wasserlösliche Form gebracht, um eine Ausscheidung durch die Niere zu ermöglichen. Somit können alternsbedingte Veränderungen in der Leber, die zu einer veränderten Hydroxylierung von Pharmaka führen, bereits limitierend für die renale Ausscheidung sein.

Zahlreiche Studien, bei denen höhere Pharmaka-Plasmaspiegel bei älteren Probanden gemessen und einer verminderten renalen Ausscheidung zugeordnet wurden, halten einer kritischen Stellungnahme nicht stand. So wurde entweder die „Urin recovery" nicht bestimmt oder aber nicht ausgeschlossen, ob die Konzentrationserhöhungen im Plasma auf Störungen der Verteilung zurückzuführen sind. In eigenen Untersuchungen [21, 22, 26] wurden Pharmaka verschiedener Wirkungsgruppen hinsichtlich ihrer alternsabhängigen Kinetik untersucht. Aus den Ergebnissen, die in den Abbildungen 3–5 dargestellt sind, zeigt sich, daß bei älteren Patienten höhere Blutspiegel nachgewiesen werden können. Interessant ist hierbei, daß die multimorbiden alten Patienten im Vergleich zu „gesunden" älteren Probanden eine größere Streubreite der Daten aufweisen. Dies könnte ein Hinweis dafür sein, daß *nicht das Alter an sich*, sondern die zunehmenden Erkrankungen im Alter für die Beeinflussung der Pharmakokinetik erstrangig verantwortlich sind.

Die Zunahme gleichzeitig auftretender Erkrankungen (Multimorbidität, Polypathie) hat häufig zur Folge, daß eine Vielzahl von Medikamenten verordnet wird, um die einzelnen Erkrankungen gleichzeitig pharmakologisch zu behandeln. Durch die Einnahme mehrerer Medikamente besteht die Gefahr frühzeitiger und gehäuft auftretender Nebenwirkungen so-

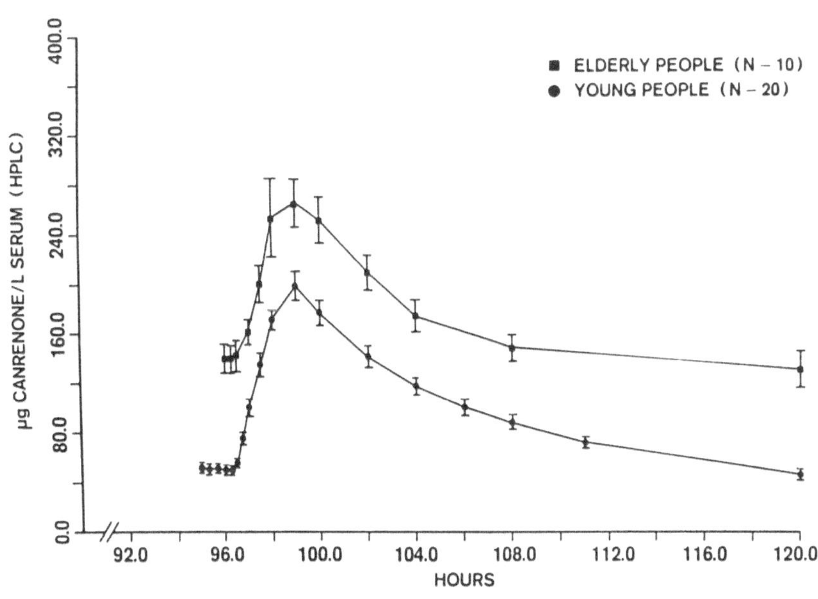

Abb. 3 Maximale und mittlere Serumkonzentrationen von CANRENON bei jungen (•) und multimorbiden geriatrischen Patienten (▪)

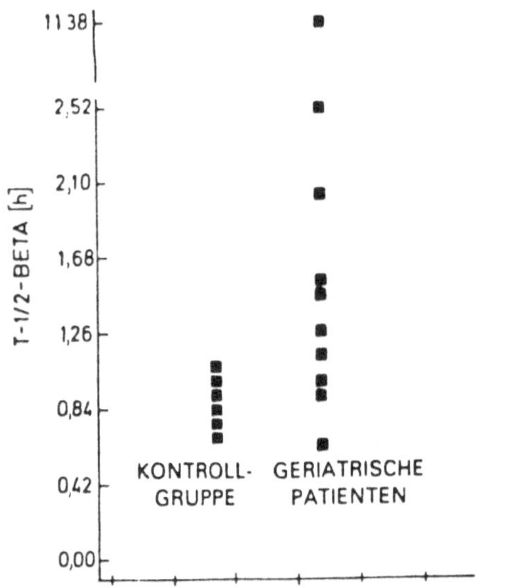

Abb. 4 Vergleich der Halbwertszeiten von geriatrischen Patienten und von Kontrollen nach Gabe von 2 g CEFOTAXIM i.v.

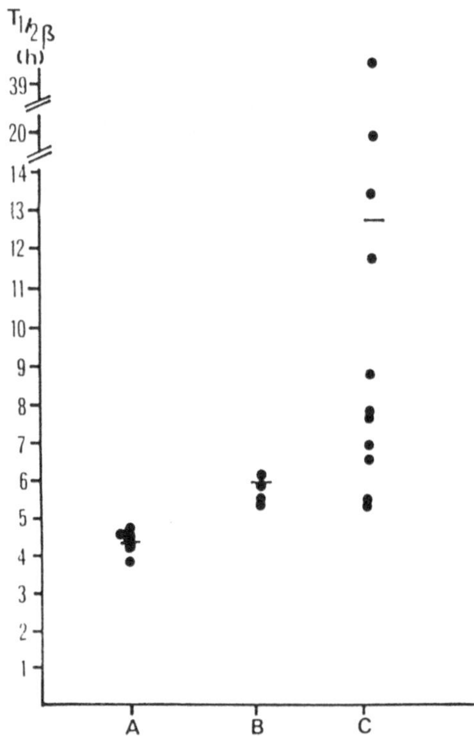

Abb. 5 Vergleich der Halbwertszeiten von jungen gesunden (A), älteren gesunden (B) Probanden sowie vom multimorbiden geriatrischen Patienten (C) nach Gabe von 800 mg i.v. bzw. 6 g i.v. PIRACETAM (Nootrop[R])

wie von Interaktionen der eingenommenen Pharmaka.

In einer Studie an 3000 Personen, die 65 Jahre und älter waren, fand van Zonneveld [34], daß 37,9 % der Frauen und 26,6 % der Männer auf ärztliche Verordnung Pharmaka einnahmen. 8,6 % der Frauen und 6,4 % der Männer nahmen Hausmittel, während 53,5 % der Frauen und 67 % der Männer keine Medikamente einnahmen. Mit der Zunahme eingenommener Pharmaka steigt die Nebenwirkungsrate an. So fanden Burger und Mitarbeiter [5] in prospektiven Untersuchungen bei 20,6 % aller Patienten, die während eines Jahres in einer allgemein-internistischen Klinik aufgenommen und behandelt wurden, unerwünschte Wirkungen der medikamentösen Therapie. Auch die Zahl der Todesfälle durch Pharmaka-Nebenwirkungen nimmt mit dem Alter zu. In diesem Zusammenhang ist eine Studie von Jansen und Mitarbeiter [12] über „unerwünschte medikamentöse Nebenwirkungen im Alter aus pathologisch-anatomischer Sicht" von Interesse. Unter 10000 Obduktionen des Heidelberger und Darmstädter Pathologischen Instituts wurden morphologische Manifestationen von Arzneimittelschäden in 2,57 % nachgewiesen.

Von diesen 257 Fällen waren in 34,6 % Arzneischäden Hauptursache des Todes, in 17,5 % stellten sie einen wesentlichen Befund dar, während sie in 26,8 % als Nebenbefund auftraten. In 20,6 % war der Arzneimittelschaden von dem Grundleiden nicht zu trennen.

Ältere Patienten sind oft gegenüber Pharmaka-Wirkungen empfindlicher als jüngere. Die gleichzeitige Einnahme verschiedener Medikamente kann Pharmaka-Interaktionen begünstigen. Physiologische und pathologische Alternsveränderungen können darüber hinaus Pharmakokinetik und -dynamik beeinflussen. Vor dem Hintergrund der im Vergleich zu jüngeren Lebensabschnitten doch noch geringen Kenntnisse über Pharmakokinetik und Pharmakodynamik im Alter ist eine engmaschigere Kontrolle der Patienten und eine kritischere Indikationsstellung für die Pharmakotherapie von weit größerer Bedeutung als die großzügige Verordnung und isolierte Behandlung einzelner Krankheiten im Rahmen der Multimorbidität.

Von den zahlreichen Pharmaka, die im höheren Lebensalter eingesetzt werden, können im Rahmen dieses Beitrags verständlicherweise nur einige Gruppen angesprochen werden. Bereits bei der Besprechung der Eliminationseinschränkung von Pharmaka durch die Nieren im Alter wurde Digoxin erwähnt. Kliniker und praktisch tätige Ärzte müssen sich immer wieder die Frage stellen – u.a. auch durch die unterschiedlichen Werbungen der Pharmaindustrie beeinflußt – ob im höheren Alter vorrangig Digitoxin oder Digoxin verordnet werden sollte. Sicher gilt auch der früher als Dogma geprägte Satz „*einmal Digitalis, immer Digitalis*" in dieser Form nicht mehr.

Unabhängig davon, daß eine kritischere Digitalisierung zu einer erheblicheren Kostendämpfung im Arzneimittelwesen beitragen würde [28], ist die Gefahr von Nebenwirkungen ebenfalls deutlich geringer. Zur Frage der Digoxin- oder Digitoxin-Therapie im Alter sind zahlreiche Arbeiten publiziert worden [13, 17, 18, 23]. Intoxikationserscheinungen können individuell auch im Rahmen „normaler" Digitalis-Konzentrationen auftreten. Bei älteren Patienten spielen zusätzliche Faktoren wie die gleichzeitige Verabreichung anderer Medikamente (Beta-Blocker, Diuretika, Chinidin) eine wesentliche Rolle. Nach Wiese und Mitarbeiter [33] findet man im höheren Lebensalter bei Tachyarrhythmien in 30–40 % gleichzeitig bradycarde Störungen. Im Rahmen einer antiarrhythmischen Therapie können daher leicht Nebenwirkungen auftreten, die zu einer Verschlechterung des klinischen Bildes führen. So kann es im Rahmen einer antiarrhythmischen Therapie zu Interaktionen zwischen Digoxin und Chinidin kommen. Im höheren Alter nimmt die Clearance für Chinidin ab [31]. Chinidin selbst führt aber zu einer Erhöhung des Digoxin-Blutspiegels bis zu 50 %. So können sowohl die erhöhten Chinidin- als auch Digoxin-Spiegel bei geriatrischen Patienten spezifische Nebenwirkungen hervorrufen.

Aufgrund der im höheren Alter vermehrt auftretenden Venenthrombosen und der dadurch bedingten Lungenembolien werden geriatrische Patienten immer mehr mit Antikoagulantien behandelt. Sieht man einmal von den direkten Nebenwirkungen (Blutungen) im höheren Alter ab, so kann es durch Interaktionen z.B. über eine Induktion der Hydroxylasen in der Leber durch Barbiturate zu Blutungen kommen. Werden multimorbide ältere Patienten, die in der Klinik bei einer kombinierten Therapie (Barbiturat und Antikoagulans) gut eingestellt waren, entlassen, so lassen sie möglicherweise in ihrer gewohnten Umgebung mit besserem Schlaf das Schlafmittel weg und bewirken damit eine verminderte Induktion. Die Folge ist ein herabgesetzter Abbau von Dicoumarol. Wird die Dosis des Antikoagulans dann auch nicht reduziert, sondern in gleicher Menge weiter eingenommen, kann es nach kurzer Zeit zu Blutungen kommen.

Patienten aller Altersgruppen neigen dazu, verordnete Medikamente versehentlich oder auch absichtlich nicht einzunehmen. Bei älteren Patienten ist die Zuverlässigkeit der Arzneimitteleinnahme ein besonderes Problem. Hierfür gibt es mehrere verständliche Gründe. Der geriatrische Patient, der Arzneimittel ohnehin schlechter verträgt als jüngere Menschen, ist wegen der Multimorbidität im Alter häufig genötigt, mehrere Arzneimittel gleichzeitig einzunehmen und zwar mehrmals am Tage. Die vorgeschriebene Einnahme mehrerer Präparate kann allein schon wegen der zunehmenden Merkfähigkeitsstörungen im Alter Schwierigkeiten bereiten. Je komplizierter die Dosierungsvorschriften um so unregelmäßiger und unkontrollierter wird die Medikamenteneinnahme [32]. Häufig bestehen auch bei älteren Patienten Schwierigkeiten die Etikette auf der Medikamentenpackung zu lesen, da bekanntlich mit zunehmendem Alter die Sehfähigkeit abnimmt. Verständlicherweise nimmt die Irrtumswahrscheinlichkeit zu, wenn die Zahl der einzunehmenden Medikamente ansteigt. Obwohl, wie bereits einleitend erwähnt, zu Beginn einer Pharmakotherapie im höheren Lebensalter – bedingt durch die Multimorbidität – mehrere Pharmaka gleichzeitig eingesetzt werden müssen, sollten doch bestimmte Richtlinien, die in Tabelle 3 zusammengestellt sind, beachtet werden.

Tabelle 3:

Allgemeine Richtlinien
1. Ausführliche Anamnese (evtl. Fremdanamnese)
2. Notwendigkeit einer Pharmakotherapie
3. Veränderte Dosierung-Nebenwirkungen
4. Compliance
5. Dauertherapie?

Literatur

[1] Baron, J. H.: Studies of basal peak acid output with an argumented histamine test. Gut. **4**, 136 (1963)

[2] Bender, A. D.: Effect of age on intestinal absorption: Implications for drug absorption in the elderly. J. Am. Geriat. Soc. **16**, 1131 (1968)

[3] Bender, A. D.: The effect of increasing age on the distribution of peripheral blood flow in man. J. Am. Geriat. Soc. **13**, 192 (1965)

[4] Blaschke, T. E., S. N. Cohen, D. S. Tatro, P. G. Rubin: In: Clinical Pharmacology and the Aged Patient Javic, L. F., et al. (Eds.); Raven Press, New York, 1981, 4–26

[5] Burger, R., G. Schmehe, G. Strothmann, K. Engelhardt: Arzneimittelnebenwirkungen bei Patienten einer Medizinischen Klinik. Med. Klin. **72**, 21 (1977)

[6] Chan, K., J. J. Kendall, M. Mitchard, W. D. E. Wells: The effect of aging on plasma pethidine concentration. Brit. J. Clin. Pharmacol. **2**, 297 (1975)

[7] Dietze, V. F., J. Kalbe, D. Kranz, G. Broschke, H. Richter: Geriatrische Aspekte der Eisenresorption. Z. Alternsforsch. **24**, 229 (1971)

[8] Ewy, G. A., G. G. Kapadia, L. Yao, M. Lullin, R. I. Marcus: Digoxin metabolism in the elderly. Lancet 1, 1170 (1970)

[9] Gilette, J. R.: Factors affecting drub metabolism. Ann. N. Y. Acad. Sci. **179**, 43 (1971)

[10] Guth, P. H.: Physiologic alterations in small bowel function. Am. J. Digest. Diseases **13**, 565 (1968)

[11] Holloway, D. A.: Drug problems in the geriatric patient. Drug. Intell. Clin. Pharmacol. **8**, 632 (1974)

[12] Jansen, H. W., W. Höpker, V. Dörnberger, U. Fauser: Unerwünschte medikamentöse Nebenwirkungen im Alter aus pathologisch-anatomischer Sicht. Z. Gerontol. **8**, 339 (1976)

[13] Kaufmann, B., A. Olcay, W. Schaumann, W. Teufel, W. Weih: Pharmacokinetics of metildigoxin and digoxin in geriatric patients with normal and elevated serum creatinine levels. Clin. Pharmacokin. **6**, 463 (1981)

[14] Kekk, M., K. Pyorala, O. Mustala, H. Salsmi, J. Jussila, M. Siurala: Multicompartment analysis of the absorption kinetics of warfarin from the stomach and small intestine. Intern. J. Clin. Pharmacol. **2**, 209 (1971)

[15] Klotz, U., G. R. Avant, A. Hoyumpa, S. Schenker, G. R. Wilkinson: The effects of age and liver disease on the disposition and elimination of diazepam in adult man. J. Clin. Invest. **55**, 347 (1975)

[16] Kojuma, S., R. B. Smith, J. T. Doluisio: Drug absorption, V: Influence of food on oral absorption of phenobarbital in rats. J. Pharm. Sci. **60**, 1639 (1971)

[17] Kolenda, K. D., St. Jost, F. Kogenge, Digoxin oder Digitoxin? Therapiewoche **28**, 8726 (1978)

[18] Kuhlmann, J., J. Pabst: Eiweißbindung und Hydroxylierungsrate von Digitoxin bei Niereninsuffizienz. Dtsch. med. Wschr. **107**, 1551 (1982)

[19] Lamy, P. P., M. E. Kittler: Drugs and the geriatric patient. J. Am. Geriat. Soc. **19**, 23 (1971)

[20] Lamy, P. P., R. E. Vestal: Drug prescribing for the elderly. Hosp. Practice **11**, 111 (1976)

[21] Mühlberg, W., D. Platt: Elimination von Desacetyl-Cefotaxim bei geriatrischen Patienten mit Multimorbidität. Klin. Wschr. **60**, 1497 (1982)

[22] Mühlberg, W., D. Platt: Besonderheiten der Diuretika-Therapie im Alter. Akt. Gerontol. **12**, 134 (1982)

[23] Ochs, H. R., D. J. Greenblatt, G. Bodem, H. J. Dengler: Disease related alterations in cardiac glycoside disposition. Clin. Pharmacokin. **7**, 434 (1982)

[24] Plafsky, K. M.: Disease – induced changes in plasma binding of basic drugs. Clin. Pharmacokinet. **5**, 246 (1980)

[25] Platt, D., W. Rieck, H. Eicher: Einfluß des Alters auf die Bindung von Piracetam an Erythrozyten. Unveröffentlichte Ergebnisse

[26] Platt, D., W. Mühlberg: Pharmacokinetics of active drug metabolites and liver metabolism in elderly patients, in: Liver and Aging, ed. by K. Kitani, Elsevier Biomedical Press, 1982

[27] Routledge, P. A., A. Barchowsky, T. D. Bjornson, B. B. Kitchell, D. G. Shand: Lidocaine plasma protein binding. Clin. Pharmacol. Ther. **27**, 347 (1980)

[28] Schüren, K. P., Rietbrock, N.: Digitalisbehandlung in Deutschland. Dtsch. med. Wschr. **107**, 1935 (1982)

[29] Sherlock, S., A. G. Bearn, B. Billing, J. C. S. Paterson: Splanchnic blood flow in man by the bromsulphthalein method: the relation of peripheral plasma flow. J. Lab. Clin. Med. **35**, 923 (1950)

[30] Siurala, M., O. Mustala, J. Jussila: Absorption of acetyl salicylic acid by a normal and atrophic gastric mucosa. Scand. J. Gastroenterol. **4**, 269 (1969)

[31] Smith, Th. W.: Reduced chinidine clearance in the elderly persons. Amer. J. Cardiol. **42**, 481 (1978)

[32] Werner, V.: Pharmakotherapie in der Gerontopsychiatrie. Geriatrie **3**, 70 (1975)

[33] Wiese, K. H., J. Walter, A. Schramm, F. R. Gärtner, M. Bracharz: Art und Häufigkeit von Herzrhythmusstörungen in Abhängigkeit vom Patientenalter, therapeutische Aspekte. Z. Kardiol. **70**, 516 (1981)

[34] Van Zonneveld, R. J.: Arzneimittelverbrauch im Alter. Scriptum Geriatricum 1972

Morphologisch-biochemische Veränderungen von Herz und Gefäßen im Alter

*J. Lindner**

Alternsveränderungen des Herzens und der Gefäße, insbesondere der Aorta sowie der großen elastischen muskulären Arterien, sind speziesverschieden. Speziesvergleiche werden also für systematische biochemische Untersuchungen der Alterungsprozesse und deren Grundlagen, parallel zu morphologischen Prüfungen am gleichen Material, notwendig. Vergleichende Untersuchungen zur kardiovaskulären Alterung beim Menschen wurden besonders an kleinen Nagern durchgeführt und betreffen am Herzen alle Anteile (also des Herzmuskels beider Kammern und Vorhöfe, die einzelnen Herzklappen, das gesamte koronare Gefäßsystem und weitere bindegewebige Anteile des Herzens) [3, 4, 7–9, 12, 13, 19, 21–23, 26, 27, 36–38, 48, 56, 62, 67, 72, 77, 78, 82–84, 87, 101–109].

Bei Prüfung der Alterung werden prinzipiell die Phasen der Entwicklung und Reifung mit untersucht. Das gilt insbesondere für das kardiovaskuläre System, denn die sehr rasch ablaufenden prä- und postnatalen Entwicklungsschritte geben Einblicke in Differenzierungs-Vorgänge und -Möglichkeiten der Herzmuskelzellen sowie aller Bindegewebszellen des Herzmuskels und der übrigen Bindegewebsanteile des Herzens. Das gleiche gilt für alle Gefäßwandzellen.

Besonders Ratten werden in der Alternsforschung benutzt und ihre einzelnen definierten Lebensphasen mit denen des Menschen durch Gegenüberstellung vergleichbarer Altersgruppen miteinander verglichen. Am meisten von uns und anderen Autoren untersuchte Ratten sind Sprague-Dawley- sowie Wistar-Inzucht- und -Auszuchtstämme. Sie zeigen charakteristische morphologische und biochemische Veränderungen des kardiovaskulären Systems während Entwicklung, Reifung und Alterung.

Gewichte

Die Veränderungen der absoluten und relativen Gewichte kardiovaskulärer Organe im Lebensablauf sind am besten (wegen der besonderen klinischen Relevanz) am Herzen untersucht [16, 19, 36, 56, 59, 62–64, 82, 89, 97, 103, 104].

Frühere Korrelationen zwischen dem absoluten Herzgewicht und der Herzleistung zur Begründung des sogenannten „Altersherzens" und einer „physiologischen Altersinsuffizienz" des Herzens haben sich nicht bestätigt, werden aber aufgrund neuer Daten immer wieder diskutiert. Dabei wird heute weniger von einem sogenannten „physiologischen Altersherz" gesprochen, sondern von der im Lebensablauf eintretenden Summation von Schäden am Herzen, der sogenannten Polypathie, die schließlich die Veränderungen bedingen soll, die vom Kliniker als „Altersherz" erfaßt oder bezeichnet bzw. zusammengefaßt werden [19, 36, 37, 56, 58, 59, 62–64, 82, 84, 89, 101, 103–105]. In diesem Zusammenhang sind Gewichts-, DNA- u.a. morphologische sowie biochemische Untersuchungen des kardiovaskulären Alterns von theoretischer sowie insbesondere von klinisch-praktischer Bedeutung.

In Abb. 1a ist zunächst der Alternsverlauf des absoluten menschlichen Herzgewichtes mit Geschlechtsunterschieden dargestellt und die prozentuale Gewichtszunahme eingetragen, die nach Linzbach (62) zwischen dem 30. und 70. bzw. 80. Lebensjahr für Männer 8,6 % bzw. 8,61 %, für Frauen dagegen wesentlich mehr, nämlich 20,1 % bzw. 29,7 % beträgt. Das heißt, daß das Herzgewicht vom 30. bis zum 80. Lebensjahr etwa 50 g (pro Jahr etwa 1 g) bei Männern und bei Frauen insgesamt fast 75 g (pro Jahr 1,4 g) zunimmt. Eine sogenannte alterstypische „Herzatrophie" besteht somit nicht (Übersicht: [58, 62–64, 82, 104]), sondern eine Alterszunahme des absoluten menschlichen Herzgewichtes. Sie ist nach den bisherigen Kenntnissen im wesentlichen durch eine Hypertrophie der Herzmuskelzellen bei

* Mit dankenswerter Unterstützung der Deutschen Forschungsgemeinschaft, Bonn-Bad Godesberg

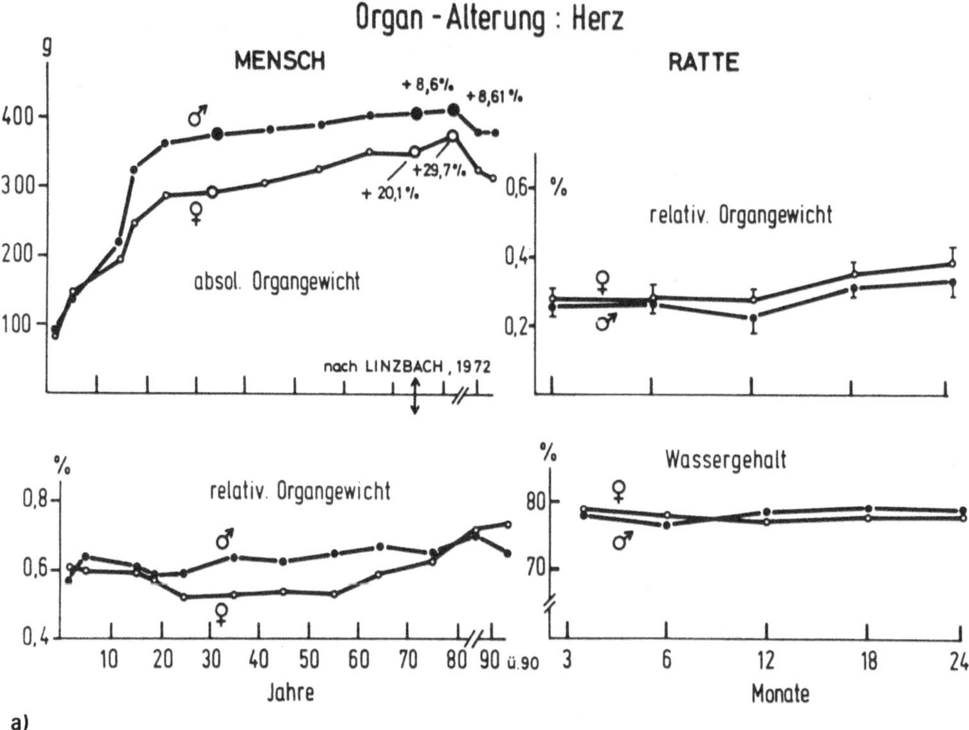

a)

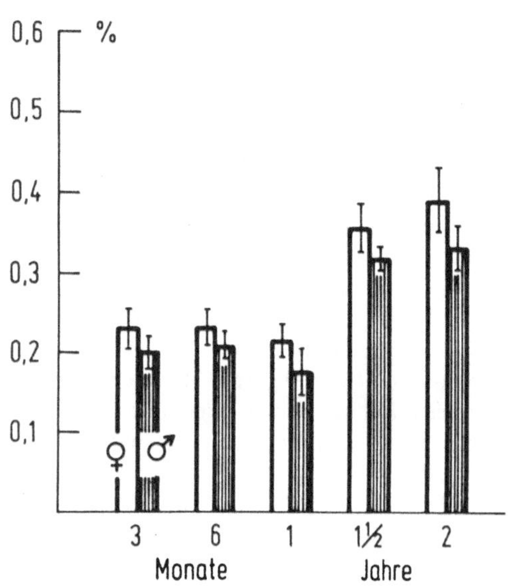

b)

Abb. 1

a) bei Herzalterung nachweisbare Verläufe des absoluten und des relativen Organgewichtes des Menschen sowie des relativen Herzgewichtes (jeweils bezogen auf das Körpergewicht) und des Wassergehaltes des Rattenherzens (weiteres siehe Text);
b) Beispiel für Geschlechtsunterschiede im prozentualen Anteil des Herzgewichtes am Körpergewicht der Ratte bei Alterung.

Zunahme ihrer Polyploidisierung und nicht durch eine wesentliche Zunahme des Herzmuskelbindegewebes bedingt. So wird bei der vorgenannten Diskussion des Altersherzens heute die sogenannte „physiologische Altershypertrophie" im Sinne einer Adaptation diskutiert, die erst im hohen Greisenalter verlorengeht, entsprechend dem Adaptationsverlust auch anderer Zellen, Gewebe und Organe im Senium. Deshalb ist auch erst im hohen Greisenalter eine Gewichtsabnahme des Herzens im Sinne einer relativen Atrophie nachweisbar (s. Abb. 1a) [1, 2, 16, 34, 56–61, 62–64, 72, 73, 76, 82, 84, 86–89, 104].

Demgegenüber ist der DNA-Abfall des Herzens (wie anderer Organe) in den frühen Phasen der prä- und postnatalen Entwicklung am stärksten und durch eine Zytoplasma- und Zwischensubstanz-Zunahme auf Kosten der Kern-DNA zu sehen (weiteres dazu unten).

Abb. 1a zeigt, daß die absoluten Herzgewichte der Frauen etwas niedriger als die der Männer liegen, während die darunter eingetragenen relativen Herzgewichte (bei üblicher Beziehung des absoluten Herzgewichtes auf das Körpergewicht) keine signifikanten Geschlechtsunterschiede aufweisen. Für Klinik und Praxis sind deshalb die relativen Herzgewichte von größerer Bedeutung als die absoluten Herzgewichte, insbesondere in der Therapie für Dosisbestimmungen etc., wie prinzipiell für Relationen von Leistungen. In diesem Zusammenhang wird auch das relative Herzgewicht bezogen auf das absolute Hirngewicht diskutiert.

Systematische Untersuchungen von Eurich und uns ergaben, daß auch bei Ratten die absoluten Herzgewichte im Lebensablauf bei beiden Geschlechtern zunehmen und am Ende des 36. Lebensmonats signifikant ($p < 0.005$) höher als am Ende des 6. Lebensmonats (also nach Abschluß der Reifung) liegen. Somit besteht auch für die Ratte (wie beim Menschen: s. oben) keine sogenannte „Altersatrophie des Herzens". Auch das relative Herzgewicht der Ratte beider Geschlechter (in üblicher Weise bezogen auf das Körpergewicht) liegt am Ende des 36. Lebensmonats signifikant ($p < 0.001$) höher als am Ende des 6. Lebensmonats (bei weiblichen Ratten höher als bei männlichen). Dagegen sind die relativen Herzgewichte, bezogen auf das Hirngewicht der Ratte, beim weiblichen Geschlecht niedriger als beim männlichen, im Lebensablauf, insbesondere vom Ende des 6. bis zum Ende des 36. Lebensmonats. In Abb. 1a sind die relativen Herzgewichte nur in üblicher Weise bezogen auf das Körpergewicht für die Ratten beider Geschlechter vom 3. bis zum 24. Lebensmonat (mit nur geringen Geschlechtsunterschieden) dargestellt sowie (darunter) der prozentuale Wassergehalt, ebenfalls *ohne* wesentliche Veränderungen, sondern mit weitgehender Konstanz (auch im höheren Alter: s. unten).

Bei Ratten beträgt das Herzgewicht am 4. postnatalen Tag bereits das Doppelte des Gewichtes bei Geburt, am 14. postnatalen Tag den 4fachen und am 21. Lebenstag den 6- bis 7fachen Wert des Geburtsgewichtes des Herzens. Das Gewicht der linken Kammer beträgt schon zum Zeitpunkt der Geburt mehr als das Doppelte des Gewichtes der rechten Herzkammer. In Abb. 1b ist der prozentuale Anteil des Herzgewichtes am Körpergewicht bei Alterung der Ratte mit Geschlechts-Unterschieden als ein weiteres Beispiel für derartige Gewichtsparameter im Lebensablauf des Herzens der beiden in dieser Arbeit besonders verglichenen Spezies eingetragen.

Die dargestellten Gewichtsverläufe (zur Aorta: s. unten) sind nicht nur von theoretischer, sondern auch von praktisch-klinischer Bedeutung, aus den zuvor genannten Gründen sowie wegen der im weiteren dargestellten Verwendung als Bezugsgröße für Stoffwechselleistungen, insbesondere des Bindegewebes, dessen Bedeutung für Reifung und Alterung vor allem im Myokard eingehend mit quantitativen biochemischen Methoden analysiert und mit morphologischen Befunden verglichen ist [12, 15, 21–23, 32, 33, 35, 43–46, 53, 58–60, 65, 66, 69, 70–72, 78, 85, 93, 94, 105, 108, 109].

Wassergehalt

Die in Abb. 1a rechts unten bereits dargestellte, weitgehende Konstanz des Wassergehaltes ist in Tabelle 1 weiter aufgegliedert. Bei Vergleich des Wassergehaltes von Mensch und Ratte (in vergleichbaren Altersgruppen: s. oben) werden ähnliche Werte nachgewiesen: 1. am kardiovaskulären System, also an Herz und Aorta. Am Herzen bestehen keine signifikanten speziesabhängigen Unterschiede, während an der Aorta die Werte für den Wassergehalt der Ratte in vergleichbaren Altersgruppen gegenüber dem Menschen deutlich niedriger liegen. 2. Mit der Aorta zusammengefaßt sind zwei weitere rein bindegewebige Organe (Haut und Knorpel). Diese drei Organe sind den sogenannten parenchymatösen Organen (Lunge, Leber, Niere) gegenübergestellt, deren Wassergehalt im Lebensablauf ebenfalls konstant bleibt, bis ins höhere Alter, zugleich aber etwas höher als der Wassergehalt der drei bindegewebigen Organe liegt. Ursächlich dafür ist in erster Linie der Wassergehalt des epithelialen Zellzytoplasmas. Bei diesem Vergleich ist von weiterem Interesse, daß Herz und Lunge weitgehend aus Bindegewebe bestehen (verglichen mit Leber und Niere), ohne ebenfalls wesentliche Unterschiede des Wassergehaltes bis zum 31. Lebensmonat der Ratte bzw. bis zum 79. Lebensjahr des Menschen aufzuweisen (= vielmehr eine „Konstanz"!).

Zusammengefaßt ergibt sich, daß die kardiovaskulären Organe und insbesondere das in diesem Zusammenhang vorrangig interessierende Herz, wie andere Organe des Menschen und der Ratte, im Lebensablauf nicht „austrocknen". Erst im hohen Senium können Wasserverluste eintreten, die aber nicht nur von Veränderungen bindegewebiger Strukturmakromoleküle abhängen (weiteres dazu s. unten), sondern auch von Altersabnahmen der Parenchymzellen mit Ersatz durch Bindegewebe. Das ist für das menschliche Herz bereits von Bürger [19] wie von uns an der Ratte festgestellt. So ergibt sich bei Vergleich der Befunde eine Konstanz des Wassergehaltes im Lebensablauf mit identischen Werten bei Mensch und Ratte (und im Prinzip mit gleicher Reihenfolge der Werte der aufgeführten Organgruppen im jugendlichen wie im hohen Alter). Dieser Befund ist auch wichtig für Vergleiche von Frisch- und Trockengewichten der Organe, besonders des kardiovaskulären Systems, bei Verwendung als Bezugsgrößen für Stoffwechselparameter (weiteres s. unten). Je konstanter im Lebensablauf derartige Bezugsgrößen bleiben, desto günstiger ist ihre Verwendung. Das gilt auch für den Gesamteiweiß- und/bzw. für den Gesamtstickstoffgehalt, der etwa 12 % für das Herz von Mensch und Ratte beträgt (Übersicht: [16, 19, 58, 59, 66, 70, 82, 86, 96, 97, 104]).

Zusammengefaßt ergibt Tabelle 1, daß für die kardiovaskulären wie für die damit verglichenen mesenchymalen und parenchymatösen Organe des Menschen und der Ratte keine sogenannte „Altersaustrocknung" besteht [19, 59–64, 79, 82, 89, 96, 97, 101].

Zellteilungsstoffwechsel und Wachstum

^{3}H-Thymidin-Markierungsindices werden als Maß für Proliferations- (und Wachstums-)Raten, für die DNA-Synthese und den DNA-Umsatz der einzelnen Zellpopulationen des kardiovas-

Tabelle 1: Beispiele für den prozentualen Wassergehalt der kardiovaskulären Organe Herz und Aorta von Mensch und Ratte (mit Gegenüberstellung vergleichbarer Lebensabschnitte) neben weiteren bindegewebigen Organen, zum Teil mit uniformer Zellpopulation wie bei der Ratten-Aorta (= Knorpel) sowie sogenannter parenchymatöser Organe (einschließlich der Lunge, die wie das Herz weitgehend aus Bindegewebe zusammengesetzt ist) (weiteres s. Text).

Ratte	Herz	Aorta	Haut	Knorpel	Lunge	Leber	Niere
3 Mon.	77.46	68.34	60.30	52.46	79.51	72.11	76.17
6 Mon.	77.79	72.21	62.43	46.83	79.86	71.52	76.46
12 Mon.	77.41	67.30	54.82	57.90	77.85	71.90	78.26
22 Mon.	76.09	64.20	57.58	48.37	78.90	71.92	76.52
31 Mon.	76.73	59.83	43.42	./.	78.42	71.05	76.39
Mensch							
0– 5 J.	82.24	78.90	69.51	./.	80.26	./.	./.
11–15 J.	79.40	71.99	66.56	69.07	77.98	./.	./.
30–39 J.	80.30	77.08	67.08	62.79	82.23	./.	./.
50–64 J.	76.02	73.27	62.42	57.27	80.26	./.	./.
75–79 J.	77.89	73.56	70.42	63.13	80.28	./.	./.

kulären Systems wie anderer Organe benutzt, also an Arterien, insbesondere für Endothelien, glatte Muskelzellen und Adventitia-Zellen, am Herzen neben Endokard-Endothelien u.a. Bindegewebszellen in erster Linie am Myokard für Herzmuskelzellen und die zumeist zusammengefaßte Gruppe der myokardialen Nicht-Herzmuskelzellen (= Bindegewebszellen) (Abb. 2a). Die ^{3}H-Thymidin-Markierungsindices dieser verschiedenen kardiovaskulären Zellpopulationen können durch verschiedene Reize und Schädigungen (Injuries) beeinflußt werden, darunter besonders durch Hypoxie (als allgemeiner unspezifischer pathogenetischer Faktor) sowie durch zahlreiche Medikamente, wie am Beispiel des zytotoxisch wirkenden Isoproterenol gezeigt wurde, welches in der kardiovaskulären Therapie in verschiedenen Zusammenhängen benutzt wird, sowie am Beispiel des endogenen Mitogens Kallikrein (Übersicht: [81, 95–97]. Denn letzteres erhöht die ^{3}H-Thymidin-Markierungsindices arterieller glatter Muskelzellen (wie weiterer mesenchymaler Zellpopulationen kardiovaskulärer Organe und epithelialer Zellpopulationen) signifikant, schon durch einmalige Applikation (mit dosisabhängigen Unterschieden). Dabei waren zum Teil Verdoppelungen der ^{3}H-Thymidin-Markierungsindices glatter Muskelzellen, auch der Lungenarterien sowie von Herzmuskelzellen der Vorhöfe, in geringerem Ausmaße auch der Herzkammern bei zwei Wochen alten neugeborenen Ratten, nachweisbar [95–97]. Dabei konnte ferner gezeigt werden, daß die ^{3}H-Thymidin-Markierungsindices der Herzmuskelzellen der Herzkammern höher als die der Vorhöfe sind, und ihre signifikante Erhöhung durch Kallikrein wird durch einen entsprechenden Effekt auf die spezifische DNA-Aktivität *und* auf die Summe von Zellverlust- und Zellneubildungsraten = auf den DNA-Gehalt (durch Kallikrein) bestätigt [95, 96] (Abb. 2b). Der Kallikrein-Einfluß auf diese Parameter im Sinne einer Zellhyperplasie am Herzen nimmt bei der Ratte bereits in den frühen Phasen der postnatalen Entwicklung und Reifung ab und endet etwa nach dem ersten Drittel derselben weitgehend. Das gilt offenbar prinzipiell für die Replikationsfähigkeit von Herzmuskelzellen, auch beim Menschen. Jedoch sind Herzmuskelzellen keine obligat postmitotischen Zellen, denn auch im weiteren Verlauf von Wachstum und Reifung sowie nach Ende derselben sind im gesamten Lebensablauf bis ins hohe Alter durch geeignete Reize und Schädigungen Replikationen von Herzmuskelzellen (und selbstverständlich auch von Nicht-Herzmuskelzellen) im Myokard nachweisbar. Auch während der Alterung kommt es zur physiologischen, offenbar kompensatorischen Hypertrophie der Herzmuskelzellen *und* bei Erreichen des Grenzwertes auch in diesem Zusammenhang zu einer Replikation der Herzmuskelzellen und damit zu einer numerischen Hyperplasie derselben [1, 2, 5, 6, 12, 25, 31, 36, 47, 49–51, 58–64, 72–76, 85, 86, 95–97, 103] (Beispiele: s. Abb. 2a und b).

Ausmaß und Normalisierung der Zunahme des Teilungsstoffwechsels und der Replikation (der Erhöhung der ^{3}H-Thymidin-Markierungsindices, der spezifischen DNA-Aktivität etc.) sind abhängig von Art und Dauer des Reizes bzw. der Schädigung sowie von Lokalisation, Spezies und Zeitraum zwischen Reiz- (etc.) Applikation und Analyse im kardiovaskulären System. Die vorgenannte kompensatorische Hypertrophie, die erhöhte DNA-Synthese bis zur numerischen Hyperplasie der Herzmuskelzellen sind somit Indikatoren für ihre Regenerationsmöglichkeiten auch bei jugendlichen Erwachsenen und im höheren Alter (bei Mensch und Tier). In Tabelle 2 wird an ausgewählten Zellpopulationen aufgezeigt, daß die ^{3}H-Thymidin-Markierungsindices vaskulärer u.a. glatter Muskelzellen im Gegensatz zu anderen Bindegewebszellen (auch der Gefäße, also von Endothelien der Aorta u.a. Lokalisation) und von Knorpelzellen (sowie im Gegensatz zu Hepatozyten u.a. Epithelzellen) noch unmittelbar pränatal hohe Werte aufweisen (aber auch im Verlaufe der postnatalen Entwicklung und Reifung bis kurz vor deren Ende). Dabei zeigen vaskuläre glatte Muskelzellen und Endothelien erhebliche lokalisationsabhängige Unterschiede (s. Beispiele in Tabelle 2).

Während fast alle Bindegewebszellen im dargestellten Zeitraum einen erheblichen Abfall ihrer Proliferations- und Wachstumsraten aufweisen, die vom 1.5. bis zum 5.5. Monat um die Hälfte oder um ein Drittel bis zu 1/30 betragen, gilt diese Abnahme für glatte Muskelzellen nur in geringem Maße, und ihr Proliferationspool bzw. ihre Wachstumsfraktion ist auch nach Reifungsende größer als die anderer mesenchymaler und epithelialer Zellpopulationen.

Das bedeutet aber, daß glatte Muskelzellen des kardiovaskulären Systems (aber auch anderer Lokalisation = z.B. intestinal) auf Reize und Schädigungen im Lebensablauf und dabei im

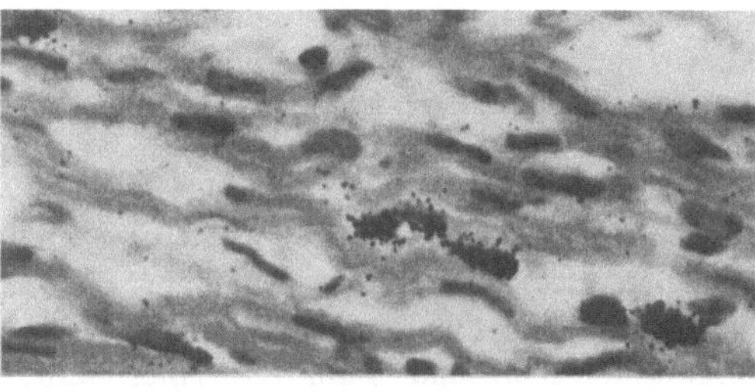

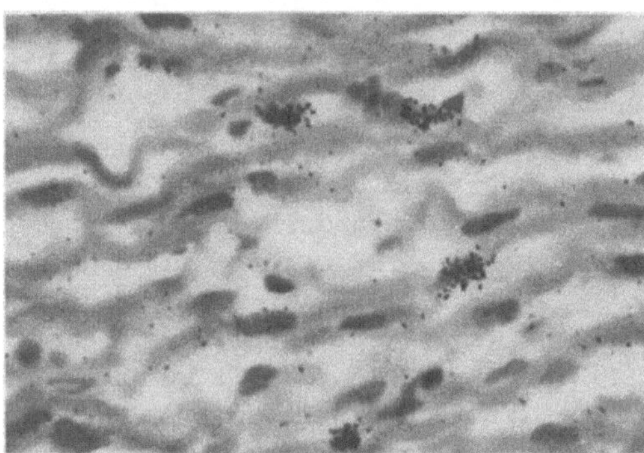

a)

Abb. 2

a) ^{3}H-Thymidin-Autoradiogramm-Beispiele des Rattenherzmuskels mit einem hohen Markierungs-Index (MI) nicht nur der myokardialen Bindegewebszellen, sondern auch der Herzmuskelzellen während der frühen postnatalen Entwicklungsphase (weiteres siehe Text);

b) Beispiele für die Erhöhung der ^{3}H-Thymidin-Inkorporation und damit dieses DNA-Synthese-Parameters sowie der spezifischen DNA-Aktivität und des resultierenden DNA-Gehaltes der Ratten-Aorta (gegenüber Vergleichsorganen: Haut und Rippenknorpel) durch i.p.-Applikation der dafür optimalen Kallikrein-Dosis (= 25 KE).

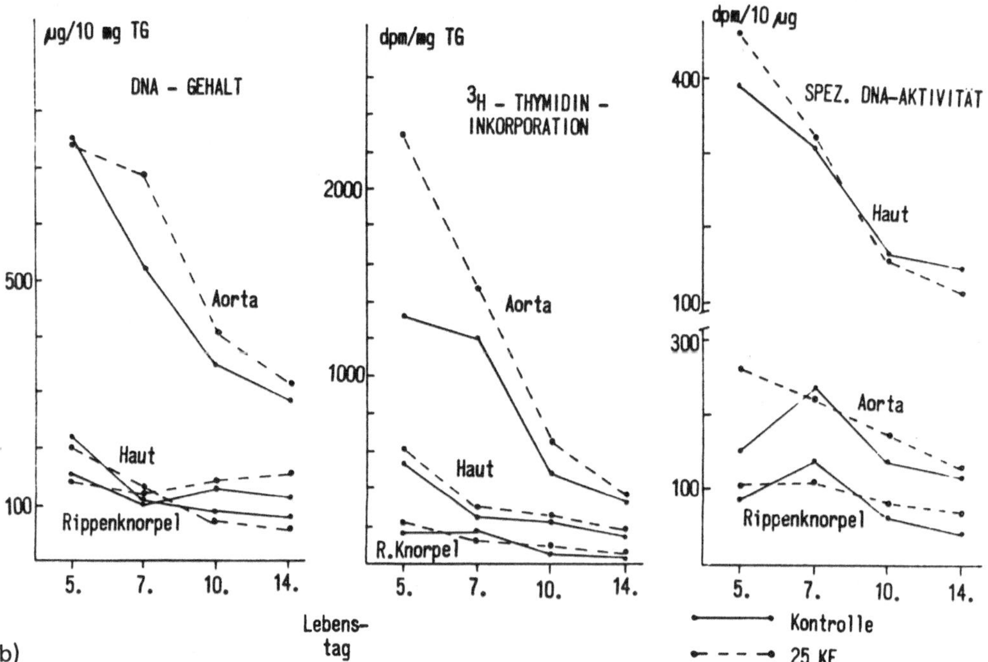

b)

jüngeren Organismus wesentlich stärker als im älteren gleichsam „aus dem Lauf" reagieren, während alle anderen, im Vergleich dazu untersuchten Bindegewebs- und Parenchymzellen schon während des ersten Drittels der postnatalen Reifung den Zustand sogenannter fakultativ stabiler Gewebe erreichen und gewissermaßen „aus dem Stand" auf entsprechende Einflüsse antworten (Tabelle 2).

Bei Vergleich der vaskulären und der intestinalen glatten Muskelzellen ergibt sich aus den Beispielen in Tabelle 2, daß letztere einen stär-

Tabelle 2: Beispiele für die quantitative Auswertung von ^{3}H-Thymidin-Markierungsindices (MI in %) kardiovaskulärer und anderer Bindegewebszellen im Vergleich zueinander während der Entwicklung und Reifung mit den im Text im einzelnen diskutierten Unterschieden und deren Bedeutung.

	^{3}H-Thymidin-Markierungsindex (in %)		
	1 Tag vor Geb.	1,5 Mon.	5,5 Mon.
Hepatozyten	4,05	0,84	0,31
Sternzellen und Sinusendothel.	1,13	2,37	1,75
periportale Bindegewebszellen		2,45	2,00
Endothelien			
– Leberzentralvenen		0,88	1,15
– Endokard		5,11	3,50
– Aorta		0,73	0,38
Glatte Muskelzellen			
– Aorta	11,00	8,10	5,05
– A. pulmonalis	13,11	9,02	7,11
– Dünndarm	12,74	10,00	8,04
– Dickdarm	19,03	15,11	13,14
Gelenkknorpel			
– Schulter		0,58	0,10
– Knie		0,66	0,13
Epiphysenknorpel			
– Schulter		13,60	0,50
– Knie		15,17	0,58
Wirbelgelenkknorpel		1,30	0,50
Nucleus pulposus		0,70	0,51
Anulus fibrosus		0,40	0,90
Rippenknorpel		0,53	0,20
– Perichondrium		0,46	0,33

keren Abfall ihrer ^{3}H-Thymidin-Markierungsindices postnatal, aber einen geringeren Abfall im Reifungsablauf (bis zu dessen Ende) als vaskuläre glatte Muskelzellen aufweisen. Letztere interessieren am meisten. Sie sind während dieser langsamen Abfallphase aus den zuvor genannten Gründen besonders gut zu der Frage prüfbar, welche Schädigungen (insbesondere auf atherogene Reize) und welche Medikamente ihre Proliferationskinetik beeinflussen, d.h. insbesondere ihre Wachstumsfraktionen, und damit evtl. auch ihre Regenerations- und Reparationsfähigkeit nach Schädigungen erhöhen können (Übersicht: [95–97]).

Da auch vaskuläre glatte Muskelzellen, wie zuvor angegeben wurde, unter pathologischen Bedingungen vermehrt zur Teilung und Regeneration fähig sind, können dabei echte Hyperplasien glatter Muskelzellen resultieren, besonders in den Frühstadien wie in allen progressiven Prozessen der Atherosklerose (Übersicht: [25, 37, 58–61, 70, 95–97]). Gleiches gilt für Herzmuskelzellen sowie für Bindegewebszellen des Herzmuskels [1, 2, 31, 58, 59, 61–63, 73, 74, 76, 81, 95–97, 105–107].

Beeinflussungen der Proliferationskinetik, z.B. durch mitogene Substanzen, sind am besten während des Abfalles eines Entwicklungs- und/oder Schädigungs- bedingt hohen bzw. erhöhten Proliferationsmodus einer Zellpopulation auf niedrigere Werte prüfbar. Das gilt nicht nur für den Teilungs-, sondern nach unseren Befunden auch für den Leistungs-Stoffwechsel kardiovaskulärer Zellpopulationen (weiteres s. unten), denn auch ihr Leistungsstoffwechsel ist nach Schädigungen der verschiedensten Art, insbesondere nach atherogenen Reizen im Falle der glatten Muskelzellen, abhängig von Art und Dauer der Schädigung, erhöht *und* in dieser Phase am besten therapeutisch beeinflußbar (Übersicht: [58–61, 95–97]).

Das ist von besonderem klinischen Interesse, weil zu Beginn der Atherosklerose neben einer Steigerung des Zellumsatzes, besonders der glatten Muskelzellen, auch eine Steigerung ihrer Leistung, primär des Umsatzes der Grundsubstanz-Proteoglykane und dann des Kollagens und weiterer Strukturproteine, besteht (Übersicht: [17, 58–61, 95–97]). Das betrifft Synthese und Abbau (einschließlich der betreffenden Indikatorenzyme) [28, 32, 33, 58, 59]. Erst wenn diese Umsatzsteigerung nicht ausgeglichen, also wieder normalisiert wird, kommt es auch hier zur Hyperplasie von Zellen *und* ihren Produkten, also der Gefäß-Zwischensubstanz. *Das* aber ist zugleich der entscheidende *Unterschied* der Atherosklerose gegenüber Gefäßalterung (Übersicht: [58, 59]): Abnahme der vaskulären glatten Muskelzellen und der Gefäßwandgrundsubstanz bei relativer und/oder absoluter Kollagenzunahme *bei Gefäßalterung*!

Nun ergaben neuere Befunde unserer Gruppe, daß die ^{3}H-Thymidin-Markierungsindices der Herzmuskelzellen in bestimmten Frühphasen der perinatalen Entwicklung und Reifung den entsprechenden Indices aller geprüften glatten Muskelzellen gegenüber signifikant die höchsten Werte aufweisen können (z.B. doppelt so hohe Werte wie die glatten Muskelzellen der Lungenarterien und 4mal so hohe Werte wie die glatten Muskelzellen der Aortenmedia sowie anderer elastischer und muskulärer Arterien). In dieser Phase betragen auch die Kontrollwerte der myokardialen Fibroblasten weniger als die Hälfte der ^{3}H-Thymidin-Markierungsindices der Herzmuskelzellen, während die Fibroblasten der Adventitia der Rattenaorta sogar weniger als ein Drittel dieses Kontrollwertes aufweisen. Am standardisierten Isoproterenol-Schädigungsmodell werden Steigerungen der Proliferationsrate vaskulärer glatter Muskelzellen um mehr als das 9fache sowie der Endothelien um mehr als das 8fache an Lungenarterien nachgewiesen (mit Abnahmen im Beobachtungszeitraum und abhängig von der verwendeten Dosis): prinzipiell wirken höhere Isoproterenol-Dosen stärker und länger auf die Zellproliferation. Das gilt auch für die geprüften Endothelien der verschiedenen Gefäße. Zusammengefaßt zeigt sich, daß in diesem Schädigungsmodell die Proliferationskinetik bzw. die Wachstumsfraktion und damit die Verlust- und Neubildungsrate sowie der Umsatz von Zellen am Herzen am stärksten in folgender Reihenfolge nachweisbar ist: Herzmuskelzellen vor den myokardialen Bindegewebszellen und den Endocardendothelien; an der Aorta: die Adventitia-Bindegewebszellen vor den Endothelien und den glatten Muskelzellen. Am schnellsten und längsten reagieren die adventitiellen Gefäß-Bindegewebszellen mit einer schädigungsbedingten Proliferationssteigerung: das ist von besonderem Interessen, weil auch histochemisch die Adventitia die ersten und stärksten Reaktionen auf atherogene Schädigungen aufweisen kann (Übersicht: [58–60]) (Abb. 3).

Während des normalen Herzwachstums in den ersten postnatalen Wochen *und* bei Herzhypertrophie liegt also eine numerische Hyperplasie der Herzmuskelzellen *und* der myokardialen Bindesgewebszellen vor [2, 58, 59, 90]. Zwischen Herzmuskelzellen und Nicht-Herzmuskelzellen bestehen morphologische und biochemische Wechselwirkungen, die noch weiter zu prüfen sind.

Mitosen der Herzmuskelzellen sind keineswegs von einer totalen Dedifferenzierung begleitet, denn Myofibrillen und Myofilamente sind während der Mitose in den Herzmuskelzellen nachweisbar. Ihre Architektur wird am Herz des Menschen, der Ratte und anderer Spezies während der ersten postnatalen Lebenswochen ausgebildet, ist danach abgeschlossen und weitgehend unverändert. Das betrifft auch Morphologie, Verteilung und Gehalt der Organellen (Myofibrillen, Mitochondrien, sarkoplasmatisches Retikulum, Glykogene etc.). Unterschiede zwischen beiden Ventrikeln werden gelegentlich beschrieben [20, 25, 27, 29, 31, 34–36, 38, 42, 47, 49, 52, 56, 62–64, 68, 74, 76, 92, 103, 106, 107].

Die Volumendichten der Herzmuskelzellen sowie der myokardialen Bindegewebszellen, der Interzellularräume, der Kapillarlichtungen und Endothelien zeigen ebenfalls Unterschiede zwischen beiden Ventrikeln und in Abhängigkeit von der Alterung, jedoch insgesamt *ohne* wesentliche Unterschiede zwischen Reifungsende und hohem Alter [26, 36, 62, 80–84, 90]. Zu den Unterschieden der beiden Kammern gehören die Volumendichten der Endothelien, insbesondere aber die numerische Dichte der myokardialen Bindegewebszellen: sie ist in der linken Kammer 2 mal höher als in der rechten, und diese Unterschiede sind bei Reifungsende ausgeglichen und bleiben konstant bis ins hohe Senium. Das gleiche gilt für Endothelzellen (zu ihren morphologischen Befunden bei Alterung: s. Abb. 3c).

Morphometrisch sind Mitochondrien der Herzmuskelzellen besonders geprüft. Ihre Volumina sind im Lebensablauf bei Mensch und Ratte

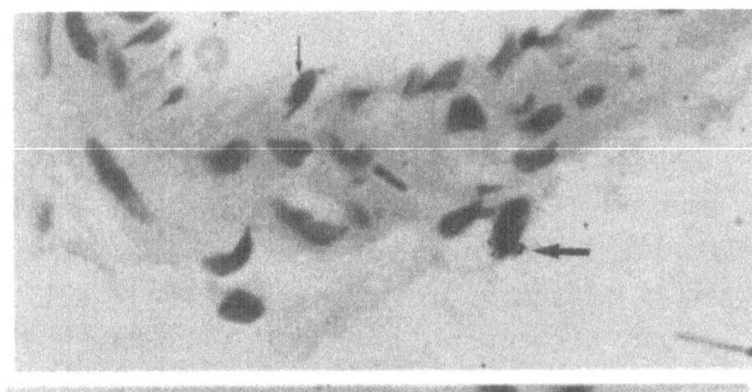

a)

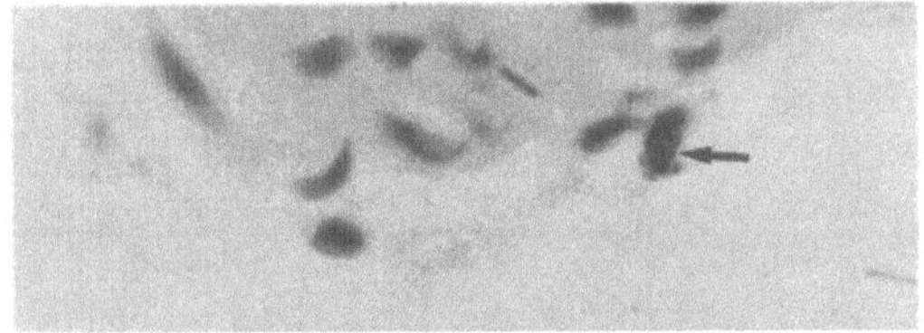

b)

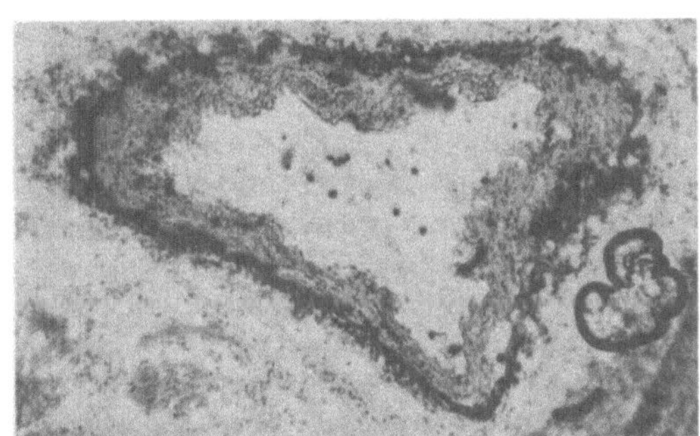

c)

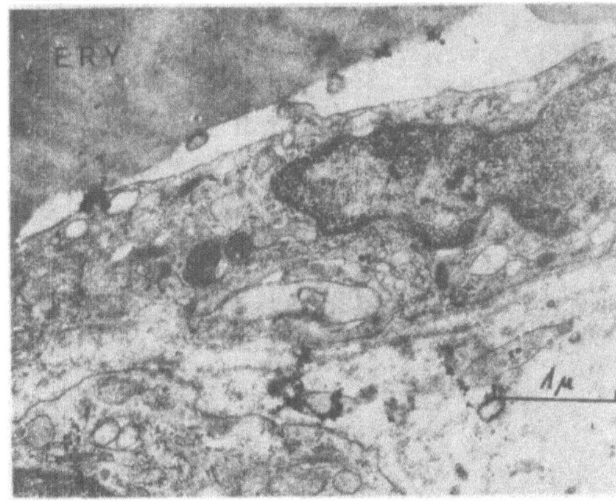

Abb. 3 a) Beispiele ^{3}H-Thymidin-markierter Bindegewebszellen (Fibrolasten) der Adventitia für ihren hohen Umsatz schon unter physiologischen Bedingungen (erst recht bei Reizen und Schädigungen = injuries) mit Altersabnahme (= dicker Pfeil, Endothelzelle = dünner Pfeil) (weiteres siehe Text);

b) Beispiel für die Bedeutung der Adventitia bei Gefäßschädigungen: Zunahme der unspezifischen Esterase (Azokupplungsverfahren: im Schwarzweißbild schwarz dargestellt);

c) elektronenoptisches Beispiel für Veränderungen von Oberflächen-, Kern- und Organellenstrukturen sowie des Organellengehaltes von Endothelien (in der Lichtung ein Erythrozyt = ERY) *ohne* Alters-typische Befunde (weiteres siehe Text).

weitgehend konstant, während die Zahl der Mitochondrien abnimmt und ihre Größe zunimmt (wahrscheinlich im Sinne einer kompensatorischen Reaktion). Andere Autoren fanden andere Befunde, einschließlich der Abnahme der Oberflächendichte der Mitochondrien-Cristae [24, 29, 30, 36, 38, 40, 42, 52, 103, 104–106].

Von allen Untersuchungen am wichtigsten erscheint, daß altersabhängige Veränderungen der myokardialen Bindegewebszellen und ihrer Produkte die Alterung des Herzens ebenso wie entsprechende Veränderungen der vaskulären Bindegewebszellen die Gefäßalterung bestimmen [11, 15, 17, 19, 20–22, 26, 28, 32, 37, 43, 53, 58, 59, 66, 78, 82, 87, 88, 94, 108]. Tabelle 3a bis c zeigt zusammengefaßt folgendes:

Der DNA-Gehalt des kardiovaskulären Systems, also von Herz und Aorta des Menschen und der Ratte, nehmen am stärksten während der ersten postnatalen Wachstumsphasen und weniger während der folgenden Reifungsperiode ab. Das ist hauptsächlich bedingt durch das Wachstum des Zellzytoplasmas *und* der Interzellularsubstanz, besonders beim Menschen. Denn der DNA-Gehalt der menschlichen Aorta liegt nahezu 4 mal niedriger als der der Ratte bei Wachstumsende (bei Vergleich der entsprechenden Altersgruppen). Das gilt auch für die weiteren Lebensperioden bis ins hohe Senium. Nach Wachstumsende bleibt der DNA-Gehalt des kardiovaskulären Systems, also von Herz und Aorta bei Mensch und Ratte, nahezu konstant bis ins hohe Alter. Wir fanden dann eine Abnahme des DNA-Gehaltes der Kammern und Vorhöfe des linken und rechten menschlichen Herzens bis zum Ende der Wachstumsphase, anschließend konstante Werte bis zum 60. Lebensjahr mit folgender geringer Zunahme im Senium (hauptsächlich bedingt durch Polyploidisierung: zur sogenannten physiologischen Herzhypertrophie und -hyperplasie, s. oben: klare Fälle einer pathologischen Herzhypertrophie wurden in diese Altersuntersuchung *nicht* aufgenommen. (Das ist eine weitere Serie, deren Ergebnisse gezeigt werden: nicht im Druck.)

Die Polyploidisierung der Kerne ist im wesentlichen altersabhängig, denn sie wird auch bei Alterung anderer mesenchymaler und parenchymatöser Zellen beobachtet. Jedoch beginnt die Polyploidisierung am Herzen früher als an anderen Organen des Menschen, der Ratte und anderer Spezies (Übersicht: [2, 11, 12, 20, 34, 58, 59, 62, 76, 82, 84, 86, 90–92, 103]).

Die Gegenüberstellung der kardiovaskulären Organe zu anderen bindegewebigen bzw. parenchymatösen Organen des Menschen und der Ratte in den Tabellen 3a und b ergibt zusammengefaßt:

Es bestehen drei Möglichkeiten der prä- und postnatalen Entwicklung des DNA-Gehaltes:

1. am Beispiel der Leber eine hochsignifikante Abnahme vom 18. zum 22. Entwicklungstag ($p < 0.01$) mit weiterem, aber nicht mehr signifikantem Abfall bis zum 25. Tag = dem 3. postnatalen Lebenstag.

2. Ein kontinuierlicher signifikanter Abfall, z.B. am Knorpel ($p < 0.01$) vom 20. bis zum 25. Entwicklungstag sowie 3. eine Konstanz der Werte während dieser prä- und postnatalen Entwicklungsperiode, wie am hier besonders interessierenden Beispiel des Herzens sowie an der ebenfalls weitgehend aus Bindegewebe bestehenden Lunge gezeigt wird (ferner für das bindegewebige Organ Haut und für ein Beispiel parenchymatöser Organe: die Niere) (Tabelle 3a).

Tabelle 3b zeigt eine postnatale signifikante Abnahme des DNA-Gehaltes vom 1. bis zum 14. Lebenstag ($p < 0.01$): a) bei sogenannten bindegewebigen Organen: Aorta, Haut und Knorpel, aber auch b) bei weitgehend aus Bindegewebe bestehenden Organen, also Herz und Lunge und damit für beide kardiovaskulären Organe sowie c) = für die 2 Beispiele parenchymatöser Organe: Leber und Niere.

Vom 14. Lebenstag bis zum Ende des 3. Monats, also noch vor Reifungsende, besteht ein weiterer hochsignifikanter DNA-Abfall ($p < 0.01$) bei Ratten beider Geschlechter (links jeweils männliches, rechts jeweils weibliches Geschlecht) für alle drei vorgenannten Organgruppen. Die Aorta zeigt im Gegensatz zu den beiden bindegewebigen Organen Knorpel und Haut konstante Werte vom 3. bzw. 6. Lebensmonat bis zum 3. Lebensjahr, mit Geschlechtsunterschieden (jedoch ohne Signifikanz).

In Tabelle 3c sind die Spezies-Unterschiede (durch Gegenüberstellung vergleichbarer Altersgruppen von Mensch und Ratte) dargestellt. Für das kardiovaskuläre System zeigt das glattmuskuläre Organ Aorta beim Menschen den raschesten Abfall des DNA-Gehaltes während der 1. Dekade, langsamer in der 2. Dekade und dann weitgehend konstante Werte nach Wachstumsende bis ins hohe Alter. Im Vergleich dazu ist an der Rattenaorta ein rascher, steiler und statistisch signifikanter DNA-Abfall ($p < 0.01$) vom 1. bis zum 14. postnatalen Lebenstag nachweisbar, danach eine ebenfalls signifikante Abnahme bis zum 3. Lebensmonat und eine anschließende Konstanz. Ferner zeigt (zusammengefaßt) Tabelle 3c, daß die meisten hier aufgeführten Organe einen größeren Zellgehalt bei der Ratte als beim Menschen besitzen, mit Ausnahme des Ösophagus, aber bei beiden Spezies am deutlichsten Abnahmen bis zum Reifungsende und ebenfalls bei beiden Spezies bis zum Senium eine weitgehende Konstanz des Zellgehaltes. Das ist von theoretischer und praktisch-klinischer Bedeutung (wie oben angegeben wurde).

Die absolute Zellzahl des Herzens kann durch Bestimmungen des reinen Myokardgewichtes,

Tabelle 3a: DNA-Gehalt des Herzens und anderer Vergleichsorgane der Ratte während der prä- und postnatalen Entwicklung (in mg/g FG nach Dische-Seibert)

Entwicklungs-Alter	Herz	Lunge	Knorpel	Haut	Leber	Niere
16. Tag					8.65 ± 0.63	
18. Tag		6.02 ± 0.41			9.30 ± 0.41	
20. Tag	3.82 ± 0.26	5.60 ± 0.12	4.21 ± 0.13	4.36 ± 0.22	8.25 ± 0.34	5.65 ± 0.22
21. Tag	3.55 ± 0.19	5.54 ± 0.43	3.55 ± 0.51	3.29 ± 0.34	5.16 ± 0.52	5.65 ± 0.35
22. Tag	3.58 ± 0.51	6.29 ± 0.34	3.44 ± 0.20	3.55 ± 0.27	3.92 ± 0.40	5.67 ± 0.55
23. Tag*	3.75 ± 0.30	6.67 ± 0.21	3.72 ± 0.22	4.46 ± 0.56	3.88 ± 0.38	5.78 ± 0.14
24. Tag	3.53 ± 0.23	6.25 ± 0.30	3.33 ± 0.21	4.61 ± 0.33	3.53 ± 0.47	5.74 ± 0.26
25. Tag	3.74 ± 0.26	6.30 ± 0.34	3.12 ± 0.25	4.82 ± 0.43	3.31 ± 0.42	5.72 ± 0.21
*Tag der Geburt						

Tabelle 3b: DNA-Gehalt der kardiovaskulären Organe Herz und Aorta im Vergleich zu bindegewebigen und parenchymatösen Organen, z.B.: Knorpel, der wie die Aorta der Ratte eine uniforme Zellpopulation aufweist, deren Bedeutung im Text angegeben ist (in µg/100 mg TG nach Burton) (bis zum 14. Lebenstag ist aus technischen Gründen die Prüfung der Geschlechtsunterschiede nicht durchgeführt und danach für die genannten Organe dargestellt);

Alters-Gruppen	Herz	Aorta	Knorpel (Rippe)	Haut	Lunge	Leber	Niere
1 Tag*	2523 ± 69			2206 ± 216	5211 ± 796	3197 ± 111	3452 ± 418
2 Tage	2755 ± 160	3510 ± 607	2946 ± 178	2156 ± 121	5283 ± 321	2843 ± 103	4097 ± 190
4 Tage	2723 ± 129	3018 ± 276	2601 ± 85	2017 ± 170	4540 ± 135	2276 ± 99	3819 ± 185
6 Tage	2623 ± 105	3293 ± 324	2179 ± 211	1885 ± 112	5475 ± 163	2204 ± 102	4432 ± 201
8 Tage	2200 ± 90	2400 ± 755		1595 ± 129	4286 ± 168	1672 ± 55	3911 ± 107
10 Tage	1836 ± 78	2175 ± 114	1991 ± 124	957 ± 61	4486 ± 242	1002 ± 39	2737 ± 121
12 Tage	1544 ± 118	1519 ± 123		1049 ± 138	4457 ± 254	1038 ± 48	2471 ± 152
14 Tage	1509 ± 77	1867 ± 296	1672 ± 108	918 ± 41	3318 ± 152	1155 ± 31	2415 ± 103
	♂ ♀		♂ ♀	♂ ♀	♂ ♀	♂ ♀	♂ ♀
3 Mon.	903 743	1547 ± 337	603 430	727 457	3210 2828	969 1028	1340 1417
	± 82 ± 112		± 59 ± 80	± 19 ± 34	± 325 ± 264	± 53 ± 96	± 126 ± 115
6 Mon.	851 865	1318 ± 285	511 405	486 510	3852 3731	1354 1567	1849 2002
	± 155 ± 97		± 50 ± 71	± 120 ± 56	± 730 ± 381	± 264 ± 109	± 328 ± 191
12 Mon.	784 756	1072 ± 231	351 308	469 406	3270 3491	1241 1451	2070 1662
	± 136 ± 43		± 23 ± 43	± 88 ± 74	± 331 ± 572	± 31 ± 157	± 217 ± 119
18 Mon.	786 844	1035 ± 155	353 421	514 455	3751 3789	1092 1394	2002 2212
	± 75 ± 75		± 23 ± 69	± 52 ± 63	± 262 ± 301	± 115 ± 50	± 59 ± 244
24 Mon.	739 810	995 ± 207	378 451	430 519	3489 3345	1044 1123	1676 1809
	± 67 ± 37		± 43 ± 52	± 64 ± 91	± 518 ± 538	± 43 ± 116	± 179 ± 173

*Geschlechtsunterschiede nicht prüfbar

Tabelle 3c: DNA-Gehalt in µg/100 mg TG der Aorta, des glattmuskulären Organes Ösophagus, eines Knorpelbeispieles (mit uniformer Zellpopulation) sowie weiterer Organbeispiele von Mensch und Ratte mit Gegenüberstellung vergleichbarer Altersabschnitte im Lebensablauf.

Alters-Gruppen in Jahren (J.), Mon. (Ratte)	KNORPEL Mensch	Ratte	HAUT Mensch	Ratte	AORTA Mensch	Ratte	OESOPHAGUS Mensch	Ratte	MILZ Mensch	Ratte
– 1 Jahr	645.17		1127.02		1061.91		2115.20		7982.46	
	± 70.34		± 126.95		± 13.87		± 121.89		± 495.42	
1– 9 J.	356.27	677.38	569.45	727	565.32	1547	1161.29	987.04	5669.97	8170.30
3 Mon.	± 96.41	± 38.55	± 137.76	± 19	± 109.54	± 337	± 195.06	± 52.21	± 716.49	± 604.80
10–19 J.		414.40		486		1318		891.63		4871.18
= 6 Mon.				± 120		± 285		± 124.13		± 1115.77
20–29 J.	228.42	351.64	327.87	469	269.44	1072	945.69	730.73	4924.29	6287.51
= 12 Mon.	± 11.55	± 154.70	± 154.54	± 88	± 13.62	± 231	± 307.74	± 43.99	± 623.23	± 1168.30
40–49 J.	241.81	584.44	347.28	514	342.25	1035	920.74	822.61	4382.11	3443.43
= 18 Mon.	± 42.79	± 53.07	± 47.51	± 95	± 29.09	± 155	± 256.24	± 92.61	± 1490.62	± 927.20
50–59 J.	216.46	351.38	263.13	430	272.17	995	899.62	785.05	3884.75	3893.93
= 24 Mon.	± 42.89	± 63.28	± 118.25	± 64	± 40.13	± 207	± 85.84	± 52.63	± 1068.27	± 429.97
80–89 J.	225.03		246.39		278.58		982.15		3245.28	
	± 35.02		± 87.30		± 52.63		± 88.59		± 957.67	

der myokardialen DNA-Menge sowie des Ploidie-Grades der Kerne *und* des Verhältnisses der Herzmuskelzellen zu den Nicht-Herzmuskelzellen festgestellt werden [2, 20, 31, 34, 36, 76, 90–92].

Die Konstanz der Zellzahl ist als eines *der* Zeichen für das Reifungsende auf der Basis des Wachstums-Gleichgewichtes anzusehen, da es auf Zellebene erreicht wird.

Die Konstanz 1. des Zellgehaltes und damit 2. der Zellzahl sind identisch mit dem Erreichen einer Gesamt-Konstanz der ^{3}H-Thymidin-Markierungsindices (als 3. Parameter).

Herz, Arterien sowie andere glattmuskuläre Organe können somit in die Gruppe der sogenannten fakultativ stabilen Gewebe und Organe eingeschlossen werden [49–51, 54, 55].

Bei Zusammenfassung der Ergebnisse zeigt sich, daß der DNA-Gehalt eine statistisch signifikante Abnahme auf den Wert von etwa 50 % oder weniger der Anfangswerte von Neugeborenen am kardiovaskulären System, also an Herz und Aorta, wie für die meisten menschlichen Organe bei Ende von Wachstum und Reifung aufweist. Danach können signifikante Altersunterschiede unter physiologischen Bedingungen in der Regel nicht mehr festgestellt werden. Das gilt auch (= mit Ausnahmen) für Ratten (Übersicht: [17, 58, 59]).

Diese Ergebnisse sind deswegen von theoretischer Bedeutung und klinischer Relevanz, weil der DNA-Gehalt als bester Parameter für Untersuchungen von Zelleistungen wie für Funktions- und Stoffwechselraten im Lebensablauf angesehen wird, insbesondere für die Bindegewebsalterung des kardiovaskulären Systems (im Vergleich zu Gewichtseinheiten: s. oben) (Übersicht: [17, 37, 59, 82]).

Die spezifische DNA-Aktivität des kardiovaskulären Systems (also von Herz und Aorta bei Maus und Ratte) ist höher als die von sogenannten stabilen mesenchymalen (z.B. Knorpel) und parenchymatösen Organen (z.B. Leber), wie im einzelnen dargestellt wird.

Aber die spezifische DNA-Aktivität der kardiovaskulären Organe nimmt signifikant 1. während der postnatalen Reifung, 2. vom Ende der Wachstumsphase bis zum 18. Monat und 3. von diesem Alter bis ins hohe Senium der Tiere ab (Übersicht: [58, 59]).

Das ist ein weiteres Zeichen für die Abnahme des Umsatzes der vaskulären glatten Muskelzellen sowie der Herzmuskelzellen während und nach Reifungsende, insbesondere im Senium.

Im Gegensatz dazu steht der pathologische Prozeß der Hypertrophie und Hyperplasie der Muskelzellen bei Erkrankungen des kardiovaskulären Systems, also unter pathologischen Bedingungen. Die Herzhypertrophie verläuft mit einer Mengenzunahme des Zytoplasma der Herzmuskelzellen und einer stärkeren Polyploidisierung ihrer Kerne, als bei Herzalterung ohnehin vorliegt. Die Polyploidisierung scheint nach den heutigen Kenntnissen irreversibel zu sein, weil *keine* Abnahme des DNA-Gehaltes (mit Ausnahmen) bei atrophen Herzen festzustellen ist, im Gegensatz zur Rückbildung der Zytoplasma-Zunahme hypertropher Herzen bei Rückbildung der Hypertrophie. Somit ist eine der Ursachen für die Polyploidisierung nicht nur die Alterung, sondern (als zusätzlicher Faktor unter pathologischen Bedingungen) die chronische Herzmuskelüberfunktion (also das funktionelle Volumen). Vergleichbare Hypertrophie- und Hyperplasievorgänge können unter pathologischen Bedingungen an den glatten Muskelzellen der Gefäße festgestellt werden (Übersicht: [1, 2, 5–8, 12, 13, 17, 19, 26, 34, 36, 47, 49–51, 56–64, 73, 76, 80–82, 90, 95–97, 103–107]).

Leistungsstoffwechsel des kardiovaskulären Bindegewebes

Alterns-Veränderungen des Herzens (von Mensch und anderen Spezies) sind besonders an dessen Bindegewebsanteilen nachweisbar: den Fibroblasten und ihren Produkten zwischen den Herzmuskelzellen, am Gefäßapparat des Herzens, am perivaskulären Bindegewebe, an den Herzklappen sowie den weiteren endokardialen und epikardialen Bindegeweben einschließlich des Fettbindegewebes, also an Zellen, Fasern und Grundsubstanz als den drei Hauptbestandteilen jeden Bindegewebes (Übersicht: [58–60]).

Die Fibroblasten des Herzmuskels sind morphologisch am meisten untersucht (ohne Nachweis signifikanter Unterschiede zwischen den Fibroblasten der rechten und der linken Kammer während der postnatalen Reifung, nach Wachstumsende und während der Alterung unter physiologischen Bedingungen). Das Verhältnis der Herzmuskelzellen zu den Nicht-Herzmuskelzellen bleibt während des gesamten Lebens bei der Ratte wie bei anderen kleinen Nagern (und wahrscheinlich auch beim Menschen) mit etwa 50:50 % weitgehend konstant. Der Pool der Nicht-Herzmuskelzellen enthält neben Fibroblasten und Fibrozyten auch Endothelzellen, glatte Muskelzellen sowie einzelne Phagozyten und Histiozyten. Während des physiologischen Herzwachstums steigt die Zahl der myocardialen Bindegewebszellen von 1×10^9 auf 5×10^9 und kann beim hypertrophierten Herzen Werte von 10×10^9 erreichen. Soweit dies bisher bestimmbar ist, ändern sich auch unter pathologischen Bedingungen die vorgenannten, im Lebensablauf weitgehend konstanten physiologischen Relationen der Nicht-Herzmuskelzellen zu den Herzmuskelzellen (von etwa 50:50 %) nicht. Die vorgenannten Zahlen zeigen, daß während des normalen Herzwachstums postnatal ähnlich wie bei der pathologischen Herzhypertrophie eine numerische Hyperplasie der Herzmuskelzellen *und* der myokardialen Bindegewebszellen besteht [1, 2, 5, 6, 13, 24–26, 31, 34–37, 40, 49–51, 54–56, 58–62, 70, 72–74, 80–82, 90–92, 95–97, 105].

So ist für die Herz- und Gefäßalterung wie für die Alterung anderer bindegewebiger und parenchymatöser Organe der gesamte Alterungsprozeß der genetischen Informations- und der Strukturmakromoleküle von Bedeutung (Übersicht: [12, 17, 20, 34, 39, 47, 58, 59, 70, 76, 82, 84, 92, 106, 107]).

Die morphologischen Befunde des alternden Herzens mit Zunahme auch von Strukturmakromolekülen (Proteoglykanen und Kollagen, relativ und/oder absolut) im Herzmuskel, insbesondere aber an den übrigen Bindegewebsbestandteilen des Herzens (insbesondere an Klappen und Gefäßen) sowie die Zunahme des sogenannten Alterspigmentes, von Amyloid etc. werden an Beispielen später im Zusammenhang ihrer detaillierten Besprechung vorgewiesen, die morphologischen Befunde der Arterienalterung beispielhaft in Abbildung 4a. Es ist die diffuse (also nicht wie bei Atherosklerose herdförmige) Fibrose (gelegentlich auch sogenannte „Elastose") der Intima und der Media mit schließlichem Überwiegen des Kollagengehaltes bei Abnahme des Zell- und Elastingehaltes (s. unten). Es gibt jedoch keine altersspezifischen Strukturveränderungen an den Endothelien, den glatten Muskelzellen und den Adventitia-Zellen. Am bekanntesten ist bei Alterung, vor Abnahme der glatten Muskelzellen, eine Abnahme der Zellorganellen, welche die volle Funktion der glatten Muskelzellen garantieren, bei Zunahme regressiver Veränderungen, von feinfilamentösen Zytoplasmastrukturen des Zytoskeletts (wie in anderen Bindegewebszellen) bis zum Auftreten nekrobiotischer Veränderungen mit Zytoplasmaabschnürungen (den sogenannten Geistkörpern) und dem Schwund bzw. Untergang der betroffenen glatten Muskelzellen (Abb. 4b). Die Abnahme der Strukturcharakteristika glatter Muskelzellen (= Myofibrillen, Basalmembranen, Pinozytose-Bläschen und „dense bodies") geht im Gegensatz zu Funktionssteigerungen bei regressiven Veränderungen der glatten Muskelzellen bis zu ihrem Untergang auch mit einer Abnahme der Äquivalente einer erhöhten Funktion (insbesondere der Zwischensubstanzbildung) einher: also des rauhen ergastoplasmatischen Retikulums und des Golgi-Apparates (sowie der Mitochondrien). Durch die genannten Alternsveränderungen entstehen Zerfaserungen und Verdoppelungen der inneren elastischen Lamelle neben der Reduktion der elastischen Fasernetze und damit der Funktion der Media (Abb. 5a). Das gilt prinzipiell auch für die Herzkranzarterien. An fragmentierten elastischen Fasern nehmen scheidenförmig umgebende Proteoglykane bzw. Glykosaminoglykane (GAG) zu und damit zugleich deren Calciumgehalt. Der Altersumbau betrifft elastische Arterien früher als muskuläre und bedingt die bekannten makroskopischen arteriellen Altersveränderungen, also die Zunahme von Lichtung, Länge und Dicke der Arterien mit Abnahme ihrer elastischen Eigenschaften und damit ihrer Windkesselfunktion [3, 7, 8, 12, 13, 19, 26, 37, 39, 57–61, 65, 66, 82, 85, 104].

Die glatten Muskelzellen der Gefäßwand sind hauptverantwortlich für Synthese, Abbau und Umsatz der vaskulären Strukturmakromoleküle: Proteoglykane bzw. Glykosaminoglykane (GAG), Kollagen und Elastin sowie Glykoproteine. Da der Zellgehalt der Rattenaorta zu über 90 % aus glatten Muskelzellen besteht, ist die Aorta ein Organ mit weitgehend uniformer Zellpopulation bei der Ratte und anderen Nagern, aber auch beim Menschen. Bindegewebsstoffwechselleistungen werden deshalb an der Aorta (ähnlich wie am Knorpel) nicht nur auf Gewichtseinheiten bzw. auf den Protein- oder den Stickstoffgehalt, sondern auch auf den DNA-Gehalt bezogen (Übersicht: [17, 28, 32, 33, 37, 39, 58–61, 95–97]).

a)

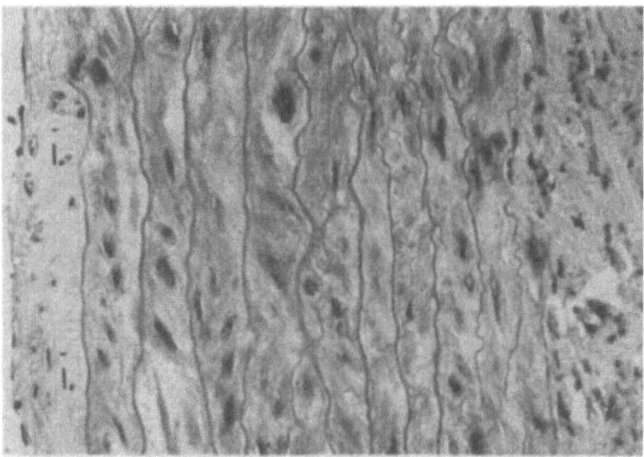

b)

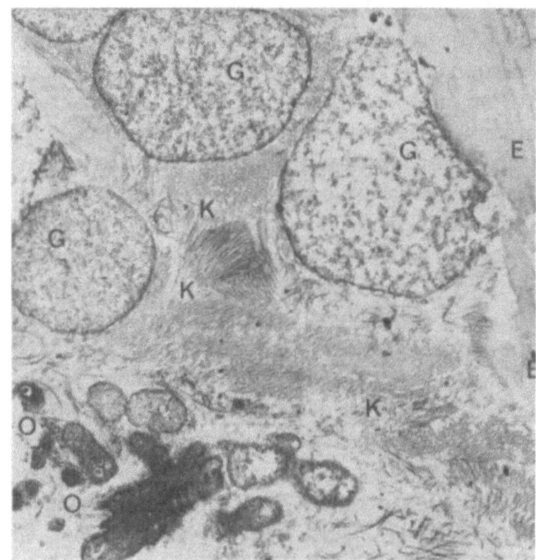

Abb. 4 a) Altersveränderung der Aorta mit Verbreiterung des subendothelialen Intimalagers (I.) mit Abnahme des Proteoglykan- und Zellgehaltes sowie Zunahme des Fasergehaltes, z.T. auch in den angrenzenden Mediaschichten (weiteres siehe Text);

b) elektronenoptisches Übersichtsbeispiel zur Gefäßalterung mit Anschnitten von Zytoplasma-Ausläufern bzw. -Abschnürungen = sogenannten Geistkörpern (G) sowie freigesetzter Zellorganellen (O) neben Bruchstücken des fragmentierten und bei Gefäßalterung verminderten Elastins (E) bei Vermehrung von Kollagen (K), in verschiedener Richtung geschnitten, z.T. mit auch bei dieser Vergrößerung sichtbarer typischer Periodik.

Grundsubstanzen (Proteoglykane bzw. GAG)

Die Proteoglykane bzw. GAG sind der Hauptbestandteil der vaskulären Grundsubstanz, und deren Bildung ist die primäre Leistung der Gefaßwandzellen, speziell der glatten Muskelzellen (s. oben), bei jeder embryonalen wie postembryonalen Neubildung, unter physiologischen wie unter pathologischen Bedingungen (Übersicht: [58–61]).

Deswegen ist auch die Altersveränderung dieser speziellen arteriellen Leistungsgröße mit biochemischen und morphologischen Methoden besonders untersucht und quantifiziert worden. Dabei steht die Bestimmung der ^{35}S-Sulfat-Inkorporationsrate als Indikatormethode im Vordergrund bei der Verwendung radioaktiv markierter Vorläufer zur Analyse der Biosynthese sulfatierter GAG im Lebensablauf. Die Ergebnisse dieser Methode stimmen überein mit den Analysen der spezifischen Aktivität sulfatierter GAG des kardiovaskulären Systems wie anderer Organe. Das ist auch morphologisch anhand von ^{35}S-Sulfat-Markierungsindices quantifiziert worden (s. auch Abb. 5b). Im Lebensablauf ist die steilste Abnahme dieser speziellen arteriellen Leistungsgröße in der ersten postnatalen Reifungsphase nachweisbar, an der Aorta der Ratte wie anderer kleiner Nager, gefolgt von einem flacheren Abfall bis zum Reifungsende und danach von einer anschließenden weitgehenden Konstanz während der weiteren Alterung wie bei anderen bindegewebigen und parenchymatösen Organen (bei Bezug auf Gewichtseinheiten bzw. auf Trockengewicht). Das gilt auch für die Gefäßalterung beim Menschen. Insbesondere an der menschlichen Aorta ist ein starker exponentieller Abfall der ^{35}S-Sulfatinkorporation, bezogen auf Frisch- oder Trockengewicht, nachgewiesen, aber auch eine (etwas geringere) Abnahme dieser typischen Arterienleistung, bezogen auf den DNA-Gehalt und damit auf die verantwortlichen glatten Muskelzellen (s. oben) [37, 39, 58–60, 70] (s. Abb. 6). Dieser Altersverlauf gilt auch für GAG-synthetisierende Enzyme des kardiovaskulären Systems [28]. Schließlich ist ein entsprechender Alternsverlauf auch für GAG-abbauende Enzyme des kardiovaskulären Systems nachgewiesen (Übersicht: [58, 59]). Somit ergibt sich eindeutig eine Abnahme der Synthese wie des Abbaus und damit des Umsatzes sulfatierter GAG des Gefäßsystems bei Alterung, dagegen weniger deutlich an den einzelnen Bindegeweben des Herzens, insbesondere bei Bezug auf den DNA-Gehalt unter Berücksichtigung der Tatsache, daß im Herzen erstrangig Fibroblasten u.a. Nicht-Herzmuskelzellen, in der Gefäßwand aber die glatten Muskelzellen als nahezu uniforme Zellpopulation für den gesamten Stoffwechsel der Proteoglykane bzw. sauren GAG ebenso wie

a)

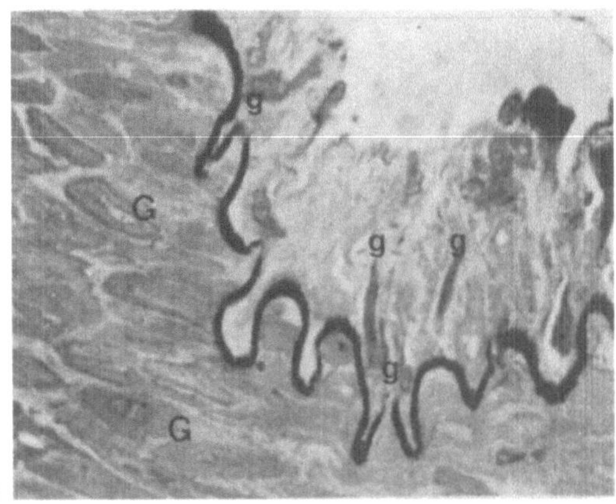

b)

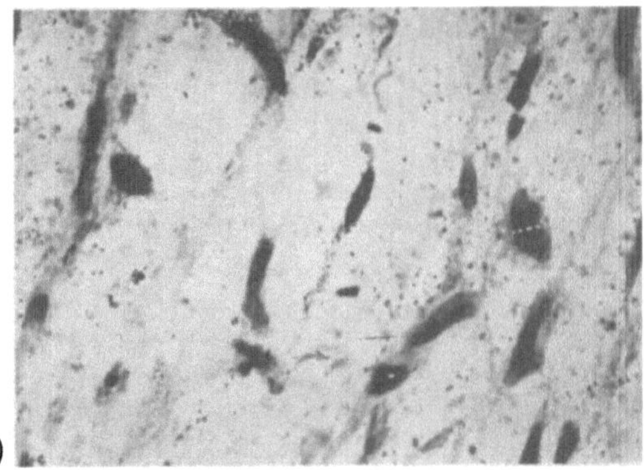

Abb. 5 a) Lücken im dreidimensionalen Netzwerk der Elastika interna, verstärkt durch Fragmentierungen im Rahmen regressiver Veränderungen bis zur Altersabnahme des Elastins, in diesem Beispiel mit Eintritt glatter Muskelzellen aus der Media (G) in die Intima (g) (weiteres siehe Text);

b) ^{35}S-Sulfat-Autoradiogramm-Beispiel für die Lokalisation und morphologische Quantifizierung der Biosynthese sulfatierter Glykosaminoglykane (GAG) durch glatte Muskelzellen der Aorta bei kardiovaskulärer Alterung (weiteres siehe Text).

des Kollagens und des Elastins verantwortlich sind.

Deswegen ist für die genauere Analyse alternsabhängiger Leistungsänderungen des kardiovaskulären Systems der Bezug dieser speziellen Leistung der Biosynthese sulfatierter GAG auf den DNA-Gehalt notwendig (s. Abb. 6). Dabei ergibt sich, daß diese spezielle Gefäßwandleistung bei Bezug auf den DNA-Gehalt im Vergleich zu den in Abbildung 6a mit aufgeführten Organen in der Aorta am höchsten ist, mit signifikantem Abfall, insbesondere im hohen Alter der Ratte (also vom 2. zum 3. Lebensjahr). Demgegenüber zeigt das bindegewebige Organ Knorpel einen sehr steilen Abfall bis zum Reifungsende während der Wachstumsphase, mit anschließender Konstanz sowie einer Zunahme dieser Leistung des Knorpels im hohen Senium (im Gegensatz zur Aorta, der Haut, dem Herzen u.a. Organen: s. auch Abb. 6a). Diese Alterszunahme betrifft auch GAG-synthetisierende Enzyme, zum Teil auch weitere anabole und katabole Enzyme des Knorpels sowie seinen Sauerstoffverbrauch (Übersicht: [58, 59]).

Demgegenüber ist an der Lunge ein Abfall dieser speziellen Leistung, bezogen auf den DNA-Gehalt, wiederum am stärksten während der Wachstumsphase nachweisbar, mit geringerer Leistungsgröße pro Zelle im höheren Alter als an der Aorta, aber deutlich höher als am Knorpel. Dagegen zeigt das Herz eine Konstanz der ^{35}S-Sulfat-Inkorporationsraten, bezogen auf den DNA-Gehalt, desgleichen die Haut. Die Stabilität dieser Leistung, bezogen auf den Zellgehalt, bedeutet, daß die Fibroblasten der Haut wie des Herzens die gleiche Leistung (quantitativ bestimmt) im hohen Alter wie in der Jugend aufweisen [12, 39, 58, 59, 70]. Entsprechende Ergebnisse sind für die Kollagenbiosynthese und für den Sauerstoffverbrauch, bezogen auf den Zellgehalt, an der Haut wie am Herzen, im Gegensatz zur Lunge nachgewiesen, die wie andere Organe auch für diese Leistungen Alternsabnahmen bis ins hohe Senium aufweist (weiteres dazu s. unten) (Übersicht: [58, 59]).

Diese Unterschiede der Biosynthese sulfatierter GAG (gemessen mit der Indikatormethode der ^{35}S-Sulfat-Inkorporation) sind in Abbildung 6b zusammengefaßt. Diese spezielle Leistung der Aorta (bedingt durch die glatten Muskelzellen bei diesem Organ mit nahezu uniformer Zellpopulation) ist gleich 100 % gesetzt: demgegenüber ist diese spezielle Leistung des Herzens wesentlich geringer (mit 16,79 %), am geringsten in der Leber der Ratte im Alter von drei Monaten (also noch *vor* Reifungsende). Diese Relationen bleiben auch bei der genannten Altersabnahme dieser Leistung im Organvergleich weitgehend bestehen (Übersicht: [58, 59]).

Arterien reagieren mit dieser spezifischen Leistung auf Reize oder Schädigungen (Injuries) auch im höheren Alter, aber signifikant weniger als im jüngeren Lebensalter. Das gilt für unveränderte Anteile wie für frischere und ältere atherosklerotische Herde der gleichen Aorta, in Intima und Media, jeweils im Vergleich mitein-

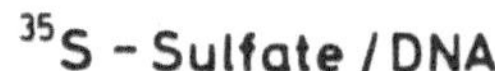

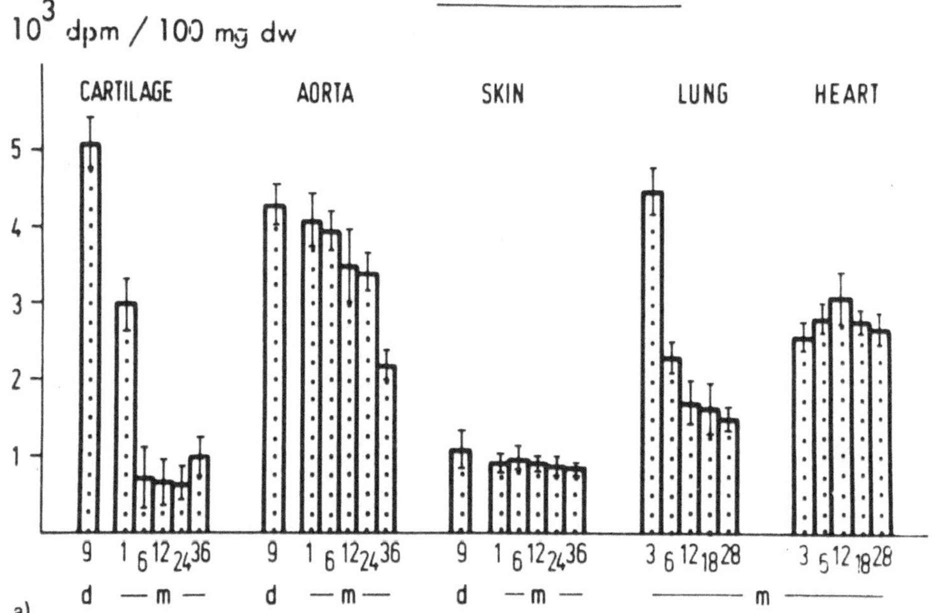

^{35}S - SULFAT-EINBAU (in vivo) bezogen auf den DNA-GEHALT (in dpm/µg DNA)

AORTA	67.25 ± 0.49	=	100.00%
HAUT	39.64 ± 0.52	=	58.94%
HERZ	11.29 ± 0.39	=	16.79%
LEBER	9.04 ± 0.36	=	13.45%

Ratte, 3 Monate

^{35}S - Sulfat: 0.5 µCi / g KG, ip. 24 h vor Tötung

b)

Abb. 6 a) Beispiele für ^{35}S-Sulfat-Inkorporationsraten, bezogen auf den DNA-Gehalt, bei Alterung der kardiovaskulären Organe Herz und Aorta im Vergleich zu anderen mesenchymalen und parenchymatösen Organen der Ratte, vom 9. Lebenstag (d) bis zum 28. bzw. 36. Lebensmonat (m) (weiteres siehe Text);

b) Beispiel für die Unterschiede der ^{35}S-Sulfat-Inkorporationsrate (als Indikatormethode für die Bestimmung der Biosynthese sulfatierter Glykosaminoglykane), bezogen auf den DNA-Gehalt der Ratte: Aorta (mit nahezu uniformer Zellpopulation = glatte Muskelzellen) 100 % gesetzt, demgegenüber wesentlich geringere (16 %ige) Leistung dieser speziellen Gefäßwand-Leistung am Herz (auch im Vergleich zu 2 weiteren Organen) im 3. Lebensmonat der Ratte (mit Altersabnahme: siehe Abb. 6a und Text).

ander, wobei die Mediawerte stets unter denen der Intima liegen (Übersicht: [58–60]).
Die genannte Indikatormethode ist der Bestimmung der spezifischen Aktivität sulfatierter GAG bei derartigen Serienuntersuchungen vorzuziehen, denn die spezifische Aktivität der sulfatierten GAG ist abhängig von ihrer Menge, von der Synthese pro Zeiteinheit, von der Transportgeschwindigkeit, von der Poolgröße des spezifischen markierten Vorläufers, von der Gewebskonzentration der analysierten Proteoglykane u.a. Faktoren [17]. Da die Ergebnisse beider Methoden sich entsprechen, werden in Serienuntersuchungen vor allem die ^{35}S-Sulfat-Inkorporationsratenmessungen unter standardisierten Bedingungen durchgeführt (Übersicht: [37, 39, 58, 59]).
Veränderungen der GAG-Muster bzw. der GAG-Heterogenität sind charakteristisch für die kardiovaskuläre Alterung (wie für die Alterung anderer Bindegewebe). So sind neben Hybridisierungen dann alternsabhängige Veränderungen der Sulfatierungsraten, der Bindungsregionen, der Kettenlängen, der Molekulargewichte, der GAG-Zusammensetzungs- und -Verteilungsmuster, der GAG-Typen sowie der Aggregatgrößen der Proteoglykane zu beachten (Übersicht: [17]).
Aber alle diese alternsabhängigen Veränderungen der Proteoglykane bzw. GAG (und des Kollagens: s. unten) beeinflussen nicht den Wassergehalt des kardiovaskulären Systems von Mensch und Ratte im Lebensablauf, und bei beiden Spezies wurden dabei keine signifikanten Alterns-Änderungen des Wassergehaltes nachgewiesen: s. oben Tabelle 1 und Text dazu (Übersicht: [17, 19, 58–60, 70, 97]).
Somit ist für den Hauptbestandteil der Grundsubstanz, die Proteoglykane bzw. GAG, eine Alterns-Abnahme für Synthese, Abbau und Umsatz festgestellt. Deswegen interessiert ihr Gesamtgehalt, der zugleich als Leistungsergebnis und Leistungsparameter, auch bezogen auf den Zell- bzw. den DNA-Gehalt, besonders der Aorta als Organ mit uniformer Zell-Population, benutzt werden kann sowie für andere Quotientenbildungen. In der Regel werden bei größeren Serienuntersuchungen Hexosamin- und Uronsäuren-Gesamtgehaltsbestimmungen vorgenommen. Erstere analysieren saure und neutrale Glykoproteine, während mit Uronsäurenbestimmungen nur uronsäurenhaltige, also saure Glykoproteine bzw. Proteoglykane (GAG) erfaßt werden. Letztere enthalten Hexosamine bzw. Aminozucker und Uronsäuren in äquimolarem Verhältnis.
In Tabelle 4 ist nachgewiesen, daß zumindest für die Alterung des Rattenherzens geschlechtsabhängige Unterschiede bestehen, mit einer signifikanten Zunahme des Uronsäuregehaltes während der Alterung bis ins hohe Senium bei männlichen Ratten (im 36. Lebensmonat), im Gegensatz zu weiblichen Ratten. Zugleich sieht man an der ebenfalls weitgehend aus Bindege-

Tabelle 4: Beispiele für den Uronsäurengehalt (μg/100 mg TG) im Lebensablauf der Ratte beider Geschlechter, zur Alterung des Herzens im Vergleich zur Lunge (die ebenfalls weitgehend nur aus Bindegewebe zusammengesetzt ist), verglichen mit dem mesenchymalen Organ Haut sowie den parenchymatösen Organen: Niere, Leber und Speicheldrüse (signifikante Altersunterschiede sind in der 3. im Vergleich zur 1. Spalte unterstrichen).

	3 ♂	3 ♀	12 ♂	12 ♀	36 ♂	31 ♀ Mon.
Herz	152.07 ± 18.68	145.31 ± 22.07	169.00 ± 13.92	163.40 ± 18.12	191.01 ± 15.94	153.45 ± 17.72
Lunge	303.44 ± 31.77	308.52 ± 42.40	347.97 ± 22.70	374.69 ± 12.82	279.78 ± 24.11	272.55 ± 15.75
Haut	196.55 ± 38.01	204.99 ± 41.06	161.83 ± 16.80	165.83 ± 17.89	112.90 ± 21.53	141.09 ± 17.21
Niere	242.90 ± 24.86	251.35 ± 34.96	324.49 ± 23.83	367.01 ± 42.08	232.77 ± 38.47	239.92 ± 13.59
Leber	124.96 ± 3.98	123.46 ± 4.21	114.92 ± 11.08	122.39 ± 8.64	135.14 ± 9.77	134.34 ± 7.80
Speicheldrüse	274.21 ± 18.88	263.08 ± 20.16	229.81 ± 16.72	238.19 ± 16.33	225.96 ± 16.93	213.09 ± 28.55

webe bestehenden Lunge und am Bindegewebsorgan der Haut eine Altersabnahme des Uronsäurengehaltes (bei der Haut für männliche und weibliche Ratten, also für beide Geschlechter) sowie den Vergleich zu zwei Beispielen parenchymatöser Organe (Niere und Leber) bzw. (als 3. Beispiel) die Speicheldrüse. Aus Tabelle 4 geht weiter hervor, daß die Befunde nicht synchron mit den Veränderungen des Gesamtgehaltes an Kollagen verlaufen (weiteres dazu s. unten), jedoch weitgehend identisch sind mit den Alternsveränderungen des Gesamt-Hexosamin-Gehaltes (s. Abb. 7a). Hier ist für das Herz eine signifikante Zunahme des Hexosamin-Gehaltes vom 3. zum 12. Lebensmonat angegeben sowie eine signifikante Abnahme im höheren Alter sowie insgesamt ein wesentlich geringerer Gehalt als bei den in Tabelle 4 und in Abbildung 7a zum Vergleich vorgewiesenen Organen Lunge, Niere und Leber (der Ratte). In der menschlichen Aorta ist von uns (wie von anderen Autoren) eine eindeutige Alternsabnahme des Hexosamingehaltes und eine Alternszunahme des Uronsäuren-Gehaltes (zusammen mit einer Alternszunahme des Hydroxyprolin-Gehaltes) nachgewiesen. Frische atherosklerotische Ödemherde der gleichen Aorta zeigen demgegenüber eine Zunahme des Hexosamin-Gehaltes (am stärksten im jüngeren, aber auch im älteren Organismus), eine Zunahme aber auch des Uronsäuren-Gehaltes (im Rahmen der primären Synthese- und Mengenzunahme sulfatierter GAG in frischen atherosklerotischen Herden) sowie eine Abnahme des Kollagengehaltes (jeweils im Vergleich zu unveränderten Anteilen der gleichen Aorta der gleichen Altersklassen). Diese Kollagenabnahme wird im wesentlichen durch einen Kollagenabbau in frischen, atheroskleroto-

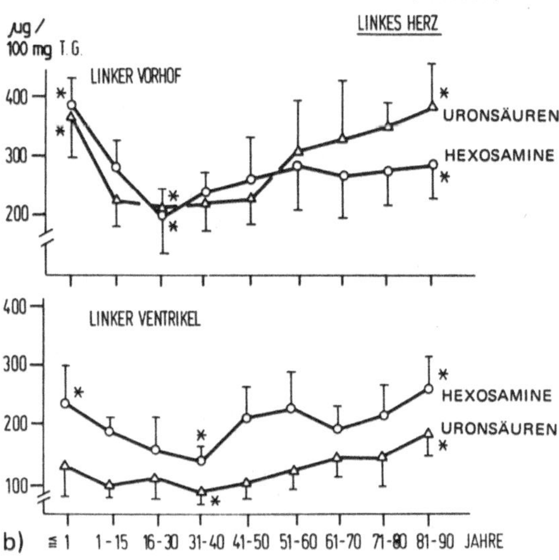

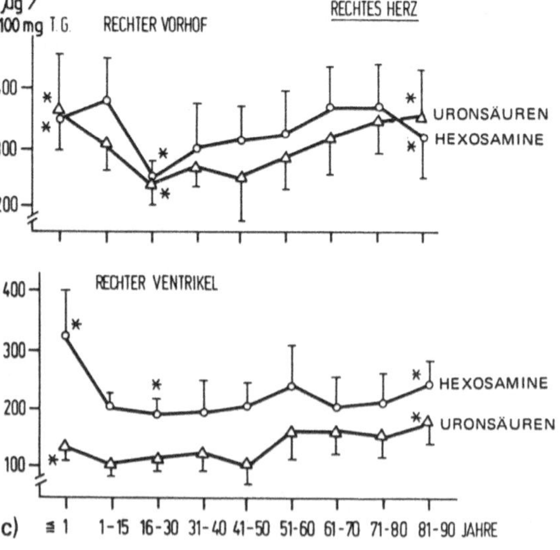

Abb. 7

a) entsprechende Beispiele für den Hexosamingehalt (µg/100 mg TG) der männlichen Ratte bei Alterung des Herzens (im Vergleich zu Lunge, Niere und Leber) mit den im Text im einzelnen beschriebenen Unterschieden und z.T. signifikanten Abnahmen bei Alterung (* = statistisch signifikante Unterschiede);

b) und c) Uronsäuren- und Hexosamingehalt (µg/100 mg TG) von Vorhof und Ventrikel des linken (b) sowie des rechten (c) Herzens mit Angabe signifikanter Unterschiede (besonders am linken Herzen) während Entwicklung, Reifung und Alterung des Menschen (weiteres siehe Text).

tischen Herden erklärt, läßt jedoch noch die sogenannte Altersfibrose wie in unveränderten Kontrollen der gleichen Aorta deutlich erkennen (weiteres dazu s. unten). An der Aorta von Mensch und Ratte ist ferner eine Altersabnahme des Uronsäuren/ sowie des Hexosamin/DNA-Quotienten nachgewiesen [58–60].
In Abbildung 7b und c ist eine Ab- bzw. Zunahme des Hexosamin- und Uronsäuren-Gehaltes des linken und des rechten menschlichen Herzens (getrennt jeweils für Vorhof und Kammer) dargestellt (im Vergleich zu den Gesamtgehaltswerten am Rattenherzen: Abb. 7a und Tabelle 4). Daraus ergibt sich, daß die Uronsäuren-Gehalte als Parameter für den Gesamtgehalt sulfatierter GAG an beiden Anteilen des linken menschlichen Herzens eine konstante Alternszunahme aufweisen (weniger der Hexosamin-Gehalt): entsprechend dem Uronsäuren-Gehalt des männlichen Rattenherzens, während am rechten menschlichen Herzen gleiche Alternszunahmen für beide Bausteinanalysenergebnisse nur für den Vorhof, jedoch nicht für den Ventrikel (bis zum 80. Lebensjahr) deutlich sind. Die am Rattenherzen dargestellten Befunde sind aus präparatorischen Gründen nicht weiter aufgeteilt. Das gilt auch für die entsprechenden Ergebnisse anderer Autoren, einschließlich der Abnahme des Hexosamin/Hydroxyprolin- sowie des Hexuronsäuren/Hydroxyprolin-Quotienten bei Herzalterung (wie für die Alterung der Aorta) [22, 23, 35, 37, 45, 58–60, 69, 70, 108].
So sind für Synthese, Abbau, Gesamtgehalt, Umsatz und Halbwertszeiten der Proteoglykane bzw. der GAG als wichtigstes Strukturmakromolekül der bindegewebigen Grundsubstanz im Lebensablauf am Herzen und insbesondere während der Herzalterung bisher mehr identische oder zumindest vergleichbare Befunde für den Menschen und andere Säuger nachgewiesen (als für die entsprechenden Stoffwechselparameter des Kollagens: weiteres s. unten) (Übersicht: [17, 22, 23, 28, 37, 58, 59, 70]).

Kollagen (zur sogenannten Altersfibrose)

Die Kollagenbiosynthese wird wie die GAG-Synthese bei kardiovaskulärer Alterung reduziert. Das ist durch Bestimmungen der Aktivität der Protokollagen-Prolyl-Hydroxylase (PPH), also des Indikatorenzyms der Kollagenbiosynthese, von uns am kardiovaskulären Gewebe (jeweils im Vergleich zu anderen bindegewebigen und parenchymatösen Organen) festgestellt, ferner durch Bestimmungen markierten Hydroxyprolins sowie der spezifischen Hydroxyprolin-Aktivität nach Einbau von radioaktivem Prolin, desgleichen durch weitere Verfahren [32, 58–60]. Die von uns erhobenen Befunde stimmen mit den Ergebnissen anderer Autoren überein (Übersicht: [12, 58, 59]). Die hohe PPH-Aktivität junger Ratten ist auch im kardiovaskulären System vom Wachstumsprozeß abhängig und zeigt einen entsprechend steilen Abfall bis zum Wachstumsende (wie die Synthese sulfatierter GAG: s. oben sowie Abb. 6a). Aber auch nach Reifungsende besteht für die PPH-Aktivität wie für andere Kollagen-Biosyntheseparameter ein weiterer signifikanter Abfall, desgleichen im Senium, jeweils kombiniert mit einer Zunahme der Aorten- und Körpergewichte. Bei Bezug der Aktivität dieses Indikatorenzyms der Kollagenbiosynthese auf das Organgewicht (z.B. der Aorta) ist auch bei kardiovaskulärer Alterung dieser Alternsverlauf noch deutlicher als bei Benutzung von Gewichtseinheiten (weiteres dazu s. oben sowie Abb. 9b). Aber auch die Aktivität der synergistisch kollagenabbauenden Enzyme nimmt bei kardiovaskulärer Alterung ab [33]. Ferner besteht eine alternsabhängige Reduktion der löslichen Kollagenfraktionen, während das unlösliche Kollagen zunächst relativ und schließlich absolut zunimmt (wie bei Alterung anderer Organe) (Übersicht: [12, 58, 59, 66]). Auch das sogenannte thermolabile Kollagen wird wie jedes extrahierbare Kollagen entsprechend den löslichen Kollagenfraktionen bei kardiovaskulärer Alterung reduziert (Übersicht: [12, 71]). So resultiert eine Alternsabnahme des Kollagenumsatzes sowie eine Zunahme der Halbwertszeiten des Kollagens bei kardiovaskulärer Alterung.
Kollagenvorläufer besitzen rasche Umsatzraten und werden zum Teil bereits intrazellulär wieder abgebaut, bevor sie in den Extrazellularraum sezerniert und zu den höheren Kollagenaggregaten montiert bzw. zu den fibrösen Kollagenformen aggregiert werden. Dabei scheinen nach heutiger Kenntnis die Kollagentyp III-Vorläufer eine langsamere Umsatzrate als die Kollagentyp I-Vorläufer zu besitzen. Bei der schließlich resultierenden Alternszunahme des Gesamtkollagens, insbesondere des unlöslichen (histologisch allein nachweisbaren) Kollagens, wird der Anteil der einzelnen Kollagentypen

unterschiedlich diskutiert: absolute und proportionale Zunahme des Kollagentyps I gegenüber Abnahmen des Kollagentyps III bei kardiovaskulärer Alterung, ferner Vermehrungen der Basalmembrankollagene Typ IV und V, die auch für die perizellulären Umgebungsbedingungen verantwortlich sind. Denn der Kollagentyp IV ist weitgehend identisch mit dem Basalmembran-Kollagen der Kapillaren u.a. Gefäße, der Kollagentyp V mit dem Oberflächenkollagen von Zellen, zum Teil auch der Kollagentyp VI = das sogenannte „Intimakollagen.“ Diese zuletzt genannten Kollagentypen können somit auch an der Struktur und Funktion des Zytoskeletts sowie an den Wechselbeziehungen zwischen Zellen und interzellulärer Matrix im kardiovaskulären System teilnehmen (Übersicht: [12, 17, 58, 59]). Vergleichbare Aufgaben haben die zuvor besprochenen Grundsubstanz-Proteoglykane (an der Oberfläche, Umgebung und den Wechselbeziehungen der Zellen des kardiovaskulären Systems im Lebensablauf). Somit ergibt sich, daß diese beiden Strukturmakromoleküle (Proteoglykane und Kollagen) eine signifikante Rolle nicht nur während Entwicklung und Reifung, sondern insbesondere während der Alterung des kardiovaskulären Systems (wie anderer Organe) hinsichtlich ihrer strukturellen, biochemischen, metabolischen und biomechanischen Wechselbeziehungen spielen.

Dabei ist progressive Stabilisierung des Kollagens mit absoluter Zunahme der unlöslichen Fraktion bei Alterung ein allgemeines Phänomen und mitverantwortlich für die Abnahme der Funktion des kardiovaskulären Systems im höheren Alter. Somit sind strukturelle *und* chemische Zusammensetzungen und Eigenschaften der Bindegewebsbestandteile für die Alternsprozesse wesentlich verantwortlich (Übersicht: [12, 58–60, 71]).

Prinzipiell ist die Stoffwechselaktivität, also der Umsatz des Kollagens, im jüngeren Organismus höher als im älteren. Es bestehen außerdem Organunterschiede. So zeigen insbesondere Herz und Arterien einen höheren Kollagenumsatz als die Haut. Nach unseren Befunden ist dies folgendermaßen zusammenzufassen: Organe mit normalerweise hohem Kollagengehalt besitzen einen niedrigeren Kollagenumsatz als Organe mit einem geringen Kollagengehalt. Deren Kollagenumsatz ist erheblich (mit entsprechend kürzeren Halbwertszeiten, z.B. im kardiovaskulären System wie in der Leber) (Übersicht: [58, 59, 70]). Wie im Falle des Grundsubstanz- bzw. des Proteoglykan- oder des GAG-Stoffwechsels ist der resultierende Gesamtgehalt auch im Falle des Kollagenstoffwechsels am meisten untersucht (durch Bestimmungen des Gesamt-Hydroxyprolingehaltes und damit der Kollagen-Gesamtmenge). Dabei ergaben sich gegenüber wesentlich einheitlicheren Befunden zur Frage der sogenannten Altersfibrose (s. Tabelle 5), die keineswegs alle Organe in gleicher Weise betrifft, für das kardiovaskuläre System erhebliche Unterschiede. Diese sind erstrangig spezies- und lokalisationsabhängig. Das betrifft Arterien (wie Venen u.a. Gefäße) und das Herz. Uneinheitliche und zum Teil konträre Befunde bei gleichen Spezies sind aber zusätzlich abhängig von den verwendeten Präparations-, Aufarbeitungs- und Analyse-Methoden sowie von Art und Lokalisation des untersuchten Materiales, schließlich auch von der benutzten Bezugsgröße (Frisch- oder Trockengewicht, Eiweiß-. Stickstoff- oder DNA-Gehalt) [4, 8, 12, 15, 21–23, 43–46, 56–60, 65, 66, 72, 78, 85, 93, 94, 105, 106, 108, 109].

Neben den genannten Speziesabhängigkeiten bestehen ferner auch bei einer Spezies erhebliche Stammesunterschiede (gerade bei den besonders untersuchten Ratten) sowie Geschlechtsunterschiede. Beispiele dafür werden in Tabelle 5a bis c vorgewiesen. Dabei ergeben sich für das kardiovaskuläre System, speziell für Aorta und Herz (s. Tabelle 5a) auch bei gleichen Rattenstämmen erhebliche geschlechtsabhängige Unterschiede, mit Nachweis einer Altersfibrose an Herz oder Aorta des einen, aber nicht des anderen Geschlechtes. Demgegenüber sind die in Tabelle 5a deswegen beispielhaft mit aufgeführten mesenchymalen und parenchymatösen Organe ohne derartige stärkere Geschlechtsabhängigkeiten hinsichtlich einer sogenannten Altersfibrose einheitlicher. Wenn auch die höchsten Werte für die Haut vorliegen, ist zu berücksichtigen, daß es sich dabei um ein kollagenreiches Organ handelt (siehe die Ausgangswerte vom 3. Lebensmonat). Demgegenüber ist in diesem Zeitraum (zwischen dem 3. und dem 36. bzw. 31. Lebensmonat) der Kollagengehalt der Niere zum Teil verdreifacht, wie Untersuchungen an anderen Rattenstämmen ergeben: mit einer Kollagenzunahme von 60 bis 65 % in diesem Zeitraum an erster Stelle aller Organe der Ratte hinsichtlich einer Altersfibrose! Im Vergleich dazu be-

Tabelle 5a: Beispiele für den Hydroxyprolin (= Kollagen)-Gehalt (in mg/g TG) für die kardiovaskulären Organe Aorta und Herz der Ratte im Vergleich zu weiteren bindegewebigen und parenchymatösen Organen, insbesondere im Vergleich zu den Uronsäuren-Werten der gleichen Organe, ohne Parallelität zu der hier nachgewiesenen unterschiedlichen Mitbeteiligung der aufgeführten Rattenorgane an der sogenannten Altersfibrose (signifikante Unterschiede sind in der 3. Spalte gegenüber der 1. Spalte unterstrichen).

	3		12		36	31
	♂	♀	♂	♀	♂	♀
Aorta	45.38 ± 5.61	49.03 ± 4.30	53.29 ± 2.72	50.11 ± 2.94	53.48 ± 5.27	42.36 ± 2.57
Herz	5.25 ± 0.33	5.64 ± 0.67	4.76 ± 0.54	5.51 ± 0.45	6.72 ± 1.21	7.85 ± 0.76
Haut	92.88 ± 9.40	82.37 ± 4.53	114.99 ± 3.51	103.13 ± 3.49	112.73 ± 8.92	105.64 ± 6.76
Lunge	17.13 ± 2.34	18.90 ± 2.51	21.36 ± 2.43	19.69 ± 1.54	27.98 ± 3.44	26.93 ± 2.70
Niere	4.42 ± 0.49	5.01 ± 0.58	7.58 ± 0.60	7.54 ± 0.74	12.81 ± 0.83	12.74 ± 0.99
Leber	1.33 ± 0.27	1.33 ± 0.15	1.53 ± 0.12	1.55 ± 0.27	2.19 ± 0.39	1.71 ± 0.10
Speicheldrüse	10.40 ± 1.49	10.09 ± 0.99	15.21 ± 1.44	10.83 ± 1.78	18.33 ± 1.49	10.19 ± 1.12

Tabelle 5b: Hydroxyprolin (= Kollagen)-Gehalt in mg/g TG bei Aortenalterung im Vergleich zu anderen bindegewebigen Organen des Menschen und der Ratte (Gegenüberstellung vergleichbarer Altersgruppen) mit unterschiedlicher Mitbeteiligung an einer sogenannten Altersfibrose (weiteres s. Text);

Alters-Gruppen in Jahren (J) (Mensch) Monaten (M) (Ratte)	Aorta Mensch	 Ratte	Haut Mensch	 Ratte	Lunge Mensch	 Ratte	Knorpel (Rippe) Mensch	 Ratte	(Xiphoid) Ratte
< 1 J. Mensch	44.7 ± 4.24		79.6 ± 10.9		22.5 ± 6.44		56.1 ± 4.15		
1–9 J. Mensch = 3 M. Ratte	51.6 ± 10.50	49.4 ± 1.67	93.0 ± 7.9	96.8 ± 3.84	34.0 ± 7.11	11.1 ± 0.8	78.4 ± 2.88	37.1 ± 1.27	46.6 ± 1.97
10–19 J. (Me) = 6 M. (Ra)	44.4 ± 1.45	55.1 ± 3.67	92.7 ± 5.0	97.7 ± 4.80	40.8 ± 10.4	12.3 ± 0.7	71.0 ± 9.29	31.2 ± 1.15	44.6 ± 2.83
20–29 J. (Me) = 12 M. (Ra)	42.1	77.1 ± 4.37	98.1	117.00 ± 7.28	40.1	12.8 ± 0.9	71.1	31.3 ± 2.94	56.2 ± 1.12
30–49 J. (Me) = 18 M. (Ra)	35.1 ± 3.43	63.3 ± 3.72	73.8 ± 2.8	99.9 ± 3.83	42.0 ± 8.99	14.0 ± 1.1	40.4 ± 7.22	25.0 ± 1.88	49.0 ± 3.13
50–59 J. (Me) = 24 M. (Ra)	31.2 ± 2.55	60.2 ± 6.51	63.0 ± 5.6	94.5 ± 4.96	43.3 ± 7.65	14.9 ± 0.9	31.0 ± 3.13	22.0 ± 1.56	37.0 ± 6.0
80–89 J. (Me)	42.5 ± 3.86		88.4 ± 9.0		40.6 ± 11.4		45.8 ± 3.60		

Tabelle 5c: Hydroxyprolin/DNA-Quotient (× 100) für die Aortenalterung im Vergleich zur Alterung zweier weiterer bindegewebiger Organe, von denen der Knorpel ebenso wie die Ratten-Aorta Organe mit uniformer Zellpopulation darstellen (zum Teil mit Geschlechtsunterschieden bei vergleichbaren Altersgruppen von Mensch und Ratte).

Alters-Gruppen in	Aorta		Haut				Knorpel (Xiphoid)		
Jahren (J.)	Mensch	Ratte	Mensch	Mensch	Ratte	Ratte	Mensch	Ratte	Ratte
Monaten (M.)	♂	♀	♂	♀	♂	♀	♂	♂	♀
1–9 J. Mensch = 3 M. Ratte	9.13	7.95	16.33	14.43	13.31	22.54	6.88	6.15	6.47
10–19 J. (Me) = 6 M. Ratte	–	10.34	–	21.23	20.10	20.59	10.76	6.11	7.23
20–29 J. (Me) = 12 M. Ratte	15.63	16.45	29.92	25.05	24.95	27.34	15.98	8.92	9.97
30–49 J. (Me) = 18 M. Ratte	10.26	8.75	21.25	46.11	19.44	23.52	8.38	7.08	6.03
50–59 J. (Me) = 24 M. Ratte	11.46	9.56	23.94	24.30	21.98	19.27	10.53	5.82	5.39
80–89 J. (Me)	15.26		35.88	38.76					

trägt die Kollagenzunahme in dem genannten Zeitraum für die Lunge zwischen 30 und 40 % bei beiden Geschlechtern, was die Werte des Herzens übertrifft. Die meisten Rattenstämme zeigen eine deutliche Altersfibrose des Herzens wie andere kleine Nager und viele Säuger (Übersicht: [12]).

In Tabelle 5b wird in diesem Zusammenhang der Kollagengehalt der Aorta mit anderen bindegewebigen Organen (Haut und 2 Knorpelarten) sowie mit der Lunge (einem fast nur aus Bindegewebe bestehenden Organ) verglichen. In diesem Fall besteht eine nur mäßige Altersfibrose in der menschlichen Aorta, aber auch bei diesem Rattenstamm. Außerdem ist der Hydroxyprolin-, also der Kollagengehalt der Aorta der Ratte signifikant höher als beim Menschen ($p < 0.01$), jeweils bei vergleichbaren Altersgruppen. Ähnliche Befunde zeigen die anderen Organe: der Kollagengehalt des Xiphoid-Knorpels liegt signifikant über dem Kollagengehalt des Rippenknorpels der Ratte ($p < 0.01$). Ferner ist der Kollagengehalt des Rippenknorpels der Ratte signifikant niedriger als beim Menschen ($p < 0.01$). Derartige, hier nur beispielhaft aufgeführte Befunde sind von großer theoretischer sowie praktisch-klinischer Bedeutung einschließlich der zusammenfassenden Feststellung, daß in Tabelle 5b hinsichtlich des Kollagengehaltes die gleiche Reihenfolge für beide Spezies (Mensch und Ratte) besteht, nach der Höhe angeordnet: 1. Haut, 2. Aorta, 3. Xiphoid-, 4. Rippen-Knorpel und 5. Lunge. Das gilt für beide Geschlechter beider Spezies.

Tabelle 5c ist ein Beispiel für die Beziehung des Hydroxyprolingehaltes auf den DNA-Gehalt. Das Ergebnis von Synthese- und Abbau-Prozessen, also der Gesamtgehalt, hier von Kollagen, wird auf den Zellgehalt bezogen. Das ist bei Organen mit uniformer Zellpopulation zugleich als Leistungsparameter der betreffenden Zellpopulation anzusehen (nach obigen Ausführungen gilt dies für die Aorta ebenso wie für den Knorpel). Aus Tabelle 5c ergibt sich neben Geschlechtsunterschieden auch ein deutlicher Unterschied dieses Quotienten zwischen den beiden verglichenen Spezies (Mensch und Ratte) sowie eine beträchtliche Alternsabhängigkeit, die im Zusammenhang mit der hier besprochenen Altersfibrose von wesentlicher Bedeutung ist.

Am häufigsten ist über Altersfibrosen des Herzens histologisch berichtet worden: ebenfalls mit zum Teil widersprüchlichen Angaben, z.B. einer eindeutigen Fibrose bzw. einem völligen Fehlen derselben im alternden Herzen. Einige Autoren haben mehr eine Zunahme des Gesamtgehaltes an Bindegewebe, besonders des histologisch nachweisbaren Kollagens und Elastins in den Vorhöfen im höheren Alter und eine stärkere Zunahme an Fettgewebe im rechten als im linken Vorhof beschrieben, ferner

a) 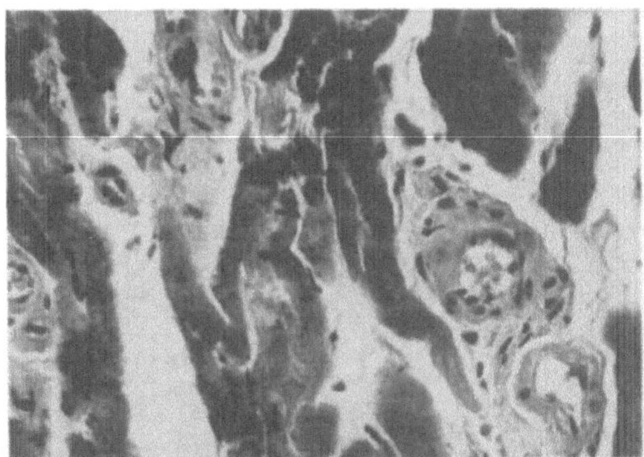

b) 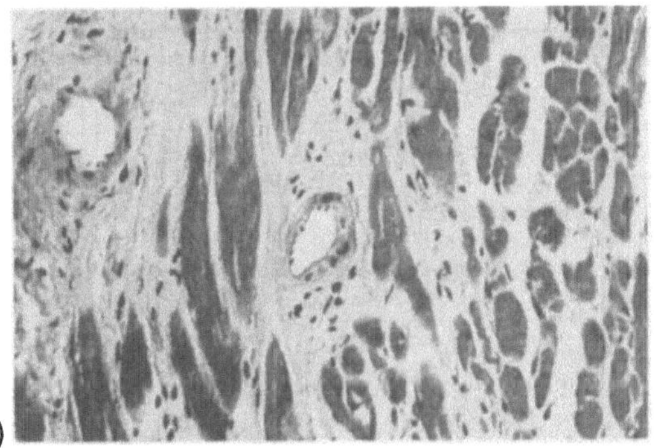

Abb. 8 Morphologische Beispiele für Lokalisationsabhängige Unterschiede histologischer Befunde zur sogenannten „Altersfibrose" des Herzens a) mit Bindegewebszunahme der Gefäßwände und des perivaskulären Gewebes, sowie: b) zusätzlich auch des interstitiellen Gewebes im Herzmuskel der Ratte, ohne Nachweis pathologischer Veränderungen, insbesondere einer genetischen Gefäßsklerose bzw. eines genetischen Hypertonus, abgelaufener Entzündungen etc., also bei physiologischer Alterung (weiteres dazu siehe Text).

einen höheren Kollagen- und Elastingehalt im linken Vorhof, verbunden mit degenerativen Veränderungen der sogenannten Fibrose und Elastose. Diese Befunde sollen mit einer stärkeren senilen Atrophie der Muskulatur speziell des linken Vorhofes bzw. mit Degeneration und Verlust der Herzmuskelzellen, auch der Kammern, einhergehen [8, 13, 26, 36, 57, 58, 59, 62, 63, 101]. Ablagerungen von Kollagenfasern (mehr des im Alter überwiegenden Kollagentyps I als des Kollagentyps III) können um Kapillaren und kleinere Koronararterienäste (Arteriolen) bei Alterung im Herzmuskel vermehrt festgestellt werden, zusammen mit Verdickungen der Basalmembranen und der Kapillaren (also mit einer Zunahme des Kollagentyps IV: s. oben). Histologisch sind auch an den Kranzarterien als häufigste Alternsveränderungen Wandverbreiterungen, Fibrosen, Sklerosen, aber auch Elastosen beschrieben. Alle diese Befunde sind nicht nur am menschlichen Herzen erhoben worden, sondern auch bei verschiedenen Säugerspezies, einschließlich der bisher am meisten in diesem Zusammenhang untersuchten kleinen Nager (Ratte und Maus verschiedener Stämme) (s. Abb. 8). Insgesamt reichen jedoch diese Befunde an den kleineren und größeren Gefäßen nicht aus, um ihre Bedeutung für die besprochene Altersfibrose des Herzens abschätzen zu können und damit zugleich für die Veränderungen der Herzmuskelzellen, der Bindegewebszellen und der Matrix des Herzmuskels beider Kammern und Vorhöfe im Lebensablauf, also bei Alterung. Insbesondere das Kapillarbett des Herzmuskels ist trotz seiner Bedeutung bisher zur Frage der Herzalterung und des Zusammenhanges mit der Altersfibrose des Herzens nicht ausreichend untersucht (also auch nicht zu der Frage, ob das Kapillarbett ein limitierender Faktor für die Koronarreserve bei Alterung ist) [3, 7–9, 12, 13, 19, 26, 30, 36, 37, 40, 43–46, 49, 53–60, 62–67, 78, 81, 82, 84, 87, 88, 90, 93, 94, 101, 104–109].

Dagegen ist die Volumendichte der Endothelien, die Lichtung der Kapillaren etc., insbesondere die sogenannte Kapillardichte (= die Zahl der Kapillaren/mm^2) von vielen Autoren untersucht. Überwiegend wurde eine Altersabnahme gefunden, die mitverantwortlich für eine Reduktion der maximalen koronaren Durchblutung sein kann [9, 25–27, 29, 30, 36, 37, 40, 56–60, 62–64, 89, 103–105].

Somit ergibt sich, daß Unterschiede der Kapillardichten des Herzmuskels während Wachstum, Reifung und Alterung bestehen, die außerdem lokalisations- und speziesverschieden sind. Es sind aber noch weitere morphometrische Analysen zur sogenannten Kapillarverarmung (der sogenannten „kapillaren Wipfeldürre") des Herzens im Alter erforderlich (und dabei quantitative Analysen von Veränderungen des Kapillar-Herzmuskelfaser-Verhältnisses im hohen Alter gegenüber dem Erwachsenenalter), bevor in diesem Zusammenhang weitere Aussagen zur sogenannten „physiologischen Altersinsuffizienz des Herzens" möglich sind. Nach den bisherigen Befunden scheinen keine wesentlichen Veränderungen des Verhältnisses der Herzmuskelfasern zu den Kapillaren nach Reifungsende während des weiteren Lebensablaufes beim Menschen vorzuliegen [19, 25, 56,

63, 82, 87, 90, 104–107], aber diese Frage ist noch genauer zu morphometrieren.
Es gibt also nach den bisherigen Befunden kein physiologisches Altersherz im Sinne einer Atrophie, sondern nur eine altersabhängige Abnahme der Adaptationsfähigkeit des Herzens wie der Gefäße durch die bisher dargestellten morphologischen und biochemischen Altersveränderungen des kardiovaskulären Systems. Diese Veränderungen sind offenbar der Grund für eine zunehmende Alters-Disposition und -Realisierung von Erkrankungen mit der Alterung des kardiovaskulären Systems, also für die sogenannte Alters-Polypathie, speziell des Herzens.
Das kritische Myokardgewicht kann nach den vorliegenden Befunden nicht mit dem sogenannten kritischen Bindegewebsgehalt des Herzens hinsichtlich seiner Funktion korreliert werden (Übersicht: [62–64]):
So bestimmt die Bindegewebsalterung die Alterung des kardiovaskulären Systems wesentlich (wie die Alterung anderer Gewebe und Organe) (Übersicht: [19, 58, 59]). Auf das alternde Herz pfropfen sich vermehrt Erkrankungen auf, insbesondere die Arterio-Arteriolosklerose der Herzkranzgefäße, der Hochdruck und dessen Folgen (myokardiale Hypertrophie und Hyperplasie) etc. Eine Herzatrophie ist nach den vorgewiesenen Befunden während der Alterung fast stets als pathologisch anzusehen (außer im hohen Senium: s.o.) [12, 56, 59, 63, 64, 82, 89, 94, 103–105].
In Tabelle 5 ist an Beispielen gezeigt, daß am Herz der Ratte (wie anderer Säuger), jedoch mit Geschlechts- und Stammes-Unterschieden, eine sogenannte Altersfibrose des Herzens besteht.
Abbildung 9a ist ein Beispiel für den Nachweis, daß an gesunden Herzen des Menschen keine Altersfibrose nachweisbar ist (bei beiden Geschlechtern und nicht nur in beiden Ventrikeln, sondern auch in beiden Vorhöfen). Der Kollagengehalt der Vorhöfe liegt dabei etwa 3 mal höher als der der Ventrikel des menschlichen Herzens im gesamten Lebensablauf.
In Abbildung 9b ist an einem Beispiel (im Vergleich zu Tabelle 5 und Text dazu) nachgewiesen, daß auch die Befunde zur Altersfibrose (hier des Rattenherzens gegenüber Vergleichsorganen) von der verwendeten Bezugsgröße abhängen, bei der Ratte aber auch bei Bezug auf das Gesamtorgan eine Altersfibrose des Herzens besteht (im Gegensatz zum Menschen).

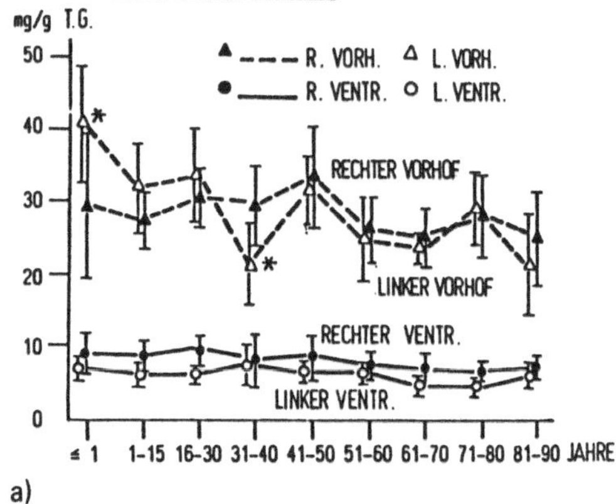

a)

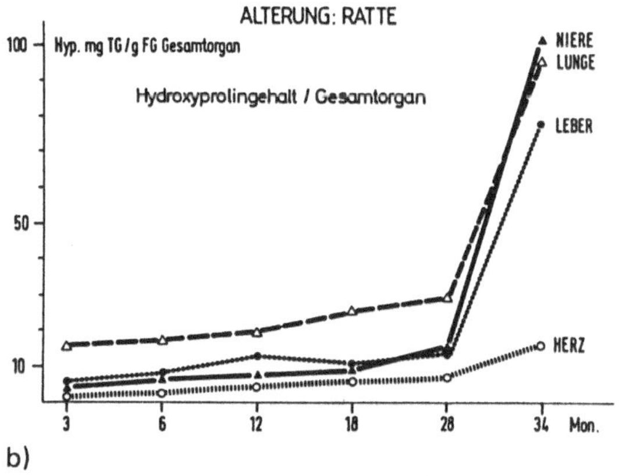

b)

Abb. 9 a) Hydroxyprolin = Kollagengehalt beider Vorhöfe und Ventrikel des menschlichen Herzens im Lebensablauf bis ins hohe Senium mit weitgehender Konstanz, also *ohne* sog. Altersfibrose des menschlichen Herzens (im Gegensatz zum Rattenherz: weiteres siehe Text);
b) Beispiel für Bezug des Hydroxyprolin- bzw. Kollagengehaltes auf das Gesamtorgan mit Nachweis einer Altersfibrose des Rattenherzens im Gegensatz zum menschlichen Herzen: siehe Abb. 9a: stärkere sogenannte Altersfibrose der im Vergleich zum Herz angeführten Organe bei Bezug des Hydroxyprolingehaltes jeweils auf das Gesamtorgan (weiteres dazu siehe Text).

Somit ist zusammengefaßt festzustellen, daß die strukturell und funktionell bedeutsame Altersfibrose des kardiovaskulären Systems abhängig ist von der untersuchten Spezies, aber auch von Lokalisation, Präparations-, Aufarbeitungs- und Analyse-Methoden, ferner davon, daß diese

Altersfibrose von Organ zu Organ verschieden ist und auch innerhalb eines Organes sich von Spezies zu Spezies unterscheiden kann [12, 15, 21–23, 43–46, 53, 58, 59, 65, 70–72, 85, 93, 94, 105, 108, 109].
Dabei wird zusammengefaßt betont, daß insbesondere morphologische Beurteilungen der sogenannten Altersfibrose des Herzens schwierig und kaum quantifizierbar sind, insbesondere weil nicht nur Unterschiede zwischen Vorhöfen und Kammern, sondern auch innerhalb der einzelnen Regionen schon physiologischer Weise vorliegen können und im Rahmen der Mikro- und Makrozirkulationsverhältnisse (s. oben) und deren physiologischen und pathologischen Prozessen zusätzlich verändert werden. Das gilt für das Herz des Menschen wie der Ratte und anderer Säuger (s. z.B. Abb. 8a und b).

Herzklappen

Die eben besprochenen lokalisationsabhängigen Unterschiede des Bindegewebsgehaltes betreffen insbesondere auch den Ansatz der Herzklappen (wie insgesamt die Herzbasis neben anderen Lokalisationen).
Herzklappen und ihre Ansätze sind gegenüber Alternsveränderungen besonders empfindlich und weisen deshalb eher und stärker altersabhängige Prozesse als das Myokard auf: eine Zunahme des Kollagengehaltes = Fibrose, mit regressiven Veränderungen bis zur Hyalinisierung, aber auch Elastosen neben sogenannten Sklerosen, mit Abnahme des Proteoglykan- und des Zellgehaltes (wie bei jeder Fibrose), also speziell der Fibroblasten, mit Polyploidisierungen ihrer Kerne etc.. Lipid- und Calcium-Ablagerungen gehören zu den Alternsveränderungen der Klappen, sind aber im endokardialen Klappengewebe oft schon im frühen Erwachsenenalter nachweisbar und nehmen bei weiterer Alterung zu (mit maximalen Werten im hohen Senium).
Diese altersabhängigen Veränderungen der Herzklappen sind nicht nur beim Menschen, sondern auch bei anderen Säugern und auch bei einzelnen Rattenstämmen nachgewiesen [4, 8, 11, 12, 19, 26, 36, 48, 58, 59, 62–64, 67, 68, 77, 83, 84, 104].
Die altersabhängigen Veränderungen der Herzklappen sind in vieler Hinsicht denen der Gefäßintima ähnlich, bedingt durch vergleichbare strukturelle und biochemische Zusammensetzungen und Eigenschaften Alternsveränderungen der Klappen werden durch Vorerkrankungen verstärkt (umgekehrte Beziehungen sind an den Herklappen jedoch nicht nachgewiesen).
Den Pharmakologen und Kliniker interessieren weniger die Mineral- (speziell die Calcium-) und die Lipidgehalte der Herzklappen als der Kranzgefäße, insbesondere im Rahmen der Atherosklerose, aber auch die Mineralgehalte der Herzmuskelfasern (und dabei insbesondere die Calciumgehalte, die in den verschiedenen Organellen wechseln, insbesondere in den Mitochondrien) (im Zusammenhang mit therapeutischen Maßnahmen, vor allem mit Calciumantagonisten und deren Wirkung).
Die physiologischen Veränderungen des Elektrolytgehaltes und dabei insbesondere des Calciumgehaltes (wie des Wassergehaltes: s. oben, auch Tabelle 1 und Text dazu) sind bei Herzalterung erstmals systematisch von Bürger untersucht und im Zusammenhang mit der sogenannten Transmineralisierung diskutiert worden [19].

Lipofuscin

Zu den bekanntesten Alternsveränderungen des Herzens gehört die Ablagerung des sogenannten Alterspigmentes, des Lipofuscin.
Die Anhäufung von Lipofuscin in Herzmuskelzellen während der Alterung ist beim Menschen ebenso wie bei verschiedenen Spezies untersucht. Diese Pigmentablagerung ist aber nicht altersspezifisch, sondern nur alternstypisch, also vermehrt bei Alterung. Sie kann auch im jüngeren Lebensalter bei konsumierenden Erkrankungen (Kachexie, Hunger, Vitaminmangel etc.) nachgewiesen werden. An der Entstehung von Lipofuscin sind verschiedene Zellorganellen beteiligt (endoplasmatisches Retikulum, Lysosomen, Mitochondrien, möglicherweise auch der Golgi-Apparat). Denn es handelt sich bei diesem Pigment in der Regel um sogenannte lysosomale Restkörper, die unverdaute Reste von autophagen Prozessen von Mitochondrien und anderen Membranen durch lysosomale Aktivitäten einschließen (Abb. 10a).
Nach den heutigen Kenntnissen können Lipofuscin-Ablagerungen auch im Herzen bereits während des Wachstums beginnen, nehmen im weiteren Lebensablauf zu und sind *nicht* mit einer sogenannten Herzatrophie korreliert. Der Begriff der „braunen Atrophie des Herzens“

ist insofern falsch. Gemeint ist eine Herzatrophie, die im Prinzip unabhängig vom Gehalt an Lipofuscin-Pigment und dessen Zunahme eintritt [8, 12, 13, 17, 19, 36, 42, 56–59, 62–64, 68, 75, 82, 84, 89, 91, 102–107].
Die Entstehungsmechanismen und die funktionelle Bedeutung des Lipofuscin-Pigmentes sind weiter zu klären, bevor versucht wird, medikamentös die Lipofuscinanhäufung anzugehen (Übersicht: [82, 102–104]).

Altersamyloid

Zu den altersabhängigen Veränderungen des kardiovaskulären Systems gehören Amyloidablagerungen. Die Amyloidbildung schließt Proteoglykan-Syntheseprozesse durch lokale Bindegewebszellen ein. Dieser Proteoglykan- bzw. GAG-Gehalt des Amyloid ist für seine typische Metachromasie verantwortlich (Übersicht: [10–12, 14, 41, 85, 99, 100]).
Die Befunde über das Vorkommen von Amyloid bei kardiovaskulärer Alterung sind verschieden, im wesentlichen abhängig von der Zahl der untersuchten Fälle (und Einzelproben) sowie von der Verwendung spezifizierter und validisierter Färbeverfahren. So beschreiben einige Autoren eine Häufigkeit von 0,3 bis 7 % des Amyloidnachweises im alternden menschlichen Herzen [8, 14, 26], während andere Autoren eine Häufigkeit des Amyloidnachweises bei Herzalterung von 2,5 bis 90 % angeben [10, 12, 18, 19, 36, 62, 64, 84, 98–100].
Diese Autoren bestätigen die derzeitige Meinung, daß das Vorkommen von Amyloid im Herzen (wie im kardiovaskulären System prinzipiell) nicht altersspezifisch, aber zumindest alterstypisch ist und von vielen Ursachen abhängen kann. Je umfangreicher die Entnahmen und Nachprüfungen sind, um so mehr wird Amyloid der unterschiedlichsten Lokalisationen im Herzen (aber auch in den Gefäßen u.a. Organen) nachgewiesen. Viele Autoren haben nur die Herzkammern nach Amyloidablagerungen untersucht. Wenn die genannten Lokalisationsunterschiede sorgfältig nachgeprüft werden, ergeben sich viel bessere und genauere Daten. So fanden z.B. Beneke et al. [10] beim Menschen in der rechten Kammer kein Amyloid, im linken Ventrikel in 9 % Amyloidablagerungen, am häufigsten aber in den Vorhöfen (45 % im linken und 18 % im rechten Vorhof). Bei weiterer Differenzierung ergeben sich noch weitere Lokalisations- und Seitenunterschiede (z.B. 91 % im linken, 36 % im rechten Herzohr) für Ablagerungen dieses sogenannten Altersamyloids (Übersicht: [10, 12]).
Altersamyloidablagerungen sind auch an Kapillaren, nicht nur des Herzens, mit weiterer Dickenzunahme der Kapillarwände morphologisch beschrieben, vor allem aber in größeren Gefäßen, besonders in Arterien [10, 12, 14, 18, 41, 58, 62, 63, 84, 85, 98–100].
Die Altersverbreiterung von Kapillarwänden ist aber nicht nur durch mögliche Amyloidablagerungen, sondern erstrangig durch Vermehrung ihrer physiologischen Strukturmakromoleküle bedingt (insbesondere der Basalmembran-Kollagentypen IV, der Proteoglykane und Glykoproteide) (Übersicht: [58]). Auch an den Gefäßen bestehen lokalisationsabhängige Unterschiede, die jedoch ebenfalls noch mehr systematisch überprüft werden müssen. Aorta, zerebrale und koronare Gefäße wurden bisher am meisten zum Vorkommen von Altersamyloid untersucht. Verständlicherweise ist diese Diagnose ebenso wie die Diagnose einer senilen kardialen Amyloidose während des Lebens selten. Die Altersamyloidose des Herzens wird gelegentlich (als Nebenbefund) bei Herzmuskelbiopsien festgestellt. Das gleiche gilt prinzipiell für die Gefäßamyloidose. Ihr Nachweis ist also keine Entnahme-Indikation (Übersicht: [12, 58, 59, 63, 82, 84, 100, 104]).

Schlußbetrachtung

An entsprechenden Beispielen sind somit die morphologischen und biochemischen Alternsveränderungen des kardiovaskulären Systems dargestellt und damit zugleich die Wechselbeziehungen *und* Unterschiede zwischen Physiologie und Pathologie bzw. zwischen Alterung und Erkrankung des kardiovaskulären Systems.
Dabei ergibt sich, daß nach heutiger Kenntnis insbesondere die Alternsveränderungen des Bindegewebsstoffwechsels im kardiovaskulären System die Entstehung von Krankheiten bahnen und mit erklären können. Das gilt insbesondere für die Alterspolypathie des Herzens [63, 64]. Ein Beispiel dafür wird in Abb. 10b vorgewiesen: dieses Herz eines 66jährigen Mannes zeigt allein bei dieser Aufsicht folgende Summation

pathologischer Befunde im Sinne einer Alterspolypathie des Herzens: Hypertrophie und Dilatation der linken Kammer mit Abrundung der Herzspitze, Endokardfibrose, nicht nur an den Klappen, sondern auch in der Ausflußbahn des linken Ventrikels unterhalb der Aortenklappen und an den Klappen selbst, zum Teil mit Vernarbung derselben, ferner Erweiterung der angrenzenden aufsteigenden Aorta mit Atherosklerose, ferner Koronarsklerose (an der Schnittfläche, mit Narben, die auch subendokardial sichtbar sind), einschließlich der Endokardfibrose im Bereich eines alten Innenschichtinfarktes mit geringer aneurysmatischer Ausweitung in diesem Bereich, schließlich Verdickung auch der Sehnenfäden des aortennahen Mitralsegels mit Lipid- und Kalkeinlagerungen (zum Teil auch an der angrenzenden Aortenklappe), Verkalkung des Klappenringes (histologisch dann deutlicher eine reichliche Anhäufung von Lipofuscinpigment und von Altersamyloid in der linken Kammer, letzteres stärker in den Vorhöfen) (Abb. 10b).

Ältere Organe sind also häufiger und stärker als jüngere erkrankt. Das gilt insbesondere für das kardiovaskuläre System. Das ist durch diese morphologisch-biochemischen Befunde belegt und von besonderer praktisch-klinischer Bedeutung.

Da die Bindegewebsalterung (zusammengefaßt) die Herzalterung (wie die Arterienalterung) bestimmt, werden die Grundmechanismen von Differenzierung, Wachstum und Reifung der Herzmuskelzellen, aber auch der myokardialen Bindegewebszellen sowie der Bindegewebszellen der weiteren Anteile des Herzens im Zusammenhang mit der kardiovaskulären Alterung geprüft. Dabei ergeben sich wesentliche Befunde, z.B., daß Herzmuskelzellen durch undifferenzierte mesenchymale Zellen während Differenzierung, Wachstum und Reifung gebildet werden können. Ähnliche Prozesse werden für die Pathogenese der Hypertrophie und der Hyperplasie des Herzens mit untersucht. So prüfen wir wie andere Gruppen, ob das menschliche Herz in der Lage ist, Herzmuskelzellen durch undifferenzierte Mesenchymzellen zu regenerieren, neben der nachgewiesenen Replikation von Herzmuskelzellen, also der Möglichkeit einer numerischen

a)

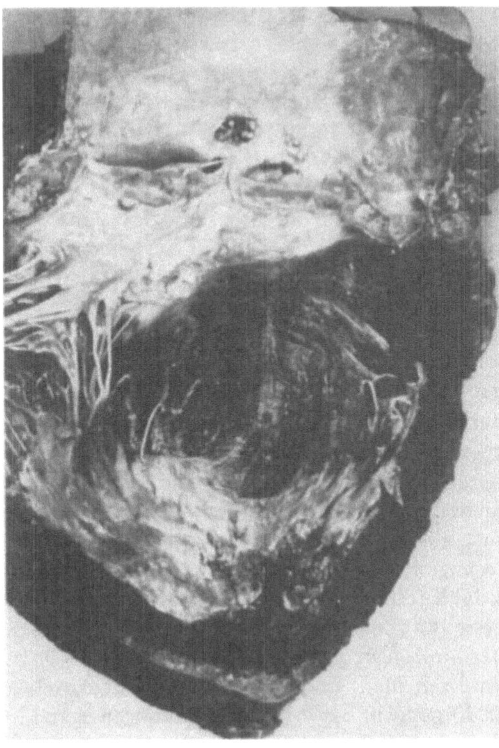

b)

Abb. 10

a) Lipofuscin-Pigment mit Einschluß von Membranresten bis zu Myelin-Figuren (M) (weiteres siehe Text);

b) Beispiel zur Alterspolypathie des Herzens mit den im Text im einzelnen aufgeführten, bereits makroskopisch sichtbaren (und zusätzlich histologisch nachweisbaren) Krankheits-Summationen bei zunehmender Herzalterung (siehe Text).

Hyperplasie des Herzens nach Erreichen des sogenannten kritischen Herzgewichtes von 500 g beim Menschen, die unter extremen Bedingungen bis zu 100 % betragen kann. Dabei wird eine fast anteilmäßig gleiche Zunahme von Herzmuskelzellen und von myokardialen Bindegewebszellen im vorher besprochenen Verhältnis von 50 : 50 % beobachtet. Ob eine solche Replikation von Herzmuskelzellen nach ihrem Verlust, auch bei Infarkten, insbesondere durch therapeutische Einflüsse (siehe z.B. die zuvor erwähnten mitogenen Substanzen) möglich wird, ist Gegenstand der weiteren Grundlagenforschung auf dem Boden der hier zusammengefaßten Befunde [1, 2, 5, 6, 9, 16, 20, 24–27, 29–31, 34, 35, 40, 47, 49–51, 54–60, 69, 70, 72–74, 76, 80, 81, 86, 90, 92, 95–97, 105].

Zusammenfassung

Morphologisch-biochemische Veränderungen an Herz und Gefäßen (speziell an Arterien) im Lebensablauf werden mit Hilfe geeigneter Methoden dargestellt.

Dabei ergibt sich, daß derartige Untersuchungen der Alterung zugleich die Phasen der Entwicklung, des Wachstums und der Reifung mit berücksichtigen müssen. Denn die prä- und postnatale Differenzierung und Entwicklung von Muskel- und anderen Bindegewebszellen des Herzens (speziell des Myokards) und der Gefäße (vor allem der Arterien) sind für die kardiovaskuläre Alterung besonders wesentlich.

Reaktionen auf Reize und Schädigungen (Injuries) (= z. B. die Zunahme der ^{3}H-Thymidin-Markierungsindices, der DNA-Synthese und des DNA-Umsatzes, die kompensatorische Hypertrophie und Polyploidisierung – bis zur numerischen Hyperplasie von Herzmuskelzellen) sind als Indikatoren für die Fähigkeit auch des menschlichen Herzens zur Regeneration nach Schädigung und/oder Verlust von Herzmuskelzellen (des Menschen wie von Versuchstieren, vor allem nach Hypoxie, Ischämie und Infarkt) anzusehen. Im Prinzip das gleiche gilt für Arterien!

Neben Alternsveränderungen der verschiedenen Zellpopulationen sowie der Grundsubstanz-Proteoglykane bzw. Glykosaminoglykane (GAG) sind insbesondere die verschiedenen Möglichkeiten der wichtigen sogenannten „Altersfibrose“ an den kardiovaskulären Geweben untersucht worden. Dabei ergaben sich Vergleichbarkeiten altersabhängiger Veränderungen der in diesem analysierten menschlichen kardiovasculären Organe mit entsprechenden Befunden an Organen anderer Spezies, insbesondere der Ratte. Dazu wurden vergleichbare Altersgruppen dieser Spezies für die Lebensperioden (von der postnatalen Reifung bis zu deren Ende und im weiteren Lebensablauf bis zum Senium) gebildet und in ihren Ergebnissen einander gegenübergestellt.

Altersabhängige Proteoglykan-Veränderungen sind häufig bedingt durch Altersabnahmen von Synthese, Abbau und Umsatz dieser wichtigsten Strukturmakromoleküle der Grundsubstanz, ferner durch Veränderungen der chemischen Zusammensetzung und der Molekulargewichte der Proteoglykane, der Verteilungsmuster der Glykosaminoglykane (GAG), der relativen und absoluten Mengen der einzelnen Glykosaminoglykane (GAG) sowie durch einen teilweisen Verlust der Proteoglykan-Fähigkeit zur normalen Aggregation (d.h. durch altersabhängige Änderungen der Aggregatgrößen). Entsprechende altersabhängige Veränderungen von Synthese, Abbau, Umsatz, Halbwertszeit, Gesamtgehalt, Fraktionen und Typen-Muster sowie -Zusammensetzungen des Kollagens bei kardiovaskulärer Alterung des Menschen und der Ratte werden anschließend vorgewiesen und ebenfalls diskutiert.

Transscriptions- und Translationsfehler können bei Alterung mit Störung der DNA-Reparaturmechanismen auch bei Alterung von Bindegewebszellen zunehmen. Somit besteht die Gefahr fehlerhafter Syntheseprozesse mit zunehmender Alterung. Das gilt besonders für die ohnehin wenig präzise Proteoglykansynthese, ferner für die Glykosaminoglykan (GAG)-Muster bzw. für die Mikroheterogenität der GAG sowie für altersabhängige Änderungen der Aggregat-Größen, -Umsatzraten und -Funktionen, ferner für die alternsabhängige Zunahme der Synthese von Nichtkollageneiweißen neben Veränderungen der Kollagentypen (und ihrer Zusammensetzung), für die Amyloidbildung, die Lipofuscin-Anhäufung etc. bei kardiovaskulärer Alterung. Es ist nach den bisherigen Kenntnissen jedoch festzustellen, daß normale Syntheseprozesse im Lebensablauf schwer von Synthesen der bindegewebigen Strukturmakromoleküle zu unterscheiden sind, die unter pathologischen Bedingungen bzw. bei Erkrankungen stattfinden.

Die Streß- und Adaptations-Fähigkeiten kardiovaskulärer Organe und dabei insbesondere des Herzens werden mit zunehmender Alterung immer geringer. So nimmt die Zahl an Erkrankungen zu und pfropft sich stärker auf Herz und Gefäße (speziell auf Arterien) bei kardiovaskulärer Alterung auf.
Die Alterung der Bindegewebe kardiovaskulärer wie anderer bindegewebiger und parenchymatöser Organe ist von besonderer Bedeutung für die weitere Alternsforschung.
Alterungsprozesse werden mehr und mehr meßbar (desgleichen ihre Kontroll- und Regulationsmechanismen).
Alterung bedingt Erkrankungen. Andererseits können Erkrankungen Alterungsprozesse fördern bzw. beschleunigen.
Ältere Organe sind häufiger als jüngere erkrankt. Dies gilt insbesondere für das kardiovaskuläre System und hier vor allem für das Herz. Die besonders am Herzen in diesem Zusammenhang untersuchte sogenannte Alterns-Polypathic (= Zunahme von Erkrankungen mit dem Alter) wird abschließend und zusammenfassend an einem Beispiel vorgewiesen und diskutiert.
Somit ergibt sich, daß diese morphologischen und biochemischen Befunde zur kardiovaskulären Alterung von besonderer praktischer und klinischer Bedeutung sind (nicht zuletzt auch für die Gerontopharmakologie und Gerontotherapie).

Literatur

[1] Adler, C. P.: Polyploidisierung und Zellzahl im menschlichen Herzen. Fortschr. Med. **90**: 671 (1972).

[2] Adler, C. P.: DNS-Gehalt und Zellzahl in alten Menschenherzen. Verh. Dtsch. Ges. Path. **59**: 328 (1975).

[3] Ahmed, M. M.: Age and sex differences in the structure of tunica media of coronary arteries in Chinese subjects. J. Anat. **106**: 202 (1970).

[4] Angrist, A.: Aging heart valves and unitary pathological hypothesis for sclerosis. J. Gerontol. **19**: 135 (1964).

[5] Anversa, P., L. Vitali-Mazza, A. Gandolfi, A. V. Loud: Morphometry and autoradiography of early hypertrophic changes in the ventricular myocardium of adult rat. A light microscopic study. Lab. Invest. **33**: 125 (1975).

[6] Anversa, P., A. V. Loud, L. Vitali-Mazzi: Morphometry and autoradiography of early hypertrophic changes in the ventricular myocardium of adult rat. Lab. Invest. **35**: 475 (1976).

[7] Auerback, O., G. C. Hammond, L. Garfinkel, D. Kirman: Thickness of walls of myocardial arterioles in relation to smoking and age. Arch. Environ. Health **22**: 20 (1971).

[8] Baskin, S. I., P. B. Goldberg, Z. V. Kendrick, J. Roberts, R. J. Montali, J. D. Strandberg: Age-related histopathologies of the Fischer 344 rat. Fed. Proc. **37**: 88 (1978).

[9] Baskin, S. I., J. Roberts, Z. V. Kendrick: Effect of age on body weight, heart rate and blood pressure in pair caged, male Fischer 344 rats. Age **2**: 64 (1979).

[10] Beneke, G., W. Mohr: Amyloidose des Herzens. Herz/Kreisl. **1**: 254 (1969).

[11] Beneke, G., W. Schmitt: Altersveränderungen am Klappenapparat des menschlichen Herzens. Verh. Dtsch. Ges. Path. **51**: 209 (1967).

[12] Beneke, G.: Altersabhängige Veränderungen des Kollagens und der Bindegewebszellen. In: Altern und Entwicklung. Bd. 3, pp. 1–37. Schattauer, Stuttgart–New York 1971.

[13] Berg, B. N.: Longevity studies in rats. II. Pathology of aging rats. In: Cotchin, E., F. J. C. Roe (eds.): Pathology of Laboratory Rats and Mice; pp. 749–768. Blackwell, London 1967.

[14] Berg, E.: Über kardiales Amyloid. Z. Altersforsch. **21**: 28 (1968).

[15] Boucek, R. J., N. L. Noble, J. F. Woessner: The effect of tissue age and sex upon connective tissue metabolism. Ann. N. Y. Acad. Sci. **72**: 1016 (1959).

[16] Breining, H.: Massenverhältnisse und Gewichtsrelationen des Herzens von der Frühgeborenenperiode bis zum Erwachsenenalter. Virchows Arch. A. Pathol. Anat. **345**: 15 (1968).

[17] Buddecke, E.: Pathobiochemie. De Gruyter, Berlin–New York 1978.

[18] Buerger, L., H. Braunstein: Senile cardiac amyloidosis. Amer. J. med. **28**: 357 (1960).

[19] Bürger, M.: Altern und Krankheit als Problem der Biomorphose. 4. Aufl. Thieme, Leipzig 1965.

[20] Chetsanga, G. J., M. Tuttle, A. Jacoboni: Changes in structural integrity of heart DNA from aging mice. Life Sci. **18**: 1405 (1976).

[21] Chvapil, M., K. Rakusan, M. Wachtlova, O. Poupa: Collagen in the heart of wild and domesticated animals. Gerontologia **12**: 14 (1966).

[22] Clausen, B.: Influence of age on connective tissue. Hexosamine and hydroxyproline in human aorta, myocardium and skin. Lab. Invest. **11**: 229 (1962a).

[23] Clausen, B.: Influence of age on connective tissue. Uronic acid and uronic acid-hydroxyproline ratio in human aorta, myocardium and skin. Lab. Invest. **11**: 1340 (1962b).

[24] Claycomb, W. C.: DNA synthetic activity of differentiating cardiac muscle cells. J. Cell Biol. **75**: 328 (1977).

[25] David, H., I. Marx: Quantitative und qualitative Veränderungen der Herzmuskulatur des linken Ventrikels männlicher Ratten während der Entwicklung und Reifung in den ersten 6 Lebensmonaten. Z. mikrosk.-anat. Forsch. **91**: 709 (1977).

[26] Fairweather, F. A.: Cardiovascular disease in rats. In: Cotchin, E., F. J. C. Roe (eds.): Pathology of Laboratory Rats and Mice; pp. 397–421. Blackwell, London 1967.

[27] Froehlich, J. P., E. G. Lakatta, E. Beard, H. H. Spingen, M. L. Weisfeldt, G. Gerstenblith: Studies of sarcoplasmic reticulum function and contraction duration in young adult and aged rat myocardium. J. Mol. Cell Cardiol. **10**: 427 (1978).

[28] Gerlach, U.: Über die Alternsabhängigkeit der Aktivität sulfataktivierender Enzyme im Herzen. Klin. Wschr. **41**: 873 (1963).

[29] Glees, P.: Elektronenmikroskopische Erfassung ultrastruktureller Altersprozesse und ihre chemische Beeinflussung. akt. gerontol. **5**: 145 (1975).

[30] Goldberg, P. B., J. Roberts: Changes in the biochemistry of the heart with increasing age. Exp. Aging Res. **2**: 519 (1976).

[31] Goldstein, M. A., W. C. Claycomb, A. Schwartz: In vivo DNA synthesis and mitosis in neonatal rat heart. J. Cell Biol. **59**: 113 (1973).

[32] Grasedyck, K., J. Lindner: Aortic protocollagen proline hydroxylase (PPH). In: Manning, W., D. Haust (eds.): Atherosclerosis; pp. 758–761. Plenum Publ. New York 1977.

[33] Gries, G., L. Strauch, K. Grasedyck, J. Lindner: Die Bestimmung von Kollagenpeptidasen in tierischen Geweben. Z. Rheumaforsch. **31**: 93 (1972).

[34] Grimm, A. F., L. de la Torre, M. la Porta: Ventricular muscle DNA-relationships with myocardial growth and hypertrophy in the rat. Circulat. Res. **26**: 45 (1970).

[35] Gros, D., C. E. Challice: Electron-microscopic demonstration of mucopolysaccharides at the surface of adult and embryonic mouse myocardial cells. J. Cell Biol. **59**: 125 (1973).

[36] Harris, R.: Cardiac changes with age. In: Goldman, R., M. Rochstein (eds.): The Physiology and Pathology of Human Aging; pp. 109–122. Academic Press, New York 1975.

[37] Hauss, W. H., G. Junge-Hülsing, U. Gerlach: Die unspezifische Mesenchymreaktion. Thieme, Stuttgart 1968.

[38] Herbener, G. H.: A morphometric study of age-dependent changes in mitochondrial populations of mouse liver and heart. J. Gerontol. **31**: 8 (1976).

[39] Hilz, H., C. Erich, D. Glaubitt: Veränderungen von Zelldichte und Polysaccharidstoffwechsel im alternden Bindegewebe. Klin. Wschr. **41**: 332 (1963).

[40] Hort, W., M. Kraft: Elektronenmikroskopische Untersuchungen zum postnatalen Wachstum der Herzmuskelzellen. Verh. Dtsch. Ges. Path. **55**: 471 (1971).

[41] Hüsselmann, H.: Beitrag zum Amyloidproblem aufgrund von Untersuchungen an menschlichen Herzen. Virch. Arch. **327**: 607 (1955).

[42] Jamieson, J. D.: Secretory granules and lipofuscin pigments in mammalian atria. J. Cell Biol. **19**: 36 A (1963).

[43] Jansen, H. H.: Über den Bindegewebsgehalt des Herzmuskels. Verh. Dtsch. Ges. Path. **46**: 262 (1962).

[44] Jansen, H. H.: Quantitative Bindegewebsverhältnisse in den Kammerwänden insuffizienter Herzen, dargestellt am Beispiel der Hydroxyprolinbestimmung. Verh. Dtsch. Ges. Path. **51**: 199 (1967).

[45] Kao, K. T., D. M. Hilker, T. H. McGavack: Connective tissue. III. Collagen and hexosamine content of tissues of rats at different ages. Proc. Soc. exp. Biol. **104**: 359 (1960).

[46] Kao, K. T., D. M. Hilker, T. H. McGavack: Connective tissue. V. Comparison of synthesis and turnover of collagen and elastin in tissues of rat at several ages. Proc. Soc. exp. Biol. Med. **110**: 538 (1962).

[47] Kasten, F. H.: Functional capacity of neonatal mammalian myocardial cells during aging in tissue culture. Advances exp. Med. Biol. **53**: 389 (1975).

[48] Kim, K. M., J. M. Valigorsky, W. L. Mergner, R. T. Jones, R. F. Pendergrass, B. F. Trump: Ageing changes in human aortic valve in relation to dystrophic calcification. Hum. Pathol. **7**: 47 (1976).

[49] Klinge, O.: Wachstum und Regeneration am Myokard. Z. Zellforsch. **80**: 488 (1967).

[50] Klinge, O.: Kernteilungsvorgänge im wachsenden, alternden und ischämischen Herzmuskel. Fortschr. Med. **80**: 101 (1970).

[51] Klinge, O., E. Stöcker: Die DNS-Synthese im Rattenherzen als Funktion des Lebensalters; autoradiographische Untersuchungen mit ^{3}H-Thymidin. Experientia **24**: 167 (1968).

[52] Kment, A., J. Leibetseder, H. Burger: Gerontologische Untersuchung an Rattenherzmitochondrien. Gerontologia **12**: 193 (1966).

[53] Knieriem, H. J.: Über den Bindegewebsgehalt des Herzmuskels des Menschen. Arch. Kreisl. Forsch. **44**: 231 (1964).

[54] Kranz, D., W. Richter, I. Fuhrmann, U. Wolf, I. Maschkowa: Ein Beitrag zum Wachstum und Altern des Herzens. Experimentelle autoradiographische Untersuchung an Ratten. Dtsch. Gesundh.-Wesen **32**: 2361 (1977).

[55] Kunz, J., U. Klein, J. Fuhrmann: Proliferation von Muskelzellen und Bindegewebszellen des Rattenherzens während des postnatalen Wachstums. Exper. Pathol. **6**: 270 (1972).

[56] Lakatta, E. G.: Alterations in the cardiovascular system that occur in advanced age. Fed. Proc. **38**: 163 (1979).

[57] Leutert, G.: Morphologische Alternsveränderungen des Herzens und der Gefäße – Beitrag zum asynchronen Altern der Organe und Gewebe des Menschen. Z. inn. Med. **31**: 98 (1976).

[58] Lindner, J.: Altern des Bindegewebes: In: Holle, G. (ed.): Handbuch der Allgemeinen Pathologie. Bd. IV/4, pp. 245–368. Springer, Berlin–Heidelberg–New York 1972.

[59] Lindner, J.: Zur Alterung der Organe. Verh. Dtsch. Ges. Path. **59**: 181–242 (1975).

[60] Lindner, J., K. Grasedyck: Penicillamine effects on connective tissue. In: Katona, G., J. R. Blengio (eds.): Inflammation and anti-inflammatory therapy; pp. 253–272. Plenum Publ., New York 1975.

[61] Lindner, J., B. Schütte: Beitrag zu DNA-Gehalts-Änderungen bei Alterung. In: Platt, D. (ed.): Alternstheorien, Zellkern-Membranen; pp. 153–158. Schattauer, Stuttgart–New York 1976.

[62] Linzbach, A. J.: Das Altern des menschlichen Herzens. In: Holle, G. (ed.): Handbuch der Allgemeinen Pathologie. Bd. IV/4, pp. 369–428. Springer, Berlin–Heidelberg–New York 1972.

[63] Linzbach, A. J., E. Akuamoa-Boateng: Die Alternsveränderungen des menschlichen Herzens. I. Das Herzgewicht im Alter. Klin. Wschr. **51**: 156 (1973).

[64] Linzbach, A. J.: Altern und Krankheit. Ableitung einer neuen Alternstheorie auf der Grundlage der Polypathie. Verh. Dtsch. Ges. Path. **59**: 242 (1975).

[65] Lowry, O. H., D. R. Gilligan, E. M. Katersky: Determination of collagen and elastin in tissues, with results obtained in various normal tissues from different species. J. Biol. Chem. **139**: 795 (1941).

[66] McGavack, T. H., K. T. Kao: The influence of age and sex on the soluble collagen, insoluble collagen and elastin of rat tissues. Exp. Med. Surg. **18**: 104 (1960).

[67] McMillan, J. B., M. Lev: The aging heart. II. The valves. J. Gerontol. **19**: 1 (1964).

[68] Malkoff, D. B., B. L. Strehler: The ultrastructure of isolated and in situ human cardiac age pigment. J. Cell Biol. **16**: 611 (1963).

[69] Manasek, F. J.: Sulfated extracellular matrix production in the embryonic heart and adjacent tissues. J. Exp. Zool. **174**: 415 (1970).

[70] Mangold, I., B. Uhlenhop, B. Mester, J. Lindner: Untersuchungen zur Entwicklung verschiedener Bindegewebssysteme. akt. gerontol. **9**: 369 (1979).

[71] Meyer, A., F. Verzár: Altersveränderungen der Hydroxyprolin-Abgabe bei der thermischen Kontraktion von Kollagenfasern. Gerontologia **3**: 189 (1959).

[72] Montfort, J., R. Perez-Tamayo: The muscle collagen ratio in normal and hypertrophic human hearts. Lab. Invest. **11**: 463 (1962).

[73] Morkin, E., T. P. Asford: Myocardial DNA-synthesis in experimental cardiac hypertrophy. Amer. J. Physiol. **215**: 1409 (1968).

[74] Morris, E. W. T.: Observations on the source of embryonic myocardioblasts. J. Anat. **121**: 47 (1976).

[75] Munell, J. F., R. Getty: Rate of accumulation of cardiac lipofuscin in the aging canine. J. Gerontol. **23**: 154 (1968a).

[76] Munell, J. F., R. Getty: Nuclear lobulation and amitotic division associated with increasing cell size in the aging myocardium. J. Gerontol. **23**: 363 (1968b).

[77] Nakao, K., P. Mao, J. Ghidoni, A. Angrist: An electron microscopic study of the aging process in the rat heart valve. J. Gerontol. **21**: 72 (1966).

[78] Oken, D., R. J. Boucek: Quantitation of collagen in human myocardium. Circulat. Res. **5**: 357 (1957).

[79] Olbrich, O., E. Woodford-Williams: Water-Distribution in the aged correlation to cardiac and renald functions. Experientia, Suppl. IV: **236**: (1956).

[80] Overy, H. R., R. E. Priest: Mitotic cell division in postnatal cardiac growth. Lab. Invest. **15**: 1100 (1966).

[81] Pfitzer, P., H. J. Knieriem, H. Dietrich, G. Herbertz: Hypertrophie des Rattenherzens nach Isoproterenol (Morphometrische, elektronenmikroskopische, autoradiographische, cytophotometrische und biochemische Befunde). Virchows Arch. Abt. B: Zellpathol. **12**: 22 (1972).

[82] Platt, D.: Biologie des Alterns. Quelle & Meyer, Heidelberg 1976.

[83] Pomerance, A.: Ageing changes in human heart valves. Brit. Heart J. **29**: 222 (1967).

[84] Pomerance, A.: Cardiac pathology in aged. Geriatrics **23**: 101 (1968).

[85] Puchtler, H., F. Sweat: Histochemical specifity of staining methods for connective tissue fibres: Resorcin-fuchsin and van Gieson's prerofuchsin. Histochemie **4**: 24 (1964).

[86] Rabinowitz, M.: Protein synthesis and turnover in normal hypertrophied heart. Amer. J. Cardiol. **31**: 202 (1973).

[87] Rakusan, K., O. Poupa: Capillaries and muscle fibres in the heart of old rats. Gerontologia **9**: 107 (1964).

[88] Ratcliffe, H. L.: Age and environment as factor in the nature and frequence of cardiovascular lesions in mammals and birds in the Philadelphia zoological Garden. N. Y. Acad. Sci. **127**: 715 (1965).

[89] Rössle, R., F. Roulet: Maß und Zahl in der Pathologie. Springer, Berlin 1932.

[90] Sandritter, W., C. P. Adler: Numerical hyperplasia in human heart hypertrophy. Experientia (Basel) **27**: 1435 (1971).

[91] Sandritter, W., B. Bierfreund, F. Pannen, C. P. Adler: Lipofuscin in cardiac hypertrophy. Beitr. Pathol. **147**: 280 (1972).

[92] Sasaki, R., T. Moroshita, S. Yamagata: Mitosis of heart muscle cells in normal rats. Tohoku, J. exper. Med. **96**: 405 (1968).

[93] Schaub, M. C.: Qualitative and quantitative changes of collagen in parenchymatous organs of the rat during ageing. Gerontologia **8**: 114 (1963).

[94] Schaub, M. C.: The aging of collagen in the heart muscle. Gerontologia **10**: 38 (1964/65).

[95] Schröder, S., P. R. Bock, H. W. Schürmann, J. Setiawati, B. Zerbst, J. Lindner: ^{3}H-Thymidin-autoradiographische Untersuchungen zur Proliferation verschiedener Populationen glatter Muskelzellen prä- und postnatal (und ihrer möglichen Beeinflussung). Arzneim.-Forsch. (Drug Res.) **31**: 37 (1981).

[96] Schütte, B., J. Eggert, J. Lindner: The effect of Kallikrein on the DNA-content and synthesis of embryonic and postembryonic development.

In: Haberland, G. L. et al. (eds.): Kininogenases, Kallikrein 3; pp. 147–175. Schattauer, Stuttgart–New York 1975.

[97] Schütte, B., K. Ziebell, B. Zerbst, P. R. Bock, S. Bittmann, I. Mangold, J. Lindner: Untersuchungen von Gewichten und Wassergehalt sowie von DNA-Synthese und -Gehalt bindegewebiger und parenchymatöser Organe der Ratte prä- und postnatal. akt. gerontol. **9**: 527, 573 (1979): **10**: 37 (1980).

[98] Schwartz, Ph.: Über Amyloidose des Gehirns, der Langerhansschen Inseln und des Herzens alter Personen. Zbl. Path. **108**: 169 (1965).

[99] Schwartz, Ph.: Über kardiovaskuläre Amyloiddegeneration im Alter. Zbl. Path. **110**: 341 (1967).

[100] Schwartz, Ph.: Amyloidosis, cause and manifestation of senile deterioration. C. C. Thomas, Springfield, Illinois 1970.

[101] Schreiner, D. P., M. L. Weisfeldt, N. W. Shock: Effects of age, sex, and breeding status on the rat heart. Am. J. Physiol. **217**: 176 (1969).

[102] Spoerri, P. E., P. Glees, E. El Ghazzawi: Accumulation of lipofuscin in the myocardium of senile guinea pigs: dissolution and removal of lipofuscin following dimethyl-aminoethyl-p-chlorophenoxyacetate administration. An electron microscopic study. Mech. Age. Developm. **3**: 311 (1974).

[103] Strehler, B. L.: Time, cells and aging. VII. Aging of subcellular components. pp. 158–188. Academic Press, New York–London 1962.

[104] Theimer, W.: Altern und Alter. Thieme, Stuttgart 1973.

[105] Tomanek, R. J., C. A. Taunton, K. S. Liskop: Relationship between age, chronic exercise and connective tissue of the heart. J. Gerontol. **27**: 53 (1972).

[106] Tomanek, R. J., U. L. Karlsson: Myocardial ultrastructure of young and senescent rats. J. Ultrastructure Res. **42**: 201 (1973).

[107] Travis, D. F., A. Travis: Ultrastructural changes in the rat myocardial cells with age. J. Cell Biol. **47**: 214 (1970).

[108] Wegelius, O., J. v. Knorring: The hydroxyproline and hexosamine content in human myocardium at different ages. Acta med. Scand. **175**: 233 (1964).

[109] Zwolinski, R. J., C. R. Hamlin, R. R. Kohn: Age related alteration in human heart collagen. Proc. Soc. exper. Biol. Med. **152**: 362 (1976).

II. Pharmakokinetik und Pharmakodynamik von Gitoformat

Von der Pflanze bis zum Pentaformylgitoxin

W. Klaus

Herzglykoside gehören zu den am häufigsten verordneten Medikamenten in unserem Lande [28]. Sie werden allein oder in Kombination mit anderen Stoffen in Form von mehr als 300 Spezialitäten angeboten. Sie stellen einen essentiellen Bestandteil der Herz-Kreislauftherapie dar und sind trotz aller – gerade auch in jüngster Zeit – unternommenen Bemühungen um alternative Behandlungsmöglichkeiten aus der medikamentösen Therapie der Herzinsuffizienz nicht mehr wegzudenken, obwohl sich ihr Stellenwert im therapeutischen Spektrum gewandelt hat [3, 5, 20].

Zum Ausdruck brachte diese hohe Wertschätzung der Digitalistherapie bereits Bernhard Naunyn, der zu den Wegbereitern einer wissenschaftlich begründeten Digitalistherapie in Deutschland gehörte, und dem die Aussage zugeschrieben wird: „Ohne Digitalis möchte ich nicht Arzt sein".

Wie kam es zu dieser Entwicklung eines heute unverzichtbaren therapeutischen Wirkprinzips?

Am Anfang stand die pflanzliche Droge, die seit geraumer Vorzeit rein empirisch in der Volksmedizin aus verschiedenerlei Indikationen eingesetzt wurde, bis sich schließlich in den letzten 200 Jahren eine zunehmende Einengung ihrer Anwendung auf kardial bedingte Insuffizienzerscheinungen abzeichnete [2, 6, 11, 12, 13, 30].

Eine Herzwirksamkeit wurde zwar bereits 1500 v. Chr. im Papyrus Ebers für die Meerzwiebel, welche digitalisartige Inhaltsstoffe aufweist, erwähnt und dürfte auch den Römern bekannt gewesen sein. Allerdings verlieren sich die Spuren einer gezielten therapeutischen Nutzung im Verlauf des Mittelalters.

Dagegen finden sich Hinweise auf die Verwendung von Digitalis als Heilpflanze erst um 400 bis 500 n. Chr. in Irland, wo sie in reichlich undefinierten Gebräuen von Kräuterfrauen für die unterschiedlichsten Indikationen eingesetzt wurde. Von dort breitete sich ihr Gebrauch über Schottland und England allmählich auf das europäische Festland aus, wo sie 1542 vom Botaniker Leonhard Fuchs wegen der Ähnlichkeit ihrer Blüten mit einem Fingerhut mit ihrem endgültigen Namen belegt wurde.

Aus dem Dunst vorwissenschaftlichen Brauchtums wurde Digitalis aber erst durch die unübertrefflich analytische Betrachtungsweise des schottischen Arztes William Withering hervorgehoben, der allerdings auf vielfältigen vorangehenden Beobachtungen aufbauen konnte [31].

Er wies im Vorwort zu seiner Monographie „An Account of the Foxglove and Some of Its Medical Uses: With Practical Remarks on Dropsy and Other Diseases", die 1785 in Birmingham und bereits ein Jahr später in deutscher Übersetzung von Christian Friedrich Michaelis erschien, darauf hin, daß es sich hierbei um keine neue Entdeckung handele, da der Gebrauch des Fingerhutes bereits überall bekannt sein. Doch ist es sein unbestreitbares Verdienst, durch exakte und systematische Beobachtung der Wirkungsweise diverser pflanzlicher Zubereitungen aus der Volksmedizin Digitalis einer adäquaten therapeutischen Nutzung zugeführt zu haben.

Er schreibt: „Im Jahre 1775 wurde ich nach meiner Meinung über ein Familienrezept zur Behandlung der Wassersucht befragt. Mir wurde gesagt, daß es lange als Geheimmittel einer alten Frau in Shrophire benutzt worden wäre, die manchmal noch Heilung erzielt hätte, wenn die praktischen Ärzte nichts mehr ausgerichtet hätten. Es wurde mir auch berichtet, daß die Wirkung in kräftigem Brechen und Abführen bestanden hätte, denn die diuretische Wirkung schien übersehen worden zu sein. Diese Medizin war aus 20 oder mehr verschiedenen Kräutern zusammengesetzt, aber es war für einen in diesen Dingen Erfahrenen nicht sehr schwierig zu erkennen, daß das wirksame Kraut nichts anderes als der Fingerhut sein konnte. Im Laufe dieses Jahres begann ich, die Digitalis in Fällen von Wassersucht anzuwenden. Die Patienten waren Besucher meiner Gratissprechstunde, die er von seinem „würdigen Vorgänger im Amte, dem leutseligen und scharfsinnigen Dr. Small", übernommen hatte.

Withering hat zwar bald erkannt, daß mit Digitalis nur bei bestimmten Formen der Wassersucht ein therapeutischer Effekt zu erzielen war und wies auch schon auf eine gewisse cardiale Wirksamkeit hin, z.B. im Punkt 9 seiner Schlußfolgerungen: „Sie übt auf die Bewegungen des Herzens einen Einfluß aus, wie es in diesem Ausmaß bisher bei keiner anderen Medizin beobachtet wurde, und diese Kraft könnte zu heilsamen Zwecken genutzt werden" – doch blieb es Friedrich Ludwig Kreysig, Arzt am sächsischen Hof, 1814 vorbehalten, die Wirkung primär auf das Herz zu beziehen und den bis dahin als dominierend betrachteten diuretischen Effekt als Folgeerscheinung einzustufen.

Withering hat jedoch zweifelsohne durch seine exakten Wirkungscharakterisierungen das Zeitalter der wissenschaftlichen Digitalistherapie eröffnet. In den folgenden 100 Jahren wurde Digitalis – meist in Form von Infusen, Decocten und Pillen – in zunehmendem Maße therapeutisch zweckmäßig eingesetzt, häufig jedoch in hohen, unverträglichen Dosierungen, denn als maßgebende Indikatoren für eine erfolgreiche Therapie galten Übelkeit und Erbrechen, die als Voraussetzung für die angestrebte harntreibende Wirkung betrachtet wurden. Sie wurden von den Patienten gelegentlich so unangenehm empfunden, daß diese – wie Warren schrieb – „sich fühlten als wenn sie sterben sollten und daß sie, obwohl durch Digitalis geheilt, bei Rückfällen die größten Schwierigkeiten machten, sie wieder zu nehmen".

Bereits Withering kannte dieses Problem und befürchtete, nachdem Digitalis 1783 in das Edinburgher Dispensatorium aufgenommen worden war, daß man sie bald wieder verwerfen würde, wenn man fortfahren würde, dieses Mittel in solch ungeheueren Dosen wie bisher ganz ohne Einschränkung zu gebrauchen.

Man war allerdings in diesem heroischen Zeitalter der wissenschaftlichen Erkenntnisgewinnung gegenüber solch unerfreulichen Begleiterscheinungen einer ansonsten wirksamen Therapie nicht allzu sensibel. Dies zeigt sich auch in einem Traktat über die „vielversprechende Digitalis purpurea", eines der ersten Verfechter der Digitalistherapie in Deutschland, von Moritz Gerhard Thilenius, Physikus in Lauterbach am Vogelsberg: „Wegen ihrer heftigen, unsicheren Wirkung auf Magen, Darmkanal und Nerven, welches sie gemeiniglich, wo sie half, wo sie Wunder tat, äußerte, wegen der Unbestimmtheit der Dosis in welcher sie nicht zu viel, nicht zu wenig tun mußte, fürchtete ich sie noch immer, ob ich gleich gern nach der Wirksamsten greife. Durch Withering gesichert, und da ich im Sommer 1786 die Blätter zur rechten Zeit erhalten konnte, habe ich sie nun auch versucht, und sie hat meine großen Erwartungen erfüllt, etliche Mal übertroffen."

Die Digitalistherapie wurde danach von hervorragenden Klinikern ihrer Zeit – wie Schönlein, Traube, Kussmaul, Wenkebach und vielen anderen – weitergetragen und auf der Basis zunehmender klinischer Erfahrungen immer differenzierter eingesetzt, obwohl unzuverlässige Dosierungen mit den meisten angewandten Infusen erheblich toxische Probleme mit sich brachten und auch Unsicherheiten bei der exakten Indikationsstellung bestanden, zumal noch mittelalterlich anmutende Anwendungen z.B. gegen Fieber, Epilepsie, Schwindsucht, Gelbsucht, eiterige Geschwüre und anderes mehr dieses Mittel auch in neuerer Zeit immer wieder in Mißkredit brachten.

Ab Mitte des letzten Jahrhunderts nahm sich jedoch die allmählich aufblühende Chemie und später die experimentelle Forschung über Arzneimittelwirkungen, die Pharmakologie, dieses alten Naturmittels an. Zunächst wurden durch Reinigungsverfahren Stoffe gewonnen, die als „Digitaline" bezeichnet wurden. Der französische Arzt und Chemiker Homolle dürfte 1845 der erste gewesen sein, der zusammen mit Quevenne als wirksames Prinzip von Digitalis ein Glykosid vermutete und der erkannte, daß „Digitaline" ein Gemisch mehrerer Substanzen war. 1864 isolierte dann Nativelle aus Digitalisblättern drei Stoffe, von denen der erste wasserlöslich war, während die alkohollösliche Fraktion in einen chloroformlöslichen Anteil (Digitaline cristallisée) und einen chloroformunlöslichen Teil (Substance inerte) getrennt werden konnte. Das kristallisierte Digitaline von Nativelle, welches sich in Frankreich und England, später auch in den

USA rasch in der Herztherapie durchsetzen konnte, wurde vom Straßburger Pharmakologen Schmiedeberg näher charakterisiert und 1874 mit der Bezeichnung Digitoxin belegt, da er es wegen einer schweren Vergiftung, die sein Doktorand und späterer Mitarbeiter Koppe im Eigenversuch nach Einnahme von 3,5 mg kristallisierter Substanz an fünf aufeinanderfolgenden Tagen erlitt, für besonders gefährlich hielt. Auch schien es ihm wegen der Unlöslichkeit in Wasser therapeutisch unbrauchbar, eine Meinung, die auch noch der Pharmakologe Straub Anfang dieses Jahrhunderts teilte.

Die weitere Entwicklung auf diesem Gebiet ließ sich jedoch durch solch subjektive Impressionen nicht aufhalten. Es gelang 1928 die Reindarstellung und Strukturaufklärung von Digitoxin durch Windaus, danach die anderer Digitalisglykoside sowie von mehr als 300 analog wirkender Glykoside anderen pflanzlichen oder tierischen Ursprungs. Es sind damit Namen wie Windaus, Stoll, Tscheche und in neuerer Zeit Kaiser und Linde verbunden.

Mit der Charakterisierung der reinen Wirkstoffe war ein erheblicher Schritt hinsichtlich einer exakten, reproduzierbaren und damit zuverlässigen und vergleichbaren Therapie getan und gleichzeitig die Voraussetzung für die Weiterentwicklung zu Präparaten mit günstigeren pharmakologischen Eigenschaften geschaffen [21, Abb. 1]. Schon Withering hatte erkannt, daß die Blätter der Digitalis je nach dem Standort (Abb. 2), der Zeit des Einsammelns, der Art der Aufbewahrung in ihrer therapeutischen und toxischen Wirkung stark schwankten. Deswegen hat er sehr präzise Vorschriften über das Sammeln und Trocknen der Blätter sowie für die Zubereitung des Decoctes und des Infuses oder der Pille gegeben. Erst Anfang dieses Jahrhunderts war es jedoch möglich, durch Entwicklung biologischer Standardisierungsmethoden – wie der Bestimmung der Infusionstoxizität an Katzen nach Hatcher und Brody [16] – die Variabilität im Glykosidgehalt verschiedener Zubereitungen direkt zu erfassen und bei der therapeutischen Anwendung zu berücksichtigen.

Aus diesen Zusammenhängen einer noch problematischen Digitalisdosierung – zu einer Zeit, als die Reindarstellung der Glykoside noch nicht gelungen war – wird verständlich, daß führende Kliniker wie Fraenkel und Edens immer wieder die Überlegenheit der intravenösen Strophanthintherapie gegenüber der oralen Digitalisanwendung herausstellten [4, 7], wodurch die Verordnungsgewohnheiten in unserem Lande nachhaltig bis in die neuere Zeit geprägt wurden.

Die wirksamen Inhaltstoffe der Digitalispflanze sind Cardenolidglykoside, bestehend aus einem steroidartigen Geninanteil und einer Zucker-

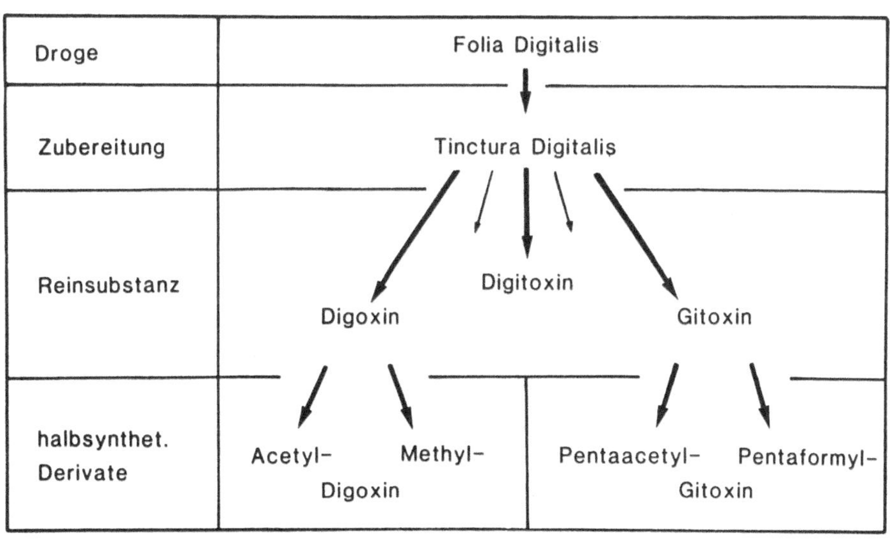

Abb. 1 Entwicklungsstufen von der Digitalisdroge bis zu halbsynthetischen Derivaten.

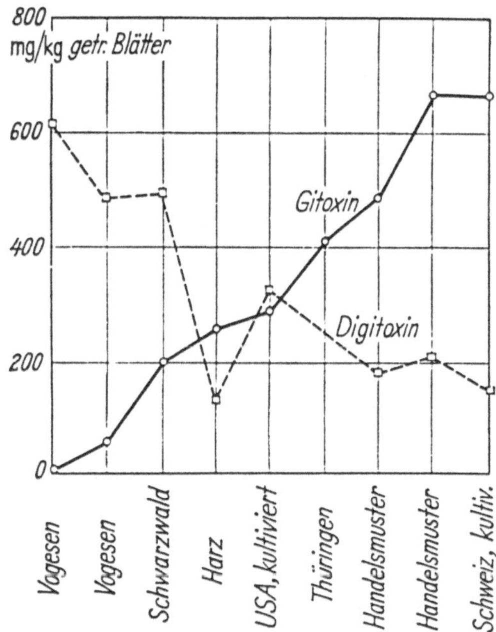

Abb. 2
Variabilität der Wirkstoffzusammensetzung bei Digitalis purpurea je nach Drogenherkunft (aus [29], nach Stoll).

komponente, die alle jedoch prinzipiell gleichartige pharmakodynamische Wirkungen entfalten, wie spätere vergleichende pharmakologische Untersuchungen immer wieder zeigten [10], d.h. sie führen zu dem therapeutisch erwünschten positiv inotropen Effekt aber auch zu unerwünschten Begleiterscheinungen, wie Rhythmusstörungen, extrakardiale Unverträglichkeiten von Seiten des Magen-Darmkanals und des Zentralnervensystems (Abb. 3).

Trotz aller positiven Entwicklungen im Hinblick auf Standardisierung und Reindarstellung der eigentlichen Wirkstoffe bleibt die Digitalistherapie bis heute allerdings mit einem prinzipiellen Dilemma belastet: der geringen therapeutischen Breite, d.h. der Tatsache, daß überlappend mit dem therapeutisch genutzten positiv inotropen Wirkbereich bereits toxische kardiale und extrakardiale Störeffekte auftreten können — als Sicherheitsabstand zwi-

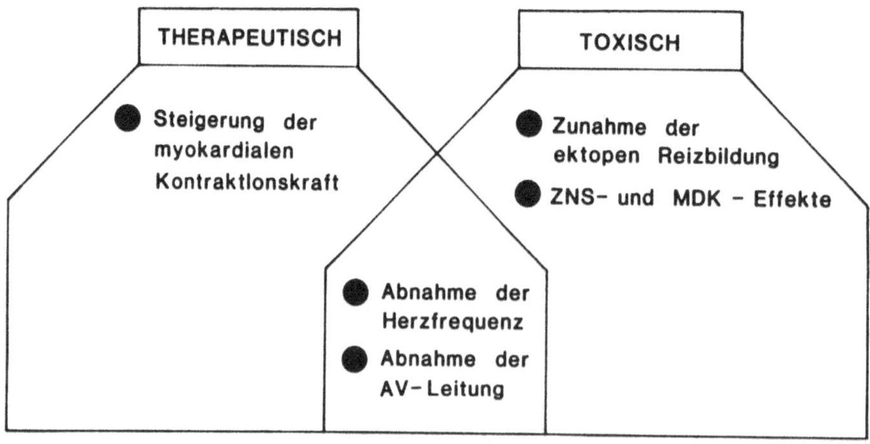

Abb. 3 Therapeutische und toxische Wirkbereiche herzwirksamer Glykoside

schen den Dosierungen für erwünschte und unerwünschte Reaktionen wird meist nur ein Faktor von 1,5 angesetzt [10].

Prinzipielle Unterschiede im Wirkprofil, wie sie selbst bis in neuere Zeit immer wieder aufgrund klinischer Eindrücke postuliert wurden, bestehen nicht, sondern fanden ihre Erklärung in unterschiedlich hohen Wirkkonzentrationen bedingt durch Variabilitäten des Wirkstoffgehaltes und der Wirkstofffreisetzung bei gewissen galenischen Zubereitungen sowie Variabilitäten bei der Resorption aus dem Magen-Darmkanal, d.h. letztlich durch Abweichung in der Pharmakokinetik, die erst in den letzten beiden Jahrzehnten durch Entwicklung sensitiver Nachweismethoden weitgehend geklärt werden konnte.

Bereits Edens [4] hat auf weitere Möglichkeiten der Variabilität hingewiesen: „Die zahlreichen Überraschungen, die jeder Arzt bei der Anwendung unseres wertvollsten Herzmittels immer wieder erlebt, zeigen jedoch zur Genüge, die auch heute noch bestehende Unzulänglichkeit unserer Kenntnisse. Man hat sich allerdings über diese Unzulänglichkeit lange Zeit getäuscht, indem man dem Mittel die Schuld gab. Man hat von dem schwankenden Wirkungswert der Digitalis gesprochen und damit das Ausbleiben einer erwarteten Wirkung oder das nicht erwartete Auftreten toxischer Symptome zu erklären versucht. Als dann titrierte Präparate von gleichmäßiger Stärke eingeführt wurden, erwartete man, daß all die Unstimmigkeiten zwischen Dosis und Wirkung wegfallen würden. Es stellte sich aber heraus, daß die wechselvolle Wirkung des Mittels dieselbe blieb. Somit konnte man nicht mehr dem Präparat zur Last legen, was überwiegend verschuldet ist durch unsere zu geringe Kenntnis der Bedingungen, die im kranken Organismus die Digitaliswirkung bestimmen. Diese Bedingungen sind beim kranken Menschen sehr viel manigfaltiger und verwickelter als in dem unter vereinfachten Bedingungen arbeitenden Tierversuch. Ja, wir werden häufig beim Menschen mit andersartigen Bedingungen rechnen müssen, da wir erkrankte Organe vor uns haben...". In diesen Ausführungen klingt die Vorstellung vom unterschiedlich guten Ansprechen gegenüber Digitalis je nach Ausgangssituation des Herzens an, aber auch die Möglichkeit, daß bei Beeinträchtigung bestimmter Organfunktionen die Wirkung von Digitalis modifiziert werden kann – wir würden dies heute auf Änderungen in der Pharmakokinetik zurückführen.

Wesentliche Zielsetzungen der Digitalisforschung waren deshalb in den folgenden Jahren, durch Abwandlung des Glykosidmoleküls entweder zu Stoffen mit größerer therapeutischer Breite oder mit verbesserter Pharmakokinetik (auch beim Vorliegen krankheitsbedingter Störeinflüsse) zu kommen (Abb. 4).

Das erste Ziel wurde bisher nicht erreicht, wenngleich die Bemühungen um eine grundlegende Verbesserung der Glykosidverträglichkeit durch verschiedene Manipulationen an den Grundsubstanzen zu theoretisch interessanten Strukturwirkungsbeziehungen geführt haben [9, 14, 15, 17].

Die Bemühungen um eine Verbesserung der Pharmakokinetik hingegen führten immerhin zu Teilerfolgen. Man konzentrierte sich vorrangig auf eine Resorptionsverbesserung von Digoxin, welches wegen seiner relativ kurzen Verweildauer im Organismus als besser steuerbar und damit weniger problematisch bei der praktischen Anwendung betrachtet wurde als

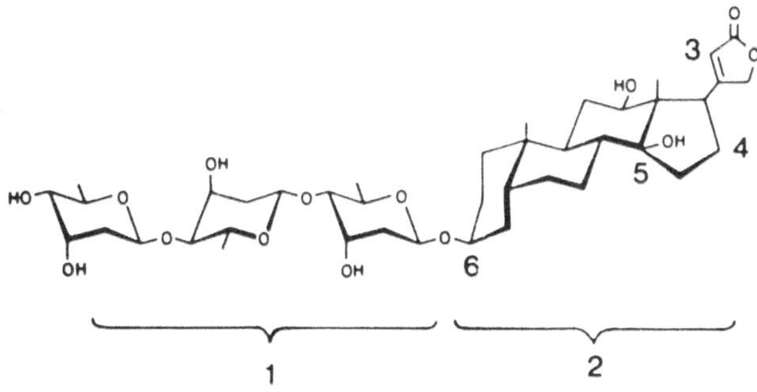

1 Zuckerkette (z.B. Substitution)
2 Steroidgerüst (z.B. Konfig. Änderung A/B)
4 C-16 (Epimerisierung, Substitution)
5 C-14 (Reduktion, Substitution, Epimerisierung)
6 C-3 (Epimerisierung, Substitution)

Abb. 4 Molekülmodifikationen herzwirksamer Glykoside

Digitoxin mit seiner protrahierten Kinetik. Es gelang tatsächlich durch Einführung einer Acetyl- bzw. Methylgruppe in Beta-Stellung der endständigen Digitoxose (Abb. 5) die Resorptionsquote dieser halbsynthetischen Derivate auf 80–90 % gegenüber dem mäßigen und variableren Wert von 50–60 % der Muttersubstanz zu erhöhen [9, 10, 27].

Von größerer praktischer Relevanz als die absolute Höhe der Resorption ist jedoch die Tatsache, daß ihre Variabilität und damit die Schwankung des Wirkspiegels mit zunehmender Verbesserung der Bioverfügbarkeit abnimmt, d.h. eine sicherere Einstellung des Patienten auf die individuell benötigte Dosis ermöglicht wird.

Inzwischen ist es jedoch durch Verbesserung der Galenik von klassischen Digoxinpräparaten gelungen, deren Bioverfügbarkeit in denselben Bereich zu steigern wie er mit den halbsynthetischen Derivaten erzielt wird, so daß kein nennenswerter Resorptionsunterschied mehr besteht [22].

Das weitere Schicksal der halbsynthetischen Digoxinderivate im Organismus besteht in einer Freisetzung von Digoxin entweder durch Desacetylierung bereits in der Darmwand oder durch Demethylierung in der Leber, so daß letztlich ihre Eliminationskinetik nur von dem auf diese Weise demaskierten Digoxin bestimmt wird [27].

Somit blieb trotz Verbesserung der Bioverfügbarkeit bei diesen halbsynthetischen Derivaten ein weiteres pharmakokinetisches Problem noch ungelöst: die Abhängigkeit der Digoxinelimination von der Nierenfunktion, die nicht nur bei spezifischen Erkrankungen, sondern auch bei der altersbedingten Einschränkung der renalen Eliminationsfähigkeit zu Dosisanpassungsschwierigkeiten führen kann.

Ein weiterer Weg der differenzierten Entwicklung besser verträglicher Herzglykoside wurde 1963/64 von Repke und Megges eingeschlagen [23, 24, 25].

Ausgehend von Gitoxin, einem extrem schlecht löslichen, deshalb fast nicht resorbierbaren und therapeutisch nicht nutzbarem Glykosid aus Digitalis purpurea, wurde ein Pentaacetylderivat (welches allerdings bereits Cloetta 1926 bekannt war) synthetisiert (Abb. 6) mit der Zielsetzung, durch Verbesserung der Resorptionsquote einerseits ausreichende Wirkspiegel zu erreichen, andererseits die lokalen Reizwirkungen im Magen-Darmkanal – wie Erbrechen und Durchfall – zu vermindern. Beides wurde erreicht, da die Resorption auf beachtliche 70 bis 85 % anstieg.

Gleichzeitig sah Repke hierbei das Prinzip der „Wirkungskaschierung" realisiert, mit dem Resultat einer besseren Verträglichkeit: er konnte nämlich in Experimenten an Ratten nachweisen,

β-Methyl-Digoxin

β-Acetyldigoxin

Digoxin

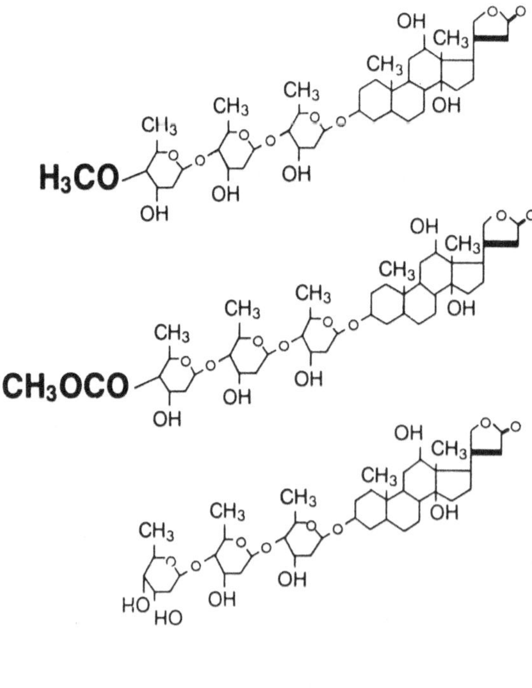

Abb. 5

Digoxin und seine halbsynthetischen Derivate β-Methyldigoxin (LANITOP) und β-Acetyldigoxin (NOVODIGAL).

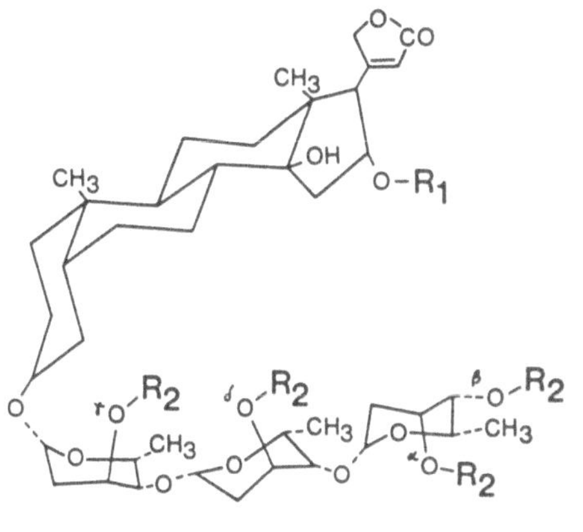

	R_1	R_2
GITOXIN	- H	- H
PENGITOXIN	- $COCH_3$	- $COCH_3$
GITOFORMAT	- CHO	- CHO
16-Acetylgitoxin	- $COCH_3$	- H
16-Formylgitoxin	- CHO	- H

Abb. 6 Gitoxin und seine halbsynthetischen Derivate Pengitoxin (Carnacid-Cor) und Gitoformat (Dynocard) sowie die daraus entstehenden Hauptmetabolite.

daß aus dem nur relativ schwach wirksamen pentaazetylierten Gitoxinderivat – gemessen an der Wirkung auf ATPase und Darmtonus – nach der Resorption durch Metabolisierung die wesentlich stärker wirkende Muttersubstanz, das Gitoxin, als eigentlicher Wirkstoff freigesetzt wurde [23, 24].

Dieser Zusammenhang wurde auch als Erklärung für die im Vergleich zu Digoxin und Digitoxin deutlich geringere zentral-nervöse Toxizität von Pentaacetylditoxin herangezogen, da Gitoxin kaum die Bluthirnschranke zu durchdringen vermag.

Ein analoger Weg wurde praktisch zur gleichen Zeit mit der Entwicklung von Pentaformylgitoxin (= Gitoformat, Abb. 6) beschritten [8, 19]. Auch diese Substituenten dienen nur als „Gleitschiene" für eine verbesserte Resorption – in diesem Fall von 85 bis 90 %, wonach dann ebenfalls durch Abspaltung der Formylreste Gitoxin als eigentlicher Wirkstoff freigesetzt werden sollte. Die Vorteile einer solchen „Drug Latentiation" würden in einer besseren Verträglichkeit von seiten des Magen-Darmkanals und Zentralnervensystems sowie in einer relativ raschen Abklinggeschwindigkeit mit guter Steuerbarkeit bestehen.

Dieses ursprüngliche Konzept von Repke – das Einschleusen von Gitoxin in maskierter Form und die anschließende Nutzung seiner günstigen pharmakokinetischen Qualitäten – ließ sich jedoch nicht in allen Punkten realisieren, da – im Gegensatz zur Ratte – beim Menschen kaum Gitoxin aus diesen Verbindungen freigesetzt wird, sondern zu 80 bis 90 % die in 16-Position azetylierten, bzw. formylierten Derivate des Gitoxins entstehen (Abb. 6), welche die eigentlichen Wirkstoffe darstellen und eine dem Digitoxin nahestehende Kinetik aufweisen [1, 18].

Wenn somit auch nicht alle Erwartungen erfüllt wurden, so hat diese neuere Entwicklung der Glykosidderivatisierung bei Gitoformat immerhin zu einem vorzüglich resorbierbaren Präparat mit einer nierenfunktionsunabhängigen Elimination geführt [26], welches sich deshalb in praxis durch eine gute Verträglichkeit auszeichnen sollte.

Aus diesen Ausführungen dürfte ersichtlich geworden sein, daß trotz 200 Jahren wissenschaftlicher Beschäftigung mit Digitalis bis heute kein ideales Herzglykosid zur Verfügung steht, welches problemlos, gewissermaßen in allen Lebenslagen, eingesetzt werden könnte. Die Reindarstellung der Wirkstoffe und ihre halbsynthetische Derivatisierung haben aber die therapeutischen Möglichkeiten erheblich verbessert und die Risiken vermindert, so daß bei Beachtung der inzwischen ebenfalls definierten pharmakokinetischen Zusammenhänge mit diesen Präparaten weitgehend problemlos eine rationale Therapie der Herzinsuffizienz mit vertretbarem Nutzen-Risiko-Verhältnis durchgeführt werden kann.

Literatur

[1] Aderjan, R.: Erfassung und Bestimmung von Gitoformat (Dynocard) und dessen Metaboliten im Serum. Med. Klin. Prax. Sondernummer 2, 11–14, 1983

[2] Bijlsma, U. G., A. A. Hijmans van den Bergh, R. Magnus, J. S. Meulenhoff und M. J. Roessingh: Die Digitalis und ihre therapeutische Anwendung. Springer Verlag, Berlin, 1923

[3] Bolte, H. D., (Hrsg.): Katecholamine und Vasodilatantien bei Herzinsuffizienz. Springer Verlag, Berlin, 1981

[4] Edens, E.: Die Digitalisbehandlung. Urban & Schwarzenberg, Berlin, 1934

[5] Erdmann, E. (Hrsg.): Therapie mit Herzglykosiden. Springer Verlag, Berlin, 1983

[6] Erdmann, E.: Historisches zu den Herzglykosiden. In: (5), 135–136, 1983

[7] Fraenkel, A.: Zur Digitalistherapie. Über intravenöse Strophanthintherapie. Verh. Dtsch. Ges. Inn. Med. 23, 257–265, 1906

[8] Georges, A., J. Page, G. Duvernay: Biological activity of formyl derivatives of digitalis glycosides. Arch. Int. Pharmacodyn. 153, 436–449, 1965

[9] Greeff, K. (Hrsg.): Probleme der klinischen Prüfung herzwirksamer Glykoside. Steinkopff Verlag, Darmstadt, 1968

[10] Greeff, K. (Hrsg.): Cardiac glycosides. Handbook of Exp. Pharmacol. 56, Springer Verlag, Berlin, 1981

[11] Greeff, K., H. Schadewaldt: Introduction and remarks on the history of cardiac glycosides. In: (10) 56/I, 1–12, 1981

[12] Grosse-Brockhoff, F.: Herzbehandlung mit dem „Fingerhut" einst und jetzt. Westdeutscher Verlag, Opladen, 1980

[13] Grosse-Brockhoff, F., T. Hausamen: 200 Jahre Herztherapie mit Digitalis. Dtsch. Med. Wschr. 100, 1980–1991, 1975

[14] Güntert, Th. W., H. H. A. Linde: Cardiac glycosides: Prerequisites for the evelopment of new cardiotonic compounds. Experientia, 33, 697–703, 1977

[15] Güntert. Th. W., H. H. A. Linde: Chemistry and structure-activity relationship of cardiac glycosides. In: (10) 56/I, 13–24, 1981

[16] Hatcher, R. A., R. Brody: The biological standardisation of drugs. Amer. J. Pharm. 82, 360, 1910

[17] Haustein, K. O. (Hrsg.): Klinische Pharmakologie von Digitalisglykosiden. Ergebn. Exp. Med. 37, VEB Verlag Volk und Gesundheit, Berlin, 1980

[18] Haustein, K. O.: Zur klinischen Pharmakologie von Pentaacetylgitoxin. Ergebn. Exp. Med. 37, 53–62, 1980

[19] Hupin, C.: Dérivés formylés de glucosides de la digitale. Belgische Patentschrift 500111, 1962

[20] Just, H., W. D. Bussmann (Hrsg.): Therapie der chronischen Herzinsuffizienz mit Vasodilatantien. Edition Medizin, Weinheim, 1981

[21] Klaus, W.: Phytotherapie aus der Sicht des Pharmakologen. Therapiewoche 33, 2436–2449, 1983

[22] Kuhlmann, J.: Biologische Verfügbarkeit von Digoxin (Lanicor) 1974–1980. Dtsch. Apoth. Ztg. 120, 2226–2228, 1980

[23] Repke, K. R. H.: Biochemie und Klinik der Digitalis. Internist 7, 418–425, 1966

[24] Repke, K. R. H.: Biochemische Aspekte der Digitalistherapie. Ber. Ges. Inn. Med. 7, 8–17, 1970

[25] Repke, K. R. H.: Biochemische Grundlagen der Entwicklung neuartiger Herzmittel des Digitalistyps. Pharmazie 27, 693–701, 1972

[26] Rietbrock, N., R. G. Alken, M. Ulbrich: Pharmakokinetik zu Gitoformat, Med. Klin. Prax. Sondernummer 2, 15–19, 1983

[27] Rietbrock, N., B. G. Woodcock: Pharmacokinetics of digoxin and derivatives. In: (10) 56/II, 31–56, 1981

[28] Schüren, K. P., N. Rietbrock: Digitalisbedhandlung in Deutschland. Beispiel einer unkritischen Arzneimittelverordnung. Dtsch. Med. Wschr. 107, 1935–1938, 1982

[29] Steinegger, E., H. Hänsel: Lehrbuch der Pharmakognosie. Spirnger Verlag, Berlin, 1972

[30] Stenius, R.: Die Geschichte der Digitalis purpurea und ihre Bedeutung in der Medizin bis etwa zum Jahre 1870. Inauguraldissertation, Leipzig, 1916

[31] Withering, W.: An account of the foxglove and some of its medical uses: with practival remarks on dropsy and other diseases. M. Swinney, Birmingham, 1785.

Radioimmunologische Bestimmung von Gitoformat und Metaboliten nach vorausgehender Trennung mit HPLC

R. Aderjan

Gitoformat ist ein 5fach mit Ameisensäure verestertes Gitoxin-Derivat, dessen Formyl-Gruppen unterschiedliche Hydrolyseempfindlichkeit aufweisen (Abb. 1). Während die im Gitaloxin bereits in der Natur beobachtete Formylierung der 16-β-Position offensichtlich die stabilste Veresterung mit Ameisensäure ergibt, erweisen sich nach Hupin (1966a, b, 1982) die beiden endständigen Formyl-Gruppen des dritten Digitoxose-Restes in α- oder β-Position (4‴) als wesentlich labiler als die Formyl-Gruppen in α-Stellung der mittelständigen Digitoxose (3′ und 3″). Aus diesen chemisch-kinetischen Voraussetzungen zeigte sich bereits eine Richtung zur Erfassung von Gitoformat-Metaboliten. Neben der entformylierenden Hydrolyse, die vor allem im wäßrigen Medium zu erwarten ist, verlangte auch die bei den Digitalis-Glykosiden bekannte Abspaltung von Digitoxosen zu Bis- bzw. Mono-digitoxosiden eine besondere Aufmerksamkeit.

Daß metabolische und Umverteilungs-Prozesse die Schwankungen im Zeitverlauf der Glykosid-Konzentration im Serum während der ersten 6 Stunden nach Applikation verursachen könnten, war bereits bei den Serumspiegelbestimmungen zur Untersuchung der Pharmakokinetik (Abb. 2) von Gitoformat auffällig (Rietbrock und Mitarb., 1983). Metabolisierungsprozesse und gegenüber langen Plasmahalbwertszeiten rascher verlaufende Verteilungsprozesse können zu einer scheinbaren Verkürzung der terminalen

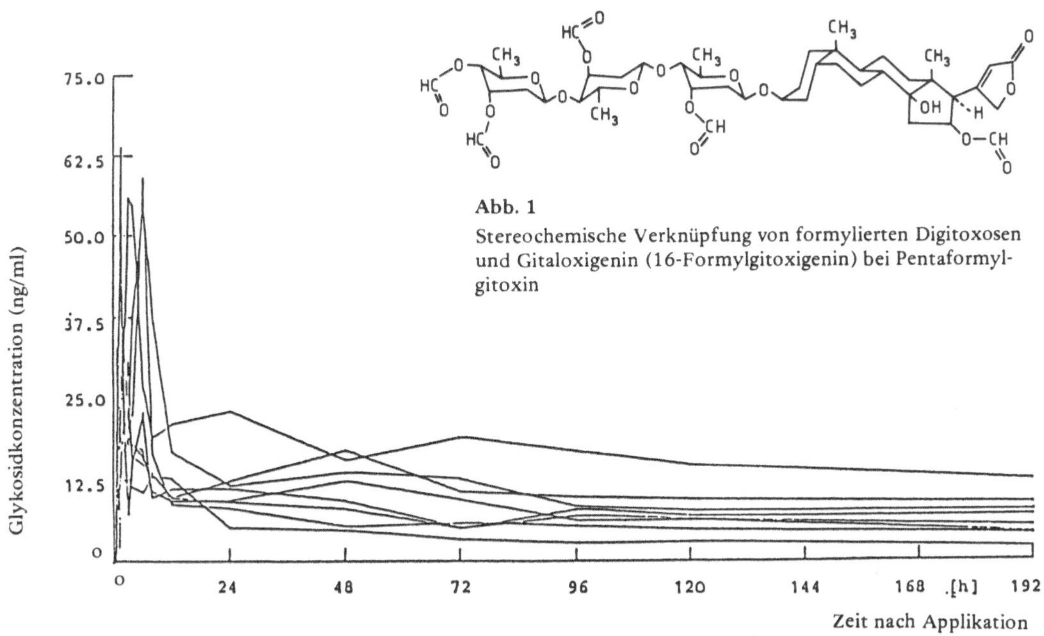

Abb. 1
Stereochemische Verknüpfung von formylierten Digitoxosen und Gitaloxigenin (16-Formylgitoxigenin) bei Pentaformylgitoxin

Abb. 2 Serumspiegelverläufe nach Gitoformat-Applikation (1,2 mg oral) bei 8 Probanden (nach Rietbrock und Mitarbeitern). Hinweise auf Metabolisierungsprozesse während 72 Stunden nach Gabe.

Elimination führen und sie besitzen deshalb auf deren Bestimmung einen Einfluß.

Für die Auftrennung der Gitoformat-Metaboliten ist die Hochdruckflüssigkeitschromatograhie an Octadecylsilan-Umkehrphasen (RP 18) die geeignetste Trennmethode. Wesentliche Voraussetzung ist die Kenntnis der Retentionszeiten und -zonen für die radioimmunologische Erfassung relevanter Metaboliten, da von den aufgetrennten Stoffen die entsprechenden Laufmittelfraktionen gesammelt und untersucht werden müssen. Die Absorptionsbande der Cardenolide im Ultraviolettwellenlängenbereich bei 220 nm erlaubt noch eine spektrophotometrische Detektion von ca. 20 ng Stoffmenge (Castle 1975). Die wichtigste Bedingung ist jedoch, daß die Einzelstoffe so weit und vollkommen aufgetrennt werden können, daß die UV-Meßsignale bis zur Peak-Basis einzeln darstellbar sind.

In dem zu erwartenden Herzglykosid-Konzentrationsbereich nach Gitoformat-Aufnahme zwischen 0,5 und 50 ng/ml werden schließlich keine von Untergrund unterscheidbaren UV-Meßsignale mehr erhalten, so daß die Substanzen im Mikro-Maßstab „auf Verdacht" präparativ isoliert werden müssen. Dies setzt ein reproduzierbares Trenn- und Retentionsverhalten des gewählten Analysenverfahrens voraus.

Über die Kombination von HPLC mit Radioimmunoassay berichteten als erste Loo und Mitarb. (1981) sowie Nelson und Mitarb., (1979) die Digoxin und davon abgetrennte Metaboliten aus menschlichem Plasma radioimmunologisch erfaßten. Trenn-Beispiele für Gitoxin und 16-Formylgitoxin (Gitaloxin) wurden zuerst von Linley und Mitarb. (1981) angegeben.

Ermittlung eines geeigneten HPLC-Trennverfahrens

In Tab. 1 sind die Ergebnisse von Stabilitätsuntersuchungen der einzelnen, als Referenz dienenden Stoffe in verschiedenen Lösungsmitteln und deren Gemischen zusammengefaßt. Auffällig ist, daß sich Gitoxin in einer Konzentration von 1 mg/ml in allen Medien außer Chloroform lösen läßt. Deutlich erkennbar ist, daß die formylierten Glykoside sich in polaren, protischen Lösungsmitteln wie Wasser und Methanol bzw. deren Gemische relativ rasch die Hydrolyse der Formylester bewirken. In Acetonitril oder Chloroform findet kaum eine Ester-Hydrolyse statt. In Acetonitril bewirken auch Wasseranteile von 20 % und mehr (unter Chromatographiebedingungen an RP 18-Material sogar bis zu 50 %) innerhalb von 1 bis 2 Stunden noch keine nennenswerte Hydrolyse. Das gleiche gilt für Serum, bei dessen Eiweißgehalt praktisch nicht von einem „wäßrigen Medium" gesprochen werden kann. Offensichtlich schützen die lipophilen Eiweißkomponenten und die Eiweißbindung, zumindest die stabileren Ester-Gruppierungen vor der Hydrolyse.

Tabelle 1: Stabilität und Löslichkeit von Gitoformat und dessen Metaboliten in verschiedenen Lösungsmitteln und Serum.

Lösungsmittel	Glykosid Gto	16FGto	OmfGto	PfGto	Gtog	16FGtog	Gtog-md	Gtog-bd
Methanol	l	l, z, r	l, z, r	l, z	l	l, z, r	l	l
Acetonitril	l	l	l, z, a	l	l	l	l	l
Chloroform/Methanol 1 : 1	l	l, z	l, z	l, z	l	l, z	l	l
Chloroform (+)	sl	l	l	l	l	l	l	l
Acetonitril/Wasser 8 : 2	l	l	l, z, a	l	l	l	l	l
Acetonitril/Methanol 8 : 2	l	l	l, z, a	l	l	l	l	l
Wasser	l	l, z, r	l, z, r	l, z, r	l	l, z, r	l	l
Serum (+ +)	l	l, z, a	l, z, a	l, z, a	l	l, z, a	l	l

Gto = Gitoxin, 16FGto = 16-Formylgitoxin, OmfGto = Ortho-monoformylgitoxin, PfGto = Pentaformylgitoxin, Gtog = Gitoxigenin, 16FGtog = 16-Formylgitoxigenin, Gtog-md = Gitoxigenin-monodigitoxosid, Gtog-bd = Gitoxigenin-bisdigitoxosid. l = löslich stabil, sl = schlecht löslich, z = zersetzt, r = rasch, a = mit der Zeit.

(+) Dichlormethan verhält sich ebenso.

(+ +) In Serum werden die Formylgruppen durch lipophilen Einfluß der Eiweiße vor Zersetzung geschützt. Erst nach längerer Zeit erfolgt Hydrolyse.

Um Gitoformat von dessen Metaboliten abzutrennen, erwies sich zunächst ein zweiphasiger, analytischer Trennlauf als geeignet, wobei zunächst ein höher wasserhaltiges Laufmittelsystem (Acetonitril/Wasser 37 : 63) Gitoxin und dessen zuckerärmere Metabolite soweit wie möglich trennt. Nach 2 Minuten wird schließlich auf eine Acetonitril-Wasserphase 60 : 40 umgestellt, die nach ca. 7 Minuten die Säule passiert und dabei die Laufzeiten der lipophileren formylierten Gitoxin-Derivate erheblich beschleunigt. Dabei wird erreicht, daß während des chromatographischen Laufs eine Hydrolyse der Formyl-Gruppen ebenso unterbunden wird wie eine Verbreiterung des Elutionsbereichs einer Substanz durch Diffusion, was sich bei langen Laufzeiten unweigerlich einstellt. Bei den Voruntersuchungen wurde bereits deutlich, daß Laufmittelsysteme aus der Kombination von Methanol und Wasser zu einer so raschen Hydrolyse aller Formyl-Gruppen führen, daß bei allen formylierten Gitoxin-Derivaten ausschließlich Gitoxin registriert wird.

Tab. 2 zeigt die ermittelten Retentionszeiten. Die Auftrennung in diesem System konnte zunächst für die qualitative Analyse der Metaboliten im Serum benutzt werden. Mit dem genannten Trennsystem können die monoformylierten Gitoxin-Derivate, Gitaloxin (16-Formylgitoxin) und Ortho-monoformylgitoxin noch nicht getrennt werden, ebenso Gitaloxigenin nicht von Gitoxin-bisdigitoxosid sowie Gitoxinmonodigitoxosid nicht von Gitoxigenin.

Tabelle 2: HPLC-Retentionszeiten von Gitoformat und fraglichen Metaboliten im Laufmittel Acetonitril/H_2O, 37 : 63, für 2 Minuten und nachfolgend Acetonitril/H_2O, 60 : 40, an RP 18-Trennmaterial Säule 4 mm/25 mm, Fluß 2 mm/min

Glykosid oder Genin	Retentionszeit (min)	
Pentaformylgitoxin	14,6	
Ortho-monoformylgitoxin	11–13	schlecht trenn- und faßbar
16-Formylgitoxin		
Gitoxin	7,4	
Gitaloxigenin	5,9	
Gitoxigenin-bisdigitoxosid	5,9	
Gitoxigenin-monodigitoxosid	4,45	nicht völlig trennbar
Gitoxigenin	4,03	

Deren vollkommene Auftrennung leistete eine Erweiterung des Analysensystems auf 2 Trennsäulen nach Abb. 3, wobei die Laufzeiten entsprechend lang werden, die Trennung dafür aber vollständig gelingt.

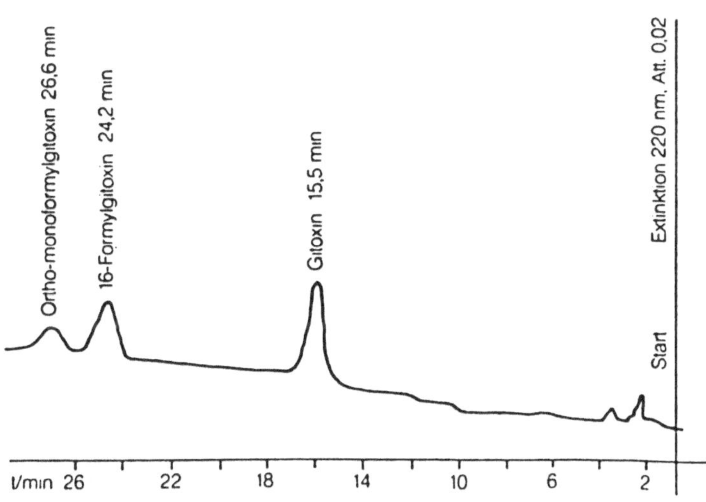

Abb. 3 Trennung von Gitoxin, 16-Formylgitoxin und Ortho-monoformylgitoxin mit HPLC. Trennsäulen: 2 X 250 mm X 4 mm RP 18 Lichrosorp; Laufmittel: Acetonitril/Wasser 35 : 65; Fluß: 2 ml/min; Einspritzmenge: 400 ng/20 μl; Schreibervorschub: 5 mm/min.

Radioimmunologische Erfassung der Metaboliten

Unter Ausnutzung der Kreuzreaktion für Gitoxin läßt sich für die Bestimmung der Glykosid-Spiegel nach Gitoformat-Gabe ein Digitoxin-Radioimmunoassay der Firma Clinical-Assays (bezogen durch Travenol GmbH, München) verwenden. Die von Alken (1983) ermittelten Kreuzreaktions-Bindungskurven für Gitoxin und Gitoxin-Derivaten (Abb. 4) betragen gegenüber Gitoxin 72 % für Ortho-monoformylgitoxin, 56,3 % für Gitoxigeninmonodigitoxosid, 53 % für Gitoxigenin-bisdigitoxosid, 33 % für Gitoxigenin, 12 % für Pentaformylgitoxin und 16 % für 16-Formylgitoxin. Diese Werte konnten durch eigene Untersuchungen bestätigt werden. Extrahiert man den Glykosid-Gehalt aus 5 bis 10 ml Serum, so ergeben sich unter Ausnutzung der Kreuzreaktivität gegenüber den einzelnen Gitoxin-Derivaten Erfassungsgrenzen je nach Serummenge zwischen 0,5 und 2 ng/ml für die 16-formylierten Stoffe 16-Formylgitoxin und Pentaformylgitoxin sowie von 0,25 ng/ml für Gitoxin und die zuckerärmeren Metabolite.

Der Glykosid-Gehalt in allen radioimmunologischen Fraktionen wird erst nach Abspaltung der 16-Formylgruppe gemessen, indem die für den jeweiligen Metaboliten gesammelte chromatographische Fraktion im Vakuum oder durch Gefriertrocknung bis zur Trockne eingeengt, mit Methanol behandelt und schließlich nach dessen Abdampfen in Glykosid-freies Serum aufgenommen werden, aus dem die radioimmunologische Bestimmung vorgenommen werden kann.

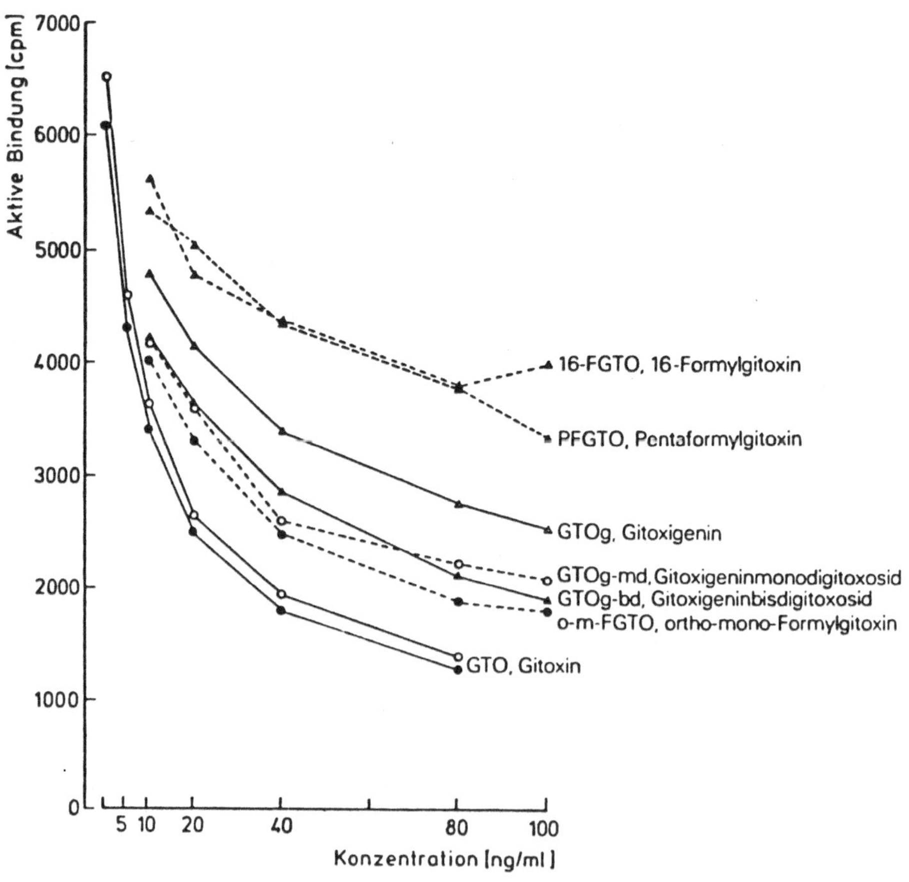

Abb. 4 Kreuzreaktionen-Bindungskurven für Gitoxin und Gitoxin-Derivate im optimierten 125 J-GTO-RIA (Clinical Assays) nach Alken (1983).

Serumkonzentrationen von Gitoformat und dessen Metaboliten

In Abb. 5 sind die Konzentrationsverläufe von den Glykosiden dargestellt, die bei der radioimmunologischen Analyse von chromatographischen Fraktionen faßbar waren. Man sieht, daß das 16-Formylgitoxin den Hauptmetaboliten von Pentaformylgitoxin darstellt. Daneben können geringe Mengen Ortho-monoformylgitoxin vorkommen; es war jedoch nicht in allen Fällen nachweisbar. Die Analyse bezieht sich auf Serumproben, die nach Ablauf von 1 Stunde, 12 Stunden und 72 Stunden nach Aufnahme abgenommen wurden (siehe Rietbrock u. Mitarbeiter, 1983). Während dieses Zeitraums fällt die Konzentration an 16-Formylgitoxin ab, während praktisch über den gesamten Zeitraum Gitoxin im Serum nachzuweisen ist. Andere Metaboliten konnten aus den isolierten Fraktionen der zuckerärmeren Gitoxin-Metaboliten sowie von 16-Formylgitoxigenin (Gitaloxigenin) nicht nachgewiesen werden. Während in der Fraktion des Ortho-monoformylgitoxin im ersten Untersuchungsverfahren auch noch höher formylierte oder zuckerärmere Derivate des 16-Formylgitoxin vorhanden sein konnten, erbrachte die Feinanalyse über die doppelte chromatographische Trennstrecke hierfür bislang keine Hinweise. Obwohl nicht ausschließbar ist, daß höher formylierte Metaboliten unterhalb der Erfassungsgrenze vorkommen, scheinen jedoch Biotransformationsschritte von Ortho-monoformylgitoxin und von höher formylierten Gitoxin-Derivaten oder zuckerärmeren Produkten zu Gitoxin oder dessen zuckerärmeren Abkömmlingen quantitativ kaum eine Bedeutung zu besitzen. Wenn man die Werte der Direktbestimmung der Serumproben nach Rietbrock und Mitarb. (1983) mit den Werten vergleicht, die nach chromatographischer Trennung erhalten wurden, so zeigt sich nach Tab. 3 ein hoher Grad an Übereinstimmung.

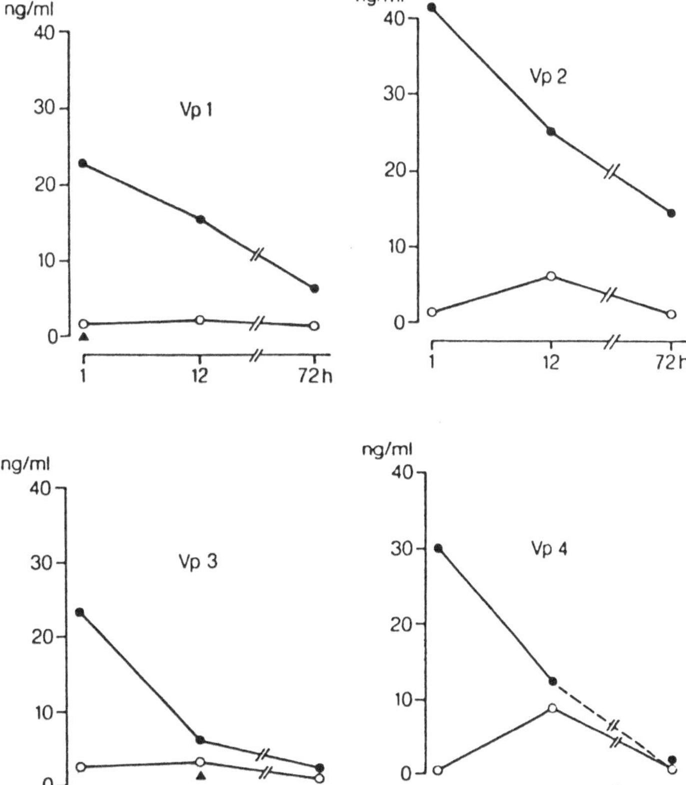

Abb. 5 Darstellung der Konzentrationsverläufe von Gitoxin (○), 16-Formylgitoxin (●) und Orthomonoformylgitoxin (▲) im Serum von vier Versuchspersonen. Konzentrationen in ng/ml (Ordinate), Zeit in Stunden (Abszisse), V_p = Versuchsperson.

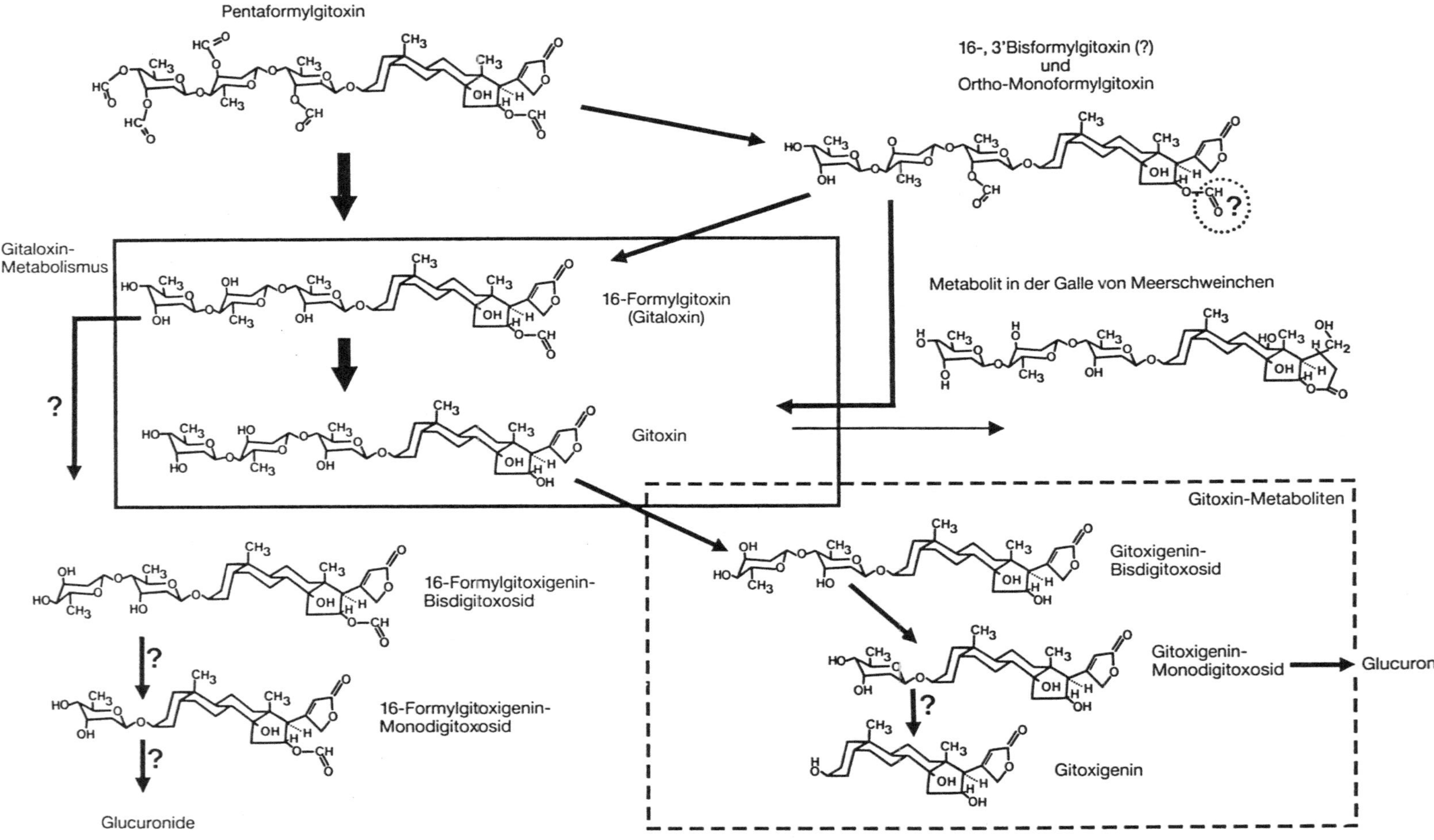

Abb. 6 Metabolismus von Pentaformylgitoxin, zusammengesetzt aus dem Metabolismus von 16-Formylgitoxin und dem Metabolismus von Gitoxin (siehe Text). Zuckerärmere Stoffwechselprodukte im Serum sind ohne Bedeutung. Ob eine Koppelung an Glucuronsäure über ein Monodigitoxosid stattfindet ist unbekannt.

Tabelle 3: Nach Trennung mittels HPLC durch zwei Säulen RP 18, 250 X 4 mm bestimmte Meßwerte der Serumkonzentration von Gitoxin, 16-Formylgitoxin und Ortho-monoformylgitoxin. Vergleich zu den als Gitoxin-Äquivalente vorgegebenen Meßwerten nach Rietbrock und Mitarbeitern.

Versuchsperson und Serumprobe nach Stunden		Gitoxin (ng/ml)	16-Formylgitoxin (ng/ml)	Ortho-monoformylgitoxin (ng/ml)	Werte [10]
Vp 1	1 Std.	2,0	22,2	2,2	17,7
	12	2,9	16,6	X	12,7
	72	1,6	7,0	X	3,2
Vp 2	1	2,2	42,6	X	30,2
	12	6,6	25,4	X	21,2
	72	2,3	14,4	X	19,0
Vp 3	1	3,0	23,0	X	40,2
	12	3,7	6,4	1,6	11,1
	72	1,5	2,4	X	4,9
Vp 4	1	0,25	30,0	X	16,9
	12	9,0	12,4	X	16,8
	72	0,25	X	X	12,6

X = unterhalb der Erfassungsgrenze von 0,25 ng/ml für Gitoxin und 0,5 bis 2 ng/ml für 16-Formylgitoxin.

Metabolismus und Elimination

Nicht zu übersehen ist die Analogie des Stoffwechsels von Gitoformat (Abb. 6) zum Pentaacetyl-Gitoxin. Bei Pentaacetylgitoxin findet vor allem in der Leber, jedoch auch im Intestinaltrakt, im Blut und in anderen Geweben eine rasche Abspaltung der Acetyl-Gruppen ab (Morita u. Mitarb. (1969), Repke und Megges (1963), Haustein und Mitarb. (1978)). Der Hauptmetabolit ist 16-Acetylgitoxin (Haustein u. Mitarb. 1978a und 1978b). Gitoxin als Metabolit von Pengitoxin im Blut wurde vor allen Dingen bei der Ratte beobachtet, neben Spuren der Muttersubstanz (Förster und Mitarb., 1967, Megges und Mitarb. 1976 u. 1977, Repke und Megges, 1963).

Auch beim Gitoformat werden die Ester-Gruppierungen sehr rasch abgespalten, wobei wegen der Hydrolyse-Empfindlichkeit des Moleküls eher an eine spontane Entformylierung als an eine Abspaltung durch enzymatisch-metabolische Funktionen zu denken ist. Dies gilt auch für 16-Formylgitoxin, dessen Umwandlung im Serum außerhalb des Körpers im Inkubationsversuch ebensfalls nur langsam vonstatten geht. Während entsprechend der Stabilität der Ester-Gruppierungen Ortho-monoformylgitoxin als Metabolit zu beobachten ist, bleibt bislang unsicher, ob nicht eine zweifache, auch noch in 16-β-Stellung eine Formylierung erhalten bleibt (Abb. 6). Ein solcher Metabolit leitet sich theoretisch aus den Stabilitätsbedingungen der Formylgruppen ab. Ein von Kadima und Mitarb. (1982) gefundener Metabolit aus der Galle von Meerschweinchen wurde nicht näher untersucht (Abb. 6).

Ein besonderer Vorteil bei der Beurteilung des Gitoformat-Metabolismus ist es, daß Wirkverlauf und Abbau des entstandenen Gitaloxin weitgehend bekannt sind (Lingner und Mitarb., 1963, Storz, 1959). Nach Scholtan et al. (1966) soll die Serumalbuminbindung nur 53,6% betragen. 16-Formylgitoxin wird nach Applikation fast vollständig zu Gitoxin biotransformiert, dessen Abbaugeschwindigkeit wiederum durch die Verkürzung der Zuckerkette bestimmt wird. Nach Untersuchungen von Repke (1963, 1970) sowie Repke und Lauterbach (1960) unterliegt das Gitoxigenin einer Epimerisierung und Konjugation, die zur Ausscheidung führt. Identität und Menge solcher Ausscheidungsprodukte im Serum sind bislang bei allen Digitalis-Glykosiden noch nicht ausreichend untersucht. Von Repke (1958) gefundene, nicht näher identifizierte Gitoxinkonjugate dürften sich vermutlich aus dem Mono-digitoxosid bilden, analog zu bsp. Digitoxin (Kuhlmann 1981). Ob sich von 16-Formylgitoxin zuckerärmere Spaltprodukte bilden und hieraus Glucuronid- oder Sulfatkonjugate entstehen, ist unbekannt. Das isolierte 16-Formylgitoxigenin konnten wir nicht fassen.

Nach unseren Untersuchungen kann gesagt werden, daß Pentaformylgitoxin als Transportform („Pro-drug") dient, die die orale Aufnahme der eigentlichen Wirkform des 16-Formylgitoxin ermöglicht. Aus der Eiweißbindung von 70% ist auf ein relativ geringes Verteilungsvolumen dieser Substanz zu schließen, so daß auch in den Geweben, in denen sich Gitoxin hydrolytisch bilden dürfte, nur relativ geringe Konzentrationen dieses Glykosids zu vermuten sind. Aus Hämoperfusionsstudien ist bekannt, daß die Elimination der gewebsgefundenen Herzglykoside durch die Geschwindigkeit des Rückstroms aus den Geweben limitiert wird (Gibson 1980). Dieser Vorgang erklärt die permanent zu beobachtenden Gitoxin-Pegel im Serum. Eine laufende Neubildung von Gitoxin ließe ebenso vermuten, daß in den Geweben das Konzentrationsverhältnis 16-

Formylgitoxin zu Gitoxin leicht zugunsten des Gitoxin verschoben sein könnte. Die aus den Bestimmungen der Serumkonzentrationen abzuleitende terminale Halbwertszeit dürfte im wesentlichen durch den Abbau von 16-Formylgitoxin und die daraus resultierende Ausscheidung des entstandenen Gitoxin gegründet sein.

Zusammenfassung

Die Kenntnis der im Serum faßbaren Stoffwechselprodukte ist die Voraussetzung für die Beurteilung der Pharmakokinetik und die richtige Bewertung von Serumspiegelkontrollen. Mittels Radioimmunoassay bei vorangegangener Auftrennung der Stoffwechselprodukte von Gitoformat mittels HPLC läßt sich zeigen, daß 16-Formylgitoxin der Hauptmetabolit von Gitoformat im Serum ist. Daneben läßt sich Gitoxin bei plateauförmigem Verlauf in wesentlich geringeren Konzentrationen nachweisen und Ortho-monoformylgitoxin, ein weiterer postulierter Metabolit, kommt nach Aufnahme nur während der ersten 12 Stunden in quantitativ wenig bedeutenden Konzentrationen vor. Daraus ist zu schließen, daß von Pentaformylgitoxin entweder bei Darmpassage oder durch einen First-pass-Effekt rasch 4 Formyl-Gruppen zu 16-Formylgitoxin abgespalten werden, die letzte Ester-Gruppierung aber wesentlich höhere Stabilität aufweist. Der Konzentrationsverlauf von Gitoxin weist auf ein Fließgleichgewicht zwischen dem Abbau von 16-Formylgitoxin zu Gitoxin und dessen Elimination hin. Die Formylgruppen neigen zu spontaner hydrolytischer Spaltung in protonenhaltigen Lösungsmitteln. Demnach besitzen enzymatische Funktionen primär wenig Anteil an den Stoffwechselschritten des Pentaformylgitoxin, die sich aus dem Metabolismus von 16-Formylgitoxin und von Gitoxin ableiten und analog zu Pentaacetylgitoxin verlaufen.

Literatur

Aderjan, R. (1982): Habilitationsschrift Fak. f. Theoretische Medizin der Universität Heidelberg

Aderjan, R. (1983): Erfassung und Bestimmung von Gitoformat (Dynocard) und dessen Metaboliten im Serum. Med. Klin. Prax. Sondernummer 2: 11

Alken, R. G. (1983): Med. Klin. Prax. Sondernummer 2: 7

Castle, H. C. (1975): J. Chromatogr. 115: 437

Förster, W. u. Mitarb. (1967): Naunyn-Schmiedebergs Arch. Pharmacol. exp. Pathol. 527: 18

Gibson, T. P. (1980): Clin. Toxicol. 17: 501

Haustein, K. O. u. Mitarb. (1978): Int. J. Clin. Pharmacol. Biopharm. 16: 285

Haustein, K. O. u. Mitarb. (1978): Europ. J. Clin. Pharmakol. 14: 425

Hupin, C., Georges, A., Page, J., Duvernay, G. (1966a): Arch. Int. Pharmacodyn. Ther. 164: 47, zitiert nach Hupin 1982

Hupin, C. (1966b): J. Pharm. belg., 515, zitiert nach Hupin 1982

Hupin, C. (1982): pers. Mitteilung

Kadima, L. N., Lhoert, G., Lesne, M. (1982): Eur. J. Drug Metabol. Pharmacokinetics 7: 111

Kuhlmann, J. (1981): Metabolismus von Digitoxin. In: K. Kochsiek, N. Rietbrock (Hrsg.): Digitalistherapie bei Herzinsuffizienz. Urban u. Schwarzenberg, München; Wien; Baltimore

Ligner, K. u. Mitarb. (1963): Arzneimittel-Forsch. 13: 764

Linley, P. A., Mohamed, A. G. M. (1981): J. High Res. Chromatogr. 4: 239

Loo, J. C. K., McGilveray, I. J. M., Jordan, V. (1981): J. Liquid. Chrom. 4: 879

Megges, R., Repke, K. (1961): Naunyn-Schmiedebergs Arch. exp. Pathol. Pharmak. 241: 534

Megges, R. u. Mitarb. (1976): Acta. pharmac. suecica 13: Suppl. 15

Megges, R. u. Mitarb. (1977): Pharmazie 32: 665

Morita, J. u. Mitarb. (1969): Chem. Pharmac. Bull (Tokyo) 17: 120

Nelson, H. A., Lucas, S. V., Gibson, T. H. D. (1979): J. chromatogr. (Biomed. Appl.) 163: 169

Repke, K. (1958): Naturwiss. 45: 366

Repke, K., Lauterbach, F. (1960): Naunyn-Schmiedebergs Arch. exp. Pathol. Pharmak. 238: 46

Repke, K., Megges, R. (1963): Dtsch. Gesundheitswesen 18: 1325

Repke, K. (1970): Österr. Apot. Ztg. 24: 15

Rietbrock, N., Alken, R. G., Ulbrich, M. (1983): Med. Klin. Prax. Sondernummer 2: 15

Scholtan, W. u. Mitarb. (1966): Arzneimittel-Forsch. 16: 109

Storz, H. (1959): Klin. Wschr. 37: 196

Pharmakodynamik von Gitoformat

K. P. Odenthal

Mit der Darstellung von reinem Digitoxin durch Windaus [24] und von Digoxin durch Smith [22] setzte in der Cardenolidforschung und später auch in der Therapie der Herzinsuffizienz die Abkehr von Digitalisextraktprodukten ein. Durch folgende Strukturaufklärungen und Verbesserungen in der chemischen Analytik der Glykoside wurden herzglykosidhaltige Drogenextrakte zunehmend als Gemische unterschiedlicher Anzahl und Menge darin enthaltener Einzelglykoside erkannt und für den therapeutischen Gebrauch abqualifiziert. Die Frage nach der therapeutischen Sicherheit solcher „Vielstoffgemische inkonstanter Zusammensetzung", ebenso wie die bekanntermaßen geringe therapeutische Breite herzwirksamer Glykoside, hat die Diskussion über diese Stoffgruppe zu allen Zeiten unterhalten und damit ständig die Suche nach einem gut wirksamen, nach Möglichkeit besser verträglichen und damit nebenwirkungsarmen Herzglykosid vorangetrieben.

Anhand einiger Streiflichter zum damaligen Entwicklungsstand in der Erforschung herzwirksamer Glykoside lassen sich auch die Hintergründe aufhellen, die zur Darstellung von Gitoformat durch Hupin [15] führten.

Angeregt durch Berichte und Erfahrungen [3] über die gute klinische Wirksamkeit einerseits und andererseits die relativ geringe Intoxikationshäufigkeit mit „Gitalin", einem Glykosidextrakt aus Digitalis purpurea, in dem Digitoxin, Gitaloxin (also 16-Formylgitoxin), Gitoxin sowie Verodoxin und Strospesid enthalten waren, begann Repke 1959 mit der systematischen Derivatisierung von Gitoxin, das aus der Digitoxin-Produktion im Volkseigenen Betrieb Ysat, Wernigerode, als Abfallprodukt reichlich anfiel [16]. Besonders interessant in diesem Zusammenhang war, daß das darin enthaltene 16-Formylgitoxin als besonders wertvoller Bestandteil, weil in der Wirkung Digitoxin vergleichbar, angesehen wurde und daß an der Katze nach i.v. Gabe von Gitoxin weniger zentralnervöse, also extrakardiale Intoxikationssymptome beobachtet wurden [11]. In Analogie hierzu wies Repke experimentell nach, daß Digitoxin eine 8mal höhere Häufigkeit zentralnervöser Nebenwirkungen an der Ratte im Vergleich zu Gitoxin ausübte [17]. Seine weiteren Untersuchungen belegten, daß Gitoxigenin nur in etwa 10 % der Menge von Digitoxigenin im Zentralnervensystem der Ratte nach akuter Gabe angetroffen werden konnte [18].

Während „Gitalin" jedoch dafür bekannt war, daß es z.B. an der Katze immerhin zu 85 % resorbiert wurde [23], galt Gitoxin hauptsächlich wegen seiner geringen Löslichkeit, ja beinahe Unlöslichkeit in apolaren Medien, als oral nicht wirksames Sekundärglykosid [14], das als nicht genuines Glykosid infolge enzymatischer Spaltung bei der Trocknung von Digitalis lanata- und purpurea-Drogen entsteht.

Erst der Gehalt von etwa 50 % resorptionsfördernden Ballaststoffen, wie sie im „Gitalin" vorlagen, verhalf Gitoxin nach den Erkenntnissen anderer Untersucher zu einer gewissen oralen Wirksamkeit [1]. Alle diese experimentellen Befunde bestärkten Repke in der Hoffnung, daß die Verbesserung der Löslichkeitseigenschaften von Gitoxin zu einem hochwirksamen und therapeutisch wertvollen Herzglykosid führen könnten. Folglich veränderte er die Polarität von Gitoxin durch Veresterung der freien Hydroxylgruppen mit Essigsäure und untersuchte dann die unterschiedlichen Derivate. Die so gewonnenen Ergebnisse bestätigten die Richtigkeit seiner Hypothese und lieferten acetylierte Gitoxinderivate, die je nach Anzahl der Substituenten eine bis zu etwa 20fach gesteigerte relative Lipidlöslichkeit im Vergleich zu Gitoxin aufwiesen und in Experimenten an Katzen und Ratten entsprechende Blutspiegel als Maß der enteralen Wirksamkeit entwickelten [10]. Gitoformat oder Pentaformylgitoxin ist das Produkt einer analogen Synthese, wobei die freien Hydroxylgruppen mit Ameisensäure verestert wurden [15] Abb. 1.

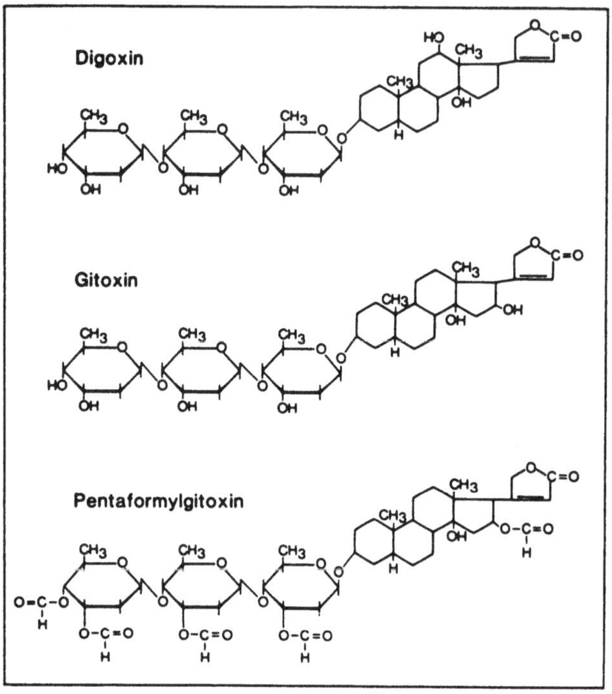

Abb. 1
Strukturformeln von Digoxin, Gitoxin und Pentaformylgitoxin (INN: Gitoformat). Digoxin und Gitoxin sind strukturisomer und unterscheiden sich durch die Position der OH-Gruppen an C_{12} bzw. C_{16}.
Pentaformylgitoxin (DYNOCARD®) besitzt ein Molekulargewicht von 921. Die freien OH-Gruppen an C_{16} bzw. C_3- und C_4-Position der Zucker sind zur Verbesserung der Lipidlöslichkeit mit Ameisensäure verestert.

Toxische Wirkungen von Gitoxin und Gitoxinderivaten

Zur Zeit der Entwicklung von Gitoformat war es üblich, in den ersten Untersuchungen zum Nachweis einer glykosidtypischen Wirkung zunächst die Toxizitätscharakteristika der Substanz zu ermitteln. Hupin zeigte, daß am isolierten Froschherzen die kumulative Gabe von Pentaformylgitoxin in geringer Dosis zu einer Erhöhung der Kontraktionskraft und in höherer Dosis zum systolischen Herzstillstand führt. An Katzen und Meerschweinchen ließen sich darüber hinaus formale EKG-Veränderungen nachweisen [15]. Quantitative Untersuchungen zur akuten Toxizität von Gitoformat sind von Georges berichtet worden [8]. Die Zusammenstellung der Daten (Tab. 1) zeigt eindeutig die Verbesserung der oralen Verfügbarkeit in Abhängigkeit von der Anzahl der veresterten Formylgruppen, ein Befund, der übrigens für die peracetylierten Gitoxinderivate in dieser Größenordnung nicht angetroffen wurde. Die Resorptionsverbesserung durch die Synthese von Gitoformat ließ sich an Maus, Ratte und auch an anderen Tierarten nachweisen [10]. Für die Katze liegen Angaben zur mittleren letalen Dosis in der Größenordnung von 1,78 mg/kg und für den Hund von 1,84 mg/kg bei i. v. Gabe von Gitoformat vor. Aufgrund der gleichzeitig durchgeführten EKG-Registrierung wurden bei den letztgenannten Tierarten unter der Infusion im toxischen Bereich formale

Tabelle 1 Der linke Teil der Tabelle (1a) zeigt die im Akutversuch ermittelten minimal tödlichen Dosen (MLD) in mg/kg nach i. v. Verabreichung von Gitoxin (GT), 16-Formylgitoxin (16-FGT) und Pentaformylgitoxin (PFG) an Meerschweinchen. Auf der rechten Tabellenhälfte sind die LD_{50}-Werte nach p. o. Applikation aufgeführt; für Gitoxin konnte keine Intoxikation aufgrund ungenügender Resorptionsfähigkeit erzielt werden [nach 9, 10].

	Tab. 1a	Tab. 1b
Gitoxin	3,36	-
Gitaloxin	0,98	1,39
PFG	0,73	1,25

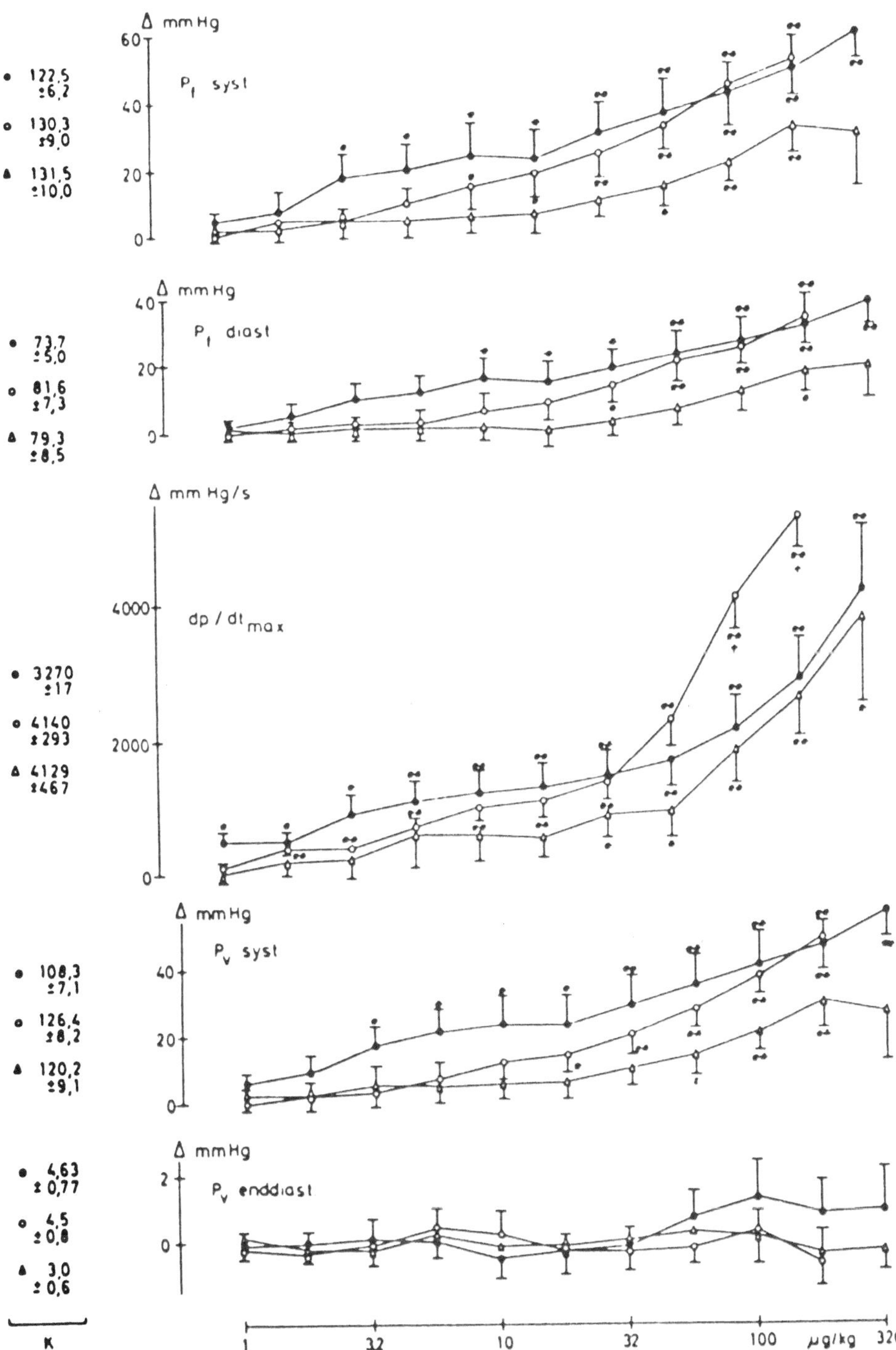

Abb. 2 Von oben nach unten sind die zu den jeweiligen Dosen der kumulativen Dosis-Wirkungskurve nach i.v. Injektion von Gitoformat (•), Digitoxin (○) und β-Acetyldigoxin an narkotisierten Katzen erhaltenen Differenzen zum Ausgangswert des peripheren arteriellen Blutdruckes, der maximalen Druckanstiegsgeschwindigkeit (dp/dt max) und des intrakardialen Druckes dargestellt. Eingetragen sind $\overline{d} \pm \overline{s}_d$, signifikante Änderungen entsprechend * = < 0,05, ** = p < 0,01, die linke Spalte listet die Mittelwerte der Ausgangswerte und deren Streuung auf.

Die graphische Darstellung bricht ab, falls die nächste Dosis von weniger als der Hälfte der Tiere überlebt wird (nach 20).

Veränderungen festgestellt, wie sie für Glykosidvergiftungen bekannt und typisch sind: so kam es zu Bradykardie, Überleitungsverzögerung, aber auch zu Tachykardie, Vorhof-Extrasystolen, AV-Block, ventrikulärer Fibrillation und systolischem Herzstillstand [9].

Inotropieveränderungen durch Gitoformat

Mit Hilfe der intrakardialen Blutdruckmessung an narkotisierten Katzen zeigte sich, daß nach kumulativer i.v. Injektion im therapeutischen Dosisbereich signifikante eurhythmische Frequenzänderungen oder Variationen bestimmter Streckenabschnitte im EKG nicht auftraten, wohl aber Veränderungen an kontinuierlich registrierten Funktionsgrößen des kardialen und peripheren Blutdruckes [20] (Abb. 2). Als charakteristisch ist vor allem die hochsignifikante Zunahme der maximalen intraventrikulären Druckanstiegsgeschwindigkeit als Kenngröße der Kontraktilität zu nennen, die schon in geringer Dosis ausgelöst wird.

Unter den zahlreich vorgenommenen Untersuchungen zum Nachweis einer Veränderung der Inotropie finden sich auch Untersuchungen an isolierten Herzen von Schnecken, von Fröschen und von Meerschweinchen [15]. Bei all diesen Tierarten ergibt sich ein mehr oder weniger gleichförmiges Verhalten, wobei dosenabhängig zunächst eine Steigerung der Kontraktionskraft erfolgt und bei entsprechender Konzentration bzw. Dosis oder Inkubationsdauer die Kontraktionskraft infolge Intoxikation wieder abfällt und begleitet von auftretenden Arrhythmien in den Herzstillstand übergeht.

Vergleicht man die Konzentrations-Wirkungsbeziehungen einer Vielzahl geprüfter Herzglykoside am Modell des isolierten Meerschweinchenvorhofes (Abb. 3), so fällt auf, daß Pentaformylgitoxin in der geringsten Konzentration die wirksamste Verbindung unter den Gitoxinderivaten, aber auch gemessen an Digoxin, Digitoxin und Lanatosid C, darstellt [10].

Im Konzentrationsbereich von 10^{-7} bis 10^{-6} mol/l konnten wir an isolierten Meerschweinchenvorhöfen den positiv inotropen Effekt bestätigen. Die Zeit bis zum Maximum der positiv inotropen Wirkung verkürzte sich mit zunehmender Konzentration von Pentaformylgitoxin. Bemerkenswert war, daß die Steilheit der Kontraktionskraftzunahme für Pentaformylgitoxin größer war als für Digitoxin oder β-Methyldigoxin. Am rechten Meerschweinchenvorhof wurde dabei die Spontanfrequenz konzentrationsabhängig erhöht und ging mit Erreichen des Maximums in Arrhythmien über. Die Kontraktionskraftveränderungen am linken Vorhof waren bei gleicher Substanzkonzentration abhängig von der Stimulationsfrequenz (Abb. 4), wobei nach einer Frequenz von 60/min der linke Vorhof sich etwa um eine Zehnerpotenz empfindlicher verhielt als bei einer Reizfrequenz von 180/min. Die erreichbaren Kontraktionskraftmaxima waren bei der niederfrequenten Reizung mehr als verdoppelt.

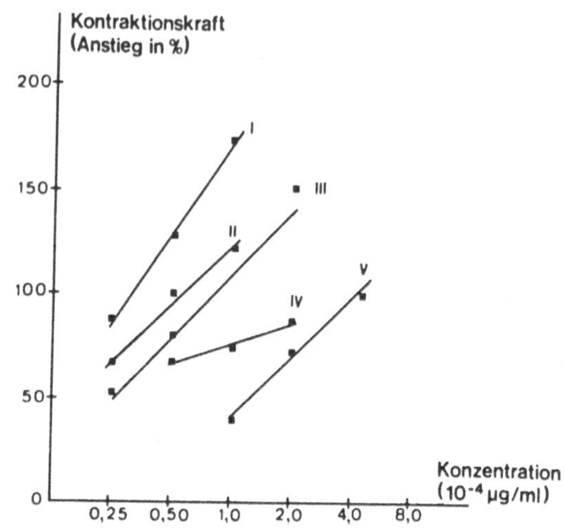

Abb. 3 Vergleich der Zunahme der Kontraktionsksraft an isolierten Meerschweinchenvorhöfen nach Inkubation in den angegebenen Konzentrationen von Gitoformat (I), 16-Formylgitoxin (II), Digitoxin (III), Digoxin (IV) bzw. Lanatosid C (V) (nach 10).

Hinsichtlich der Veränderung der inotropen Wirkung führten Untersuchungen von Schellberg an isolierten Papillarmuskeln des Meerschweinchens zu ähnlichen Befunden [21]. In der konzentrationsabhängigen Kontraktionskraftzunahme übertrifft auch am Meerschweinchen-Papillarmuskel Pentaformylgitoxin das 16-Formylgitoxin, und mit einem deutlichen Abstand folgen Gitoxin und Monoformylgitoxin. Die beiden erstgenannten formylierten Gitoxinderivate zeichnen sich jedoch nicht nur durch eine größere Kontraktionskraftzunahme schon im Bereich relativ geringer Konzentrationen

Kontraktionskraftzunahme des isolierten linken Meerschweinchen-

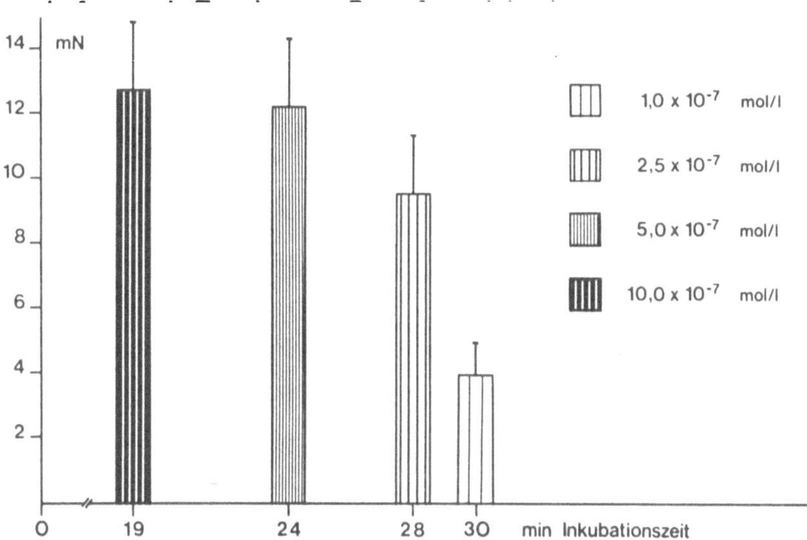

Abb. 4 Maximale Kontraktionskraftzunahme (in mN) und Zeitdauer bis zum Erreichen des Kontraktionsmaximums (min) von isolierten Meerschweinchenvorhöfen in Abhängigkeit von der Gitoformat-Konzentration.
Die in Tyrodelösung befindlichen Präparate wurden mit 1 Hertz und supramaximaler Spannung gereizt.

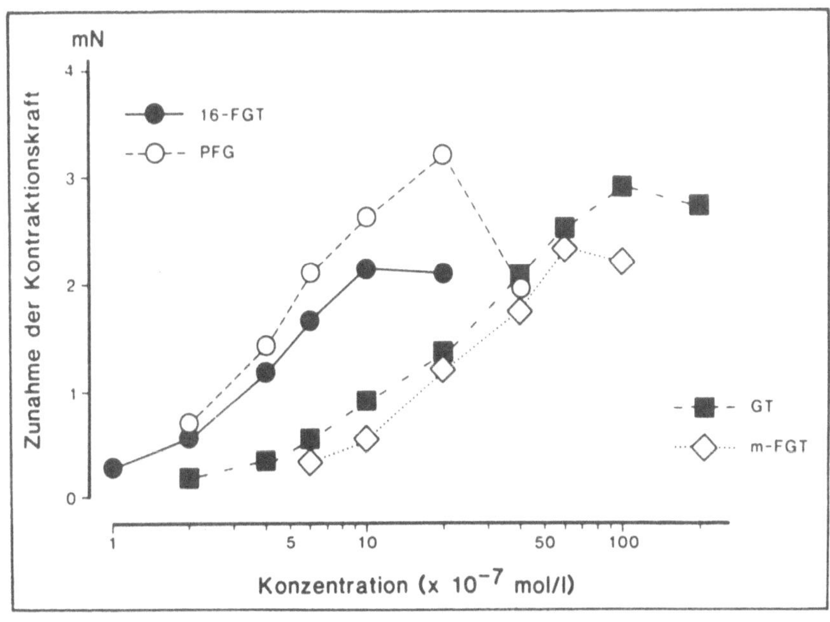

Abb. 5 Zunahme der Kontraktionskraft (in mN) isolierter Meerschweinchen-Papillarmuskeln in Abhängigkeit von der Konzentration (mol/l) der Herzglykoside Gitoxin (GT), Monoformylgitoxin (m-FGT), 16-Formylgitoxin (16-FGT) und Pentaformylgitoxin (PFG). Die Untersuchungen wurden in modifizierter Tyrode-Lösung (5,4 mmol/l K^+, 0,9 mmol/l Ca^{2+}, pH 7,4) bei einer Reizfrequenz von 1 Hertz durchgeführt. Dargestellt sind die Mittelwerte aus je 6 bis 9 Versuchen [nach 21].

aus, sondern auch durch eine gesteigerte Intoxikation, die in einem entsprechenden Konzentrationsbereich zum Abbruch der Konzentrationswirkungskurve führt (Abb. 5).

In den ED_{50}-Werten für die halbmaximale Inotropiezunahme unterscheiden sich deshalb Pentaformylgitoxin und 16-Formylgitoxin nur gering, beide jedoch sehr deutlich von Gitoxin (Tab. 2).

Stellt man darüber hinaus die Kinetik der Inotropie am Meerschweinchen-Papillarmuskel in vergleichbar effektiven Konzentrationen der drei Herzglykoside gegenüber, so beobachtet man nach Gitoxin eine rasche Entwicklung des inotropen Effektes, in der Tabelle 2 als Invasionshalbwertszeit dargestellt. Nach Inkubation des Präparates mit den beiden anderen Herzglykosiden Pentaformylgitoxin und 16-Formylgitoxin und „Auswaschen" der Herzglykoside vergeht jedoch ungleich viel mehr Zeit, bis die Ausgangskontraktilität, entsprechend als Evasionshalbwertszeit bezeichnet, wieder erreicht wird.

Wie aufgrund zahlreicher Befunde bekannt, spielen Faktoren wie Hypoxie, Acidose, Alkalose, autonomer Tonus, aber auch die K^+-Konzentration eine besondere Rolle hinsichtlich toxischer und therapeutischer Wirkung der Herzglykoside. Im Tierversuch lassen sich diese Einflußfaktoren nur mit größerem Aufwand nachvollziehen. Am isolierten Meerschweinchen-Papillarmuskel liegen einige Untersuchungen vor, in denen über den abgestuften Bereich von 2,7, 5,4 und 10,8 mmol/l die K^+-Konzentration in der Badlösung der Präparate variiert wurde. Die Abb. 6 gibt die Befunde wieder und spricht aufgrund der geringen ermittelten Verschiebung der positiv inotropen Wirkbereiche dafür, daß Pentaformylgitoxin gegenüber den angesprochenen Veränderungen der extrazellulären K^+-Konzentration relativ stabil ist. Die Substanz ist weniger empfindlich gegenüber variablen K^+-Konzentrationen als z.B. 16-Formylgitoxin oder gar Gitoxin.

Beeinflussung der myokardialen Na^+-K^+-ATPase durch Gitoformat

Schon wenige Jahre nach der Darstellung von Gitoformat wies Georges an Meerschweinchen-Erythrozyten nach, daß die von der membranständigen Na^+-K^+-ATPase abhängige Wiederaufnahmekapazität für K^+ durch die Substanz konzentrationsabhängig gehemmt wird [10]. Die glykosidspezifische Hemmaktivität war dabei in der Reihenfolge Pentaformylgitoxin > 16-Formylgitoxin > Gitoxin einzuordnen; dar-

Tabelle 2 Konzentrationen der halbmaximalen inotropen Wirkungen (ED_{50}) der Herzglykoside Gitoxin (GT), 16-Formylgitoxin (16-FGT) und Pentaformylgitoxin (PFG) an isolierten Papillarmuskeln des Meerschweinchens. Für Konzentrationen, die einer 60–80 %igen maximalen Inotropiezunahme entsprechen (ED_{60} – ED_{80}), gelten am gleichen Präparat die angeführten Invasions- bzw. Evasionshalbwertszeiten (Mittelwerte und Standardabweichungen) der Kinetik des positiv inotropen Effektes [nach 21].

	Halbmaximaleffekte (ED_{50}) ($\times 10^{-7}$ mol/l)	n	Halbwertzeit (min) Invasion	Evasion	n	Konzentration ($\times 10^{-7}$ mol/l)
GT	27,3 · 0,5	9	4,8 · 0,6	31,4 · 4,5	8	60
16-FGT	4,2 · 0,4	7	12,2 · 1,5	178,8 · 38,0	6	6
PFG	4,4 · 0,4	6	11,7 · 1,5	165,0 · 29,6	6	8

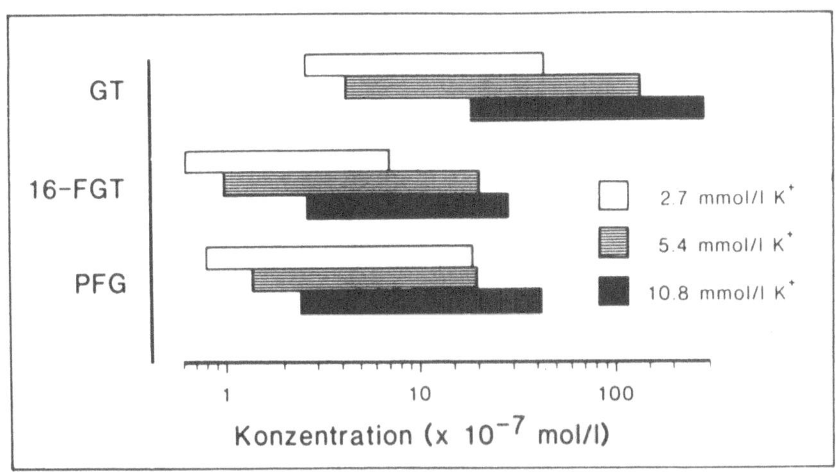

Abb. 6 Positiv inotroper Wirkbereich der untersuchten Herzglykoside am Papillarmuskel des Meerschweinchens bei steigenden extrazellulären K^+-Konzentrationen (2,7 – 5,4 – 10,8 mmol/l) [nach 21].

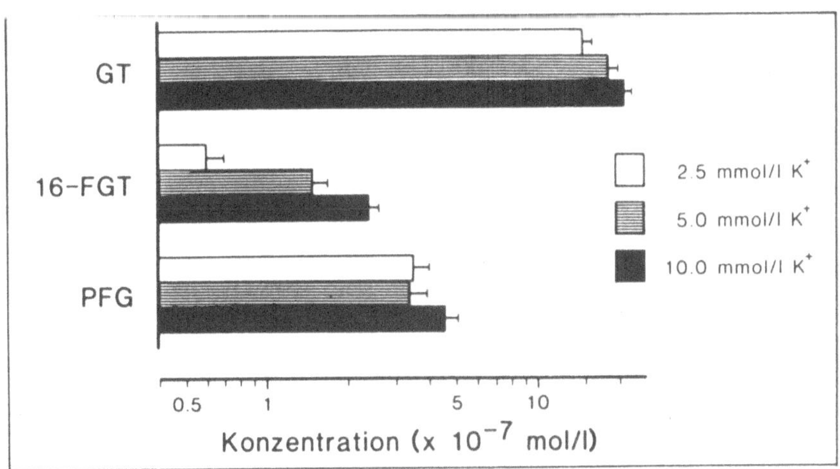

Abb. 7 Einfluß der K^+-Variation (2,5 – 10,0 mmol/l) auf die Hemmung der myokardinalen Na^+-K^+-ATPase durch die aufgeführten Herzglykoside. Dargestellt sind die Werte für die halbmaximale Hemmung des Enzyms (ID_{50}, Mittelwerte und Standardabweichungen der Mittelwerte aus je 9 bis 13 Versuchen). Die ATPase-Aktivität wurde bei einer Na^+-Konzentration von 100 mmol/l und einer Mg^{2+}-Konzentration von 5 mmol/l (pH 7,4) bestimmt [nach 21].

über hinaus verringerte sich die Hemmung des transmembranären Na^+-Ausstromes in der Reihenfolge 16-Formylgitoxin > Pentaformylgitoxin und > Gitoxin.

Die Inhibition der Freisetzung von anorganischem Phosphat aus ATP in Gegenwart von Na^+-K^+-ATPase, eine Reaktion, die ebenfalls Kennzeichen einer für Herzglykoside typi-

Tabelle 3 Zusammenfassung der Beeinflußbarkeit der Inotropie bzw. der Na^+-K^+-ATPase-Aktivität durch steigende extrazelluläre K^+-Konzentrationen. Die Strichstärke gibt schematisiert die Stärke der Abhängigkeit wieder [nach 21].

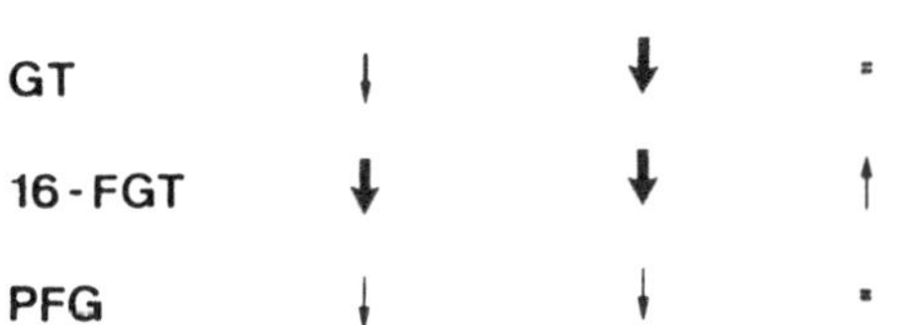

	Na^+-K^+-ATPase	Inotropie	
	Affinität (ID_{50})	Affinität (ED_{50})	Intr. Aktivität (ED_{max})
GT	↓	↓	=
16-FGT	↓	↓	↑
PFG	↓	↓	=

schen Enzymhemmung ist [6], ergab in späteren Untersuchungen bei Inkubation von Gitoxin und seinen Formylderivaten 16-Formyl- und Pentaformylgitoxin mit isolierter myokardialer Meerschweinchen-Na^+-K^+ATPase, daß 16-Formylgitoxin geringfügig aktiver war als Pentaformylgitoxin und erst recht Gitoxin. Auch in diesem methodischen Ansatz kann eine Veränderung der K^+-Konzentration zur Beeinflussung der Hemmaktivität der herzwirksamen Glykoside führen, jedoch ähnlich wie in den zuvor genannten Untersuchungen an Meerschweinchen-Papillarmuskeln konnte durch Variation der K^+-Konzentration in der Größenordnung 2,5, 5,0 und 10,0 mmol/l im Inkubat die Hemmaktivität von Pentaformylgitoxin nur geringfügig abgewandelt werden. In diesen Untersuchungen verhielt sich Gitoxin ebenfalls sehr stabil, während 16-Formylgitoxin die größte K^+-Abhängigkeit aufwies (Abb. 7).

Eine Zusammenfassung der Abhängigkeiten gegenüber variierenden K^+-Konzentrationen im Inkubationsmedium, und zwar sowohl unter Berücksichtigung der Ergebnisse zur inotropen Wirkung am Papillarmuskel als auch der Affinität zur Na^+-K^+-ATPase des Meerschweinchens, zeigt die Tab. 3 für Gitoxin und die beiden Formylderivate Mono- bzw. Pentaformylgitoxin. Demzufolge stellt sich Pentaformylgitoxin in beiden Untersuchungsverfahren als die Substanz dar, die die geringste K^+-Sensitivität besitzt.

Diskussion

Die Würdigung der in der Gesamtheit mit Pentaformylgitoxin erzielten experimentellen Versuchsergebnisse, von denen im Vorhergehenden eine wesentliche Auswahl dargestellt wurde, bestätigt, daß mit Pentaformylgitoxin ein hochwirksames, halbsynthetisches Herzglykosid gewonnen wurde. Die Performylierung von Gitoxin verbessert infolge erhöhter Lipidlöslichkeit die orale Resorptionsfähigkeit erheblich und dient als „Gleitschiene" oder „Prodrug" zur Inkorporierung des Stoffes, der danach als solcher oder in Gestalt daraus gebildeter Metaboliten zur Wirkung kommt.

Die sich heraufdrängende Frage nach der eigentlich wirksamen Substanz scheint durch die Befunde von Aderjan [2] – zumindest was die Situation am Menschen betrifft – aufgeklärt zu sein. Aufgrund festgestellter relativer Instabilität des performylierten Gitoxins war dieses Problem schon in den ersten pharmakologischen Untersuchungen bewußt geworden, als sich im Blut oder in wäßrigen Medien eine zügige und umfangreiche Deformylierung nachweisen ließ [10]. Da außerdem speziesspezifische Unterschiede in der Metabolisierung von Herzglykosiden im allgemeinen [13], im besonderen aber in der Desacetylierung [12] und infolgedessen wahrscheinlich auch in der Deformylierung bekannt sind, ist es naheliegend anzunehmen, daß im Experiment neben dem Hauptmetaboliten 16-Formylgitoxin in speziesabhängigem unterschiedlichen Umfang andere Ameisensäureester des Gitoxin und Gitoxin selbst an der Wirkung beteiligt sind und in unterschiedlichem Ausmaß Einfluß auf die obengenannten experimentellen Befunde genommen haben.

Die Steigerung der akuten Toxizität durch die Performylierung (vgl. Tab. 1a und b), aber auch die in vivo und in vitro schon in geringen Dosen zu beobachtende ausgeprägte Zunahme der Kontraktionskraft und ebenso die Hemmung der myokardialen Na^+-K^+-ATPase geben darüber Auskunft, daß die Ankoppelung der Formylgruppen an das Glykosidmolekül seine Wirkung verstärkt hat, also die Affinität zu dem oder den Rezeptor(en) erhöht ist.

Indirekte Bindungsstudien an myokardialer Na^+-K^+-ATPase vom Rind haben vor kurzem, zumindest für den Schritt der 16-Monoformylierung von Gitoxin zu 16-Formylgitoxin, einen unmittelbaren Beweis für eine Affinitätssteigerung ungefähr um den Faktor 6 erbringen können [4].

Obwohl die Diskussion über die Art der spezifischen Bindungsstelle von Herzglykosiden anhält, sprechen neuere Befunde dafür, daß die myokardiale Membran-Na^{+}-K^{+}-ATPase zwei Bindungsstellen besitzt, von denen die eine, niederaffine, möglicherweise mit der Toxizität in Zusammenhang steht und die andere, hochaffine, für die Auslösung des positiv inotropen Effektes zuständig ist [5]. Da schon früher der Begriff einer Dissoziation von Intoxikation und Inotropie als Substanzvorteil z.B. für Acetylderivate des Gitoxin [12] diskutiert wurde, stellt sich jetzt die Frage nach der Möglichkeit des differenzierten Ansprechens der nieder- bzw. hochaffinen Bindungsstelle im Zusammenhang mit dem Begriff der therapeutischen Breite erneut.

Der möglicherweise gegebene Vorteil einer größeren therapeutischen Breite wurde auch für Pentaformylgitoxin aus tierexperimentellen Befunden heraus erörtert [20]. Da jedoch nach Pentaformylgitoxin nicht nur in geringeren Dosen/Konzentrationen die positive Inotropie stärker zunimmt, sondern auch die Toxizität einen entsprechend früher verlagerten Abbruch der Dosis-Wirkungsbeziehung aufweist [21], ist die Diskussion darüber offen, ob Pentaformylgitoxin tatsächlich eine größere therapeutische Breite besitzt, ja ob es überhaupt herzwirksame Glykoside mit unterschiedlicher therapeutischer Breite gibt.

Auf einen anderen interessanten Aspekt in der Wirkungscharakteristik von Gitoformat sollte jedoch hingewiesen werden:

Die Ursache der K^{+}-Stabilität von Pentaformylgitoxin, die ja gegenüber Gitoxin und 16-Formylgitoxin erhöht ist, deutet möglicherweise auf eine Besonderheit der Rezeptorbindung hin: Wie aus der zeitlichen Verlängerung der inotropen Wirkung anhand der Kenngröße Evasionshalbwertszeit (vgl. Tab. 3) hervorgeht, haftet Pentaformylgitoxin stärker am Rezeptor als die anderen genannten Gitoxinderivate. Eine Verminderung der Glykosidbindungsstellen, die unter einer Erhöhung der extrazellulären K^{+}-Konzentration angetroffen wurde [7], fällt demzufolge bei einer derart festen Rezeptorhaftung, wie sie beim Pentaformylgitoxin vorliegt, weniger ins Gewicht. Die K^{+}-Stabilität der Wirksamkeit von Gitoformat stellt mithin eine günstig erscheinende Substanzeigenschaft dar, die sich letztendlich jedoch nur im praktischen Gebrauch bestätigen läßt.

Zusammenfassung

Aus der Zusammenstellung vorliegender tierexperimenteller Studien über Pentaformylgitoxin (INN: Gitoformat) läßt sich erkennen, daß diese Substanz ein herzwirksames Glykosid mit hoher Bioverfügbarkeit darstellt. Die Performylierung des halbsynthetischen Glykosids ist für seine hohe Lipophilie verantwortlich, die ebenfalls zu einer starken Affinität und Haftung an den Rezeptoren führt. Infolgedessen werden für die Erzielung inotroper Wirkungen in vivo und in vitro, ebenso wie für die Hemmung der membranständigen Na^{+}-K^{+}-ATPase, aber auch zur glykosidtypischen Intoxikation geringe Dosen/Konzentrationen benötigt.

Im Vergleich zu Gitoxin und 16-Formylgitoxin sind die in-vitro-Wirkungen von Pentaformylgitoxin gegenüber Veränderungen der extrazellulären K^{+}-Konzentration relativ unempfindlich. Die praktische Bedeutung der K^{+}-Stabilität ist jedoch ungewiß, da infolge rascher Deformylierung 16-Formylgitoxin als Metabolit auch im Versuch mit großer Wahrscheinlichkeit zur eigentlichen Wirkung wesentlich beiträgt.

Literatur

[1] Achelis, J. D., G. Kroneberg: Arzneimittel-Forsch. 6 (1956), 182

[2] Aderjan, R.: Med. Klin. Prax. Sondernummer 2 (1983), 11

[3] Batterman, R. C., A. C. De Graff, O. A. Rose:Circulation 5 (1952), 201

[4] Brown, L., E. Erdmann, R. Thomas: Biochem. Pharmacol. 32 (1983), 2767

[5] Brown, L., E. Erdmann: Biochem. Pharmacol. 32 (1983), 3183

[6] Fricke, U., W. Klaus: Prep. Biochem. 4 (1974), 13

[7] Fricke, U., G. Enderer, K. Enderer, W. Klaus: in: Tajuddin, M., P. K. Das, M. Tariq, N. S. Dhalla: Adv. in Myocard., Vol. I. University Park Press, Baltimore 1980

[8] Georges, A., J. Page, G. Duvernay: Arch. int. Pharmacodyn. 153 (1965), 436

[9] Georges, D., J. Page, G. Duvernay: Arch. int. Pharmacodyn. 164 (1966), 47

[10] Georges, D.: Les hétérosides cardiotoniques de la digitale et leurs dérivés semi-synthétiques. Éditions Arscia S. A., Bruxelles 1967

[11] Gold, H., W. Modell, M. Cattell, J. G. Benton, E. W. Cotlove: J. Pharmacol. Exper. Therap. 91 (1947), 15
[12] Haustein, K.-O., C. Pachaly, R. Megges, P. Franke: Europ. J. clin. Pharmacol. 14 (1978), 425
[13] Hermann, I., K. Repke: Arch. Exp. Path. Pharmak. 247 (1964), 19
[14] Hotovy, R.: Arzneimittel-Forsch. 1 (1951), 160
[15] Hupin, C.: Dérivés formylés de glucosides de la digitale. Belgische Patentschrift vom 28.11.1962 (500 111)
[16] Repke, K.: Naturwiss. 45 (1958), 366
[17] Repke, K.: VEB Ysat, Wernigerode, Vorschlag vom 8.4.1959
[18] Repke, K.: Proc. First Intern. Pharm. Meet., Stockholm 1961. Pergamon Press, Oxford 1962, Vol. III, p. 47
[19] Repke, K., R. Megges: Dtsch. Gesh.wes. 31 (1963), 1325
[20] Reuter, N., Fr. Meyer: Arzneimittel-Forsch. 26 (1976), 1201
[21] Schellberg, H.-E.: Über die Wirkung von Gitoformat, Pengitoxin und ihren Metaboliten am Meerschweinchen-Herzen. Inaug. Diss. Universität Bonn, 1983
[22] Smith, S.: J. Chem. Soc. (1930), 508
[23] White, W. F., W. T. Salter: J. Pharmacol. Exper. Therap. 88 (1946), 1
[24] Windaus, A.: Arch. exp. Path. Pharmak. 135 (1928), 253

Pharmakokinetik und Wirkungskinetik von Gitoformat

M. Ulbrich, R. G. Alken, G. G. Belz

Die Entwicklung halbsynthetischer Glykosidderivate hat mit den 50er Jahren zunehmende Bedeutung in der Darstellung von Substanzen mit überlegenen Eigenschaften gewonnen. So wurde neben anderen Derivaten 1962 erstmals das Gitoformat synthetisiert.

Wie sich gezeigt hat, steigert die Veresterung von fünf Hydroxylgruppen des Gitoxins mit Ameisensäure die Lipophilie des Moleküls (Abb. 1).

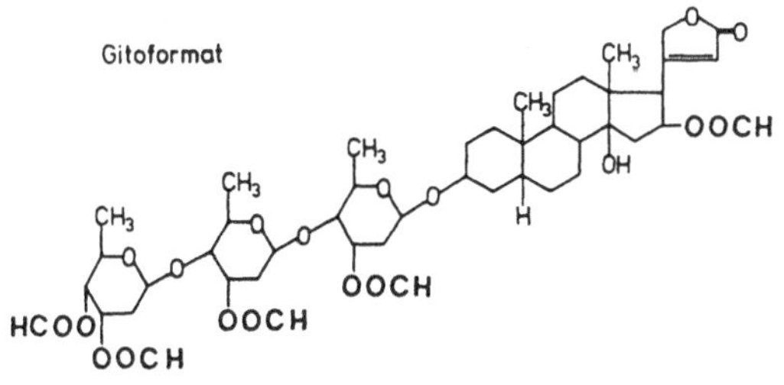

Abb. 1 Strukturformel

In tierexperimentellen pharmakologischen Untersuchungen [12] zeigte sich Gitoformat anderen formylierten Digitalisglykosid-Derivaten überlegen.

Gitoformat war nach oraler und parenteraler Gabe gleich wirksam, was für eine vollständige intestinale Resorption sprach [13].

Klinischen Untersuchungen 1965 [15] folgten erst 1976/77 die ersten pharmakokinetischen Studien, nachdem entsprechende Nachweismethoden entwickelt worden waren.

Nachweismethoden

Zur Zeit stehen zum Nachweis von Gitoformat bzw. dessen Metaboliten radioimmunologische, biologische und chromatographische Methoden zur Verfügung (Tab. 1).

Tabelle 1: Nachweismethoden von Gitoformat und dessen Derivate

Methode	Anwendung	Ref.
1. Ratioimmunoassay (RIA)		
^{3}H-Anti-Gitoxin-RIA (Gitoxitest®, A. Christiaens)	Klin. Routineunters.	(17)
^{125}J-Anti-Digitoxin-RIA (Clinical Assays)	Klin. Routineunters.	(2)
2. Bioassay		
^{86}Rb-Erythrozyten-Assay	Klin. Untersuchungen	(23)
3. Hochdruckflüssigkeitschromatographie (HPLC)		
Mit UV-Detektor	Chem. Unters./ Qualitätskontrolle	(7)
In Kombination mit RIA	Metabolitentrennung im Serum	(1)

Zur chemischen Untersuchung, Qualitätskontrolle oder Auftrennung von Metaboliten werden hochdruckflüssigkeitschromatographische Verfahren eingesetzt.

Zur klinischen Untersuchung besteht die Möglichkeit, mit Hilfe von ^{86}RB-Aufnahme menschlicher Erythrozyten Glykosidkonzentrationen als Gitoxinäquivalente im Bioassay zu messen. Ein Nachteil dieser Methode liegt in ihrem großen Aufwand, der sie für klinische Routineuntersuchungen ungeeignet macht. Als geeignete Nachweismethode haben sich Radioimmunoassays erwiesen. Zur Verfügung stehen der Gitoxitest® (A. Christiaens, [17]), ein ^{3}H-Anti-Gitoxin-RIA, und ein modifizierter ^{125}J-Anti-Digitoxin-RIA [2]. Bei hoher Kreuzreaktivität zu Gitoxin und geringer zu 16-Formylgitoxin ist in beiden Methoden durch Inkubation ein Abbau von Gitoformat oder dessen Metaboliten zu Gitoxin notwendig. Der ^{125}J-Anti-Digitoxin-RIA ist in der Anwendung durch die Verwendung wandständiger Antikörper vorteilhaft.

Vergleichende Messungen führten bei beiden Bestimmungsmethoden zu gleichen Konzentrationsangaben.

Tabelle 2: Übersichtstabelle über Studien zur Pharmakokinetik von Gitoformat

Autor	Dosis	Applikations- Art	Applikations- Häufigkeit	Beobachtungs- Dauer	Anzahl Vp./Pat.	Ref.
Bei gesunden Versuchspersonen						
Dodion (1978)	1.5 mg	i.v./oral	1 X	120 h	7	(10)
Lesne et al. (1978)	1.0/0.8 mg	i.v./oral	1 X	96 h	8	(16)
	0.1 mg	oral	42 X tgl.	6 Wo.–14 d	8	(16)
Dei Cas et al. (1980)	1.0/1.0 mg	i.v./oral	1 X	72 h	8	(8)
Alken et al. (1980)	0.9 mg	oral	1 X	47.5 h	7	(4)
	0.18 mg	oral	11 X tgl.	11 d + 12 h	7	(4)
Rietbrock et al. (1983)	1.2 mg	oral	1 X	192 h	8	(20)
Alken et al. (1983)	1.2 mg	oral	1 X	696 h	10	(3)
Visioli et al. (1983)	1.0 mg	i.v.	1 X	96 h	9	(23)
Bei Patienten mit Herzinsuffizienz						
Dei Cas et al. (1980)	1.0/1.0 mg	i.v./oral	1 X	72 h	8	(8)
Bei Patienten mit Niereninsuffizienz						
Carlier et al. (1980)	1.0 mg	i.v.	1 X	168 h	6	(6)
Dei Cas et al. (1980)	1.0 mg	i.v.	1 X	72 h	8	(9)
Bei Patienten mit Leberzirrhose						
El Allaf et al. (1982)	1.0 mg	i.v.	1 X	240 h	15	(11)

Pharmakokinetik

In den zahlreichen Untersuchungen zur Pharmakokinetik von Gitoformat wurden die Konzentrationsmessungen in Plasma und Urin mit einer der beiden radioimmunologischen Methoden durchgeführt. Die Tabelle 2 gibt eine Übersicht über die einzelnen Studien an gesunden Versuchspersonen und an Patienten mit Herz-, Nieren- und Leberinsuffizienz.

Absorption

Untersuchungsergebnisse zur Absorption von Gitoformat nach einer Einzeldosis liegen aus fünf verschiedenen Studien vor (Tab. 3).

Bei gesunden Versuchspersonen wurde nach Gabe von 1 mg Gitoformat das Konzentrationsmaximum nach ca. 2 h gemessen [8]. Auch bei Patienten mit Herzinsuffizienz lag der Zeitpunkt der maximalen Konzentration bei ~ 2 h.

Ein höchster mittlerer Plasmaspiegel wurde bei 0.9 mg nach 1.5 h [4] und bei 1.2 mg nach 2.7 h [20] mit Absorptionshalbwertzeiten von 0.3 h bzw. 0.66 h angegeben.

Dosisabhängig lagen die Konzentrationsmaxima zwischen 20 und 27 ng/ml.

Aus den Zeitintegralen während 72 h gemessener Plasmakonzentrationen nach intravenöser und oraler Gabe von 1 mg Gitoformat konnte eine absolute Bioverfügbarkeit von ca. 90 % [8] ermittelt werden (Tab. 4).

Tabelle 3: Absorptionsgeschwindigkeit von Gitoformat bei gesunden Versuchspersonen

Einzeldosis	Zeit bis max. Konz.	Geschwindigkeit	Ref.
0.8 mg	2 h	–	(16)
0.9 mg	1.5 h	$t_{1/2}$ = 0.3 h	(4)
1.0 mg	2 h	–	(8)
1.2 mg	2.68 h	$t_{1/2}$ = 0.66 h	(20)
1.5 mg	1.5–3.0 h	–	(10)

Tabelle 4: Absolute Bioverfügbarkeit von Gitoformat

Flächenintegrale oral/i.v. der Plasmakonzentrationen	Bioverfügbarkeit (%)	Ref.
Gesunde Versuchspersonen	88.7	(8)
Patienten mit Herzinsuffizienz	86.4	(8)

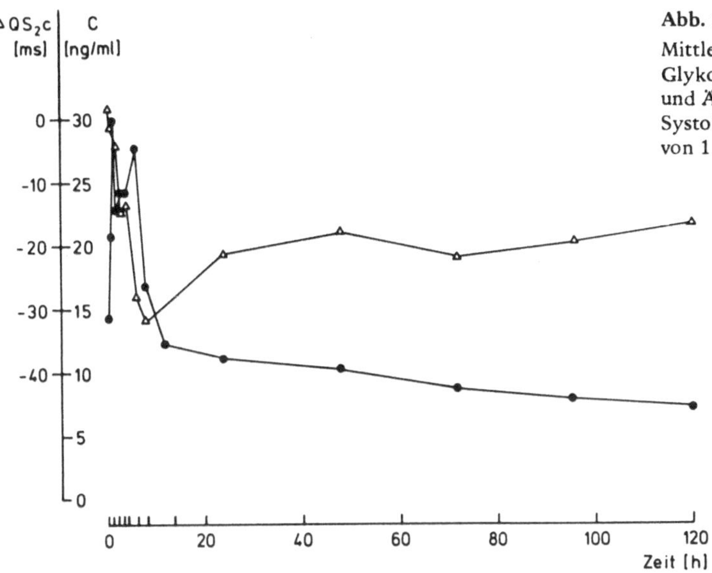

Abb. 2
Mittlerer (N = 8) zeitlicher Verlauf von Glykosid-Plasmakonzentration (C = •) und Änderung der elektromechanischen Systolendauer (ΔQS_2c = Δ) nach Gabe von 1.2 mg Gitoformat p.o. [3, 20].

Damit ist aus verschiedenen Studien eine schnelle und nahezu vollständige Resorption nachgewiesen.

Wirkungseintritt und Verteilung

Die Plasmaspiegel in Abbildung 2 nach einer Einzeldosis von 1.2 mg zeigen einen schnellen Anstieg, eine rasch verlaufende Verteilungsphase und nach 8–12 h ein scheinbares Verteilungsgleichgewicht. Während der Verteilungsphase nimmt der pharmakodynamische Effekt [3] deutlich zu.

Die typische positiv inotrope Glykosidwirkung zeigt sich als Verkürzung der systolischen Zeitintervalle (QS_2c, QTc, PEPc, PEP/LVET) sowie in einer Zunahme des (dz/dt)/RZ-Index.

Mit dem Konzentrationsmaximum im Plasma (Tab. 3) treten diese Effekte innerhalb der ersten beiden Stunden (Tab. 5) auf. Der maximale Effekt ist innerhalb von 8 h [3, 8, 14] mit beendeter Verteilungsphase (Abb. 2) erreicht. Damit bestätigt sich, daß die Verteilung in das Wirkkompartiment abgeschlossen ist.

Verteilungsvolumen

Die in die Berechnung des Verteilungsvolumens eingehende applizierte Dosis wurde korrigiert,

Tabelle 5: Wirkungseintritt nach oraler Gabe von Gitoformat bei gesunden Versuchspersonen und Patienten mit Herzinsuffizienz

Einzeldosis	Zeit bis max. Effekt	Geschwindigkeit	Ref.
Bei gesunden Versuchspersonen			
0.9 mg	5.0 h	$t_{20\,\%}$ (ΔVcf) 1.5 h	(14)
1.0 mg	7–8 h		(8)
1.2 mg	6–8 h	$t_{20\,\%}$ (ΔQS_2c) 2 h	(3)
Bei Patienten mit Herzinsuffizienz			
0.3 mg	–	$t_{3-5\,\%}$ ((STI)) 2 h	(19)

um den Faktor aus dem Verhältnis der molaren Masse von Gitoxin zu Gitoformat.

Das fiktive Verteilungsvolumen wurde mit 85 l bestimmt [20].

Die Verteilung in das Gewebe wird mitbestimmt von der Proteinbindungsrate, insbesondere wenn freie und gebundene Substanz gemeinsam gemessen werden. Für Gitoformat kann eine solche Bindungsrate nicht direkt bestimmt werden.

Die Plasmaeiweißbindung von Gitoxin wurde mit 85 % und 87 % [22] angegeben. 16-Acetylgitoxin wird vergleichsweise zu 85 % bis 90 % gebunden. Die Bindung des Gitoformats bzw. des Metaboliten 16-Formylgitoxin beträgt 87.9 % bzw. 69.7 %. Dieses bestätigt das vergleichbare Verteilungsvolumen von Gitoformat und Digitoxin [18].

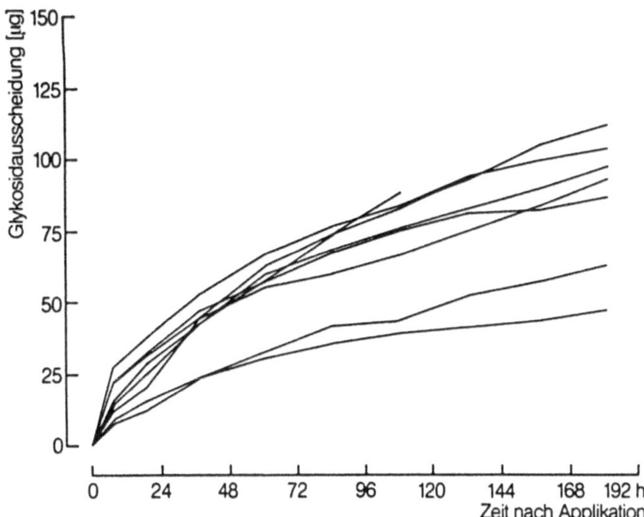

Abb. 3
Kumulierte renal ausgeschiedene Glykosidmenge von acht Probanden nach Gabe von 1.2 mg Gitoformat p.o. [20].

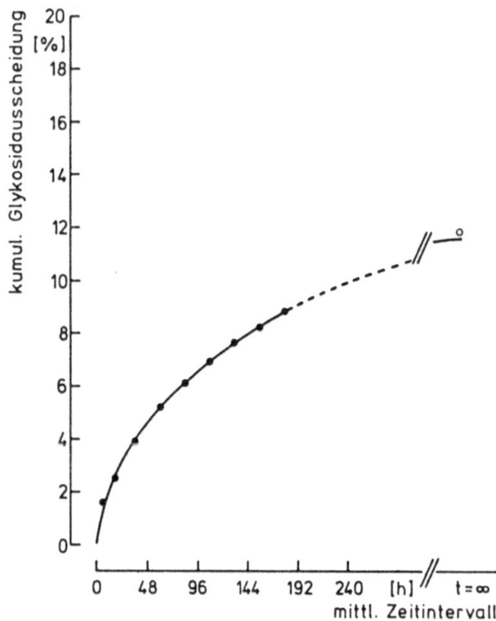

Abb. 4 Mittlere renale Glykosidausscheidung aus den einzelnen kumulierten Glykosidmengen (Abb. 3) extrapoliert bis zum Zeitpunkt t = ∞.

Elimination

Die Abhängigkeit der Glykosidelimination von der Nierenfunktion kann sich bei einem Digitalisglykosid für die Therapie als kritisch erweisen. Damit wird der renalen Glykosidausscheidung besondere Aufmerksamkeit zuteil.

Die vorliegenden Untersuchungen zu Gitoformat haben gezeigt, daß innerhalb von 48 h und 8 Tagen 7–15 % der applizierten Dosis renal ausgeschieden werden [4, 10].

Der Verlauf der renalen Glykosidausscheidung von 8 Versuchspersonen [20] (Abb. 3) läßt erkennen, daß im Beobachtungsintervall die renale Ausscheidung noch nicht abgeschlossen ist. Nach Extrapolation der ausgeschiedenen Glykosidmengen als Flächen unter den Ausscheidungsgeschwindigkeitskurven bis t = ∞ wurden für diese Versuchspersonen im Mittel 120 µg berechnet. Damit werden nur 12 % (Abb. 4) der auf Gitoxin korrigierten, oral applizierten 1.2 mg Gitoformat renal ausgeschieden [21]. Das ist deutlich weniger als bei Digoxin und auch bei Digitoxin.

Clearance

Aus dem Flächenverhältnis der renalen Glykosidausscheidung und der Plasmakonzentrationsabnahme, extrapoliert bis t = ∞, konnte eine renale Clearance von 0.44 ml/min ermittelt werden. Die totale Clearance betrug 3.72 ml/min [20].

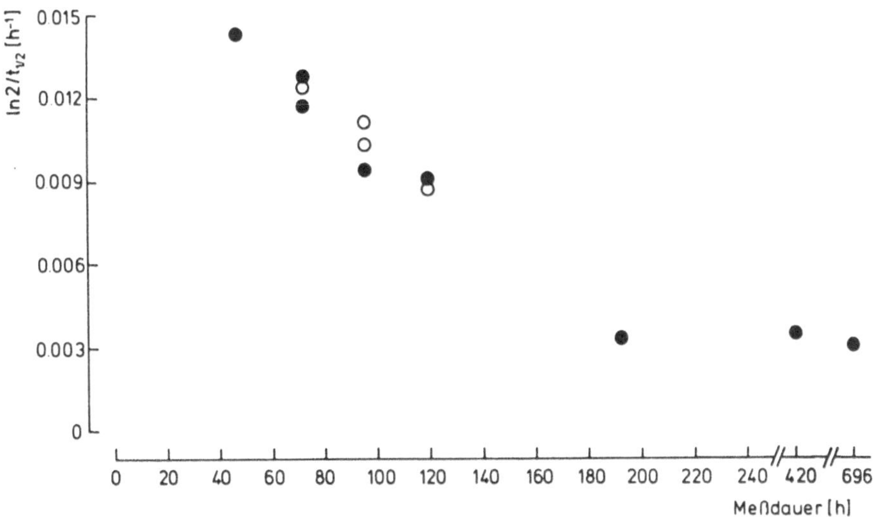

Abb. 5 Mittlere Eliminationsgeschwindigkeitskonstante als Quotient aus ln (2) und der Halbwertzeit ($t_{1/2}$), aufgetragen gegen die Dauer der Messung von Plasmaspiegeln. Die eingezeichneten Punkte entsprechen Versuchsergebnissen unabhängiger Studien mit intravenöser (○) und/oder oraler (●) Gabe von Gitoformat in unterschiedlicher Dosierung [3, 4, 8, 10, 16, 20, 23].

Eliminationsgeschwindigkeit

Die Geschwindigkeit der Pharmakonelimination aus dem Plasma wurde nach einmaliger Applikation in unterschiedlichen Studien mit differierenden Halbwertzeiten ermittelt (Abb. 5). Es war ein deutlicher Trend darin zu erkennen, daß je länger gemessen wurde, umso längere Halbwertzeiten ermittelt wurden.

Die unterschiedlichen Halbwertzeiten, die als terminale Eliminationsgeschwindigkeit ermittelt wurden, weisen bis zu einem Zeitpunkt von ca. 200 h eine deutliche Abhängigkeit zur Meßdauer auf (Abb. 5). Aus Beobachtungsperioden von 200 h und länger wurden dagegen gleich lange terminale Halbwertzeiten bestimmt.

Die Verteilungsvolumina aus fünf Studien [4, 8, 10, 16, 20] verhalten sich ähnlich in der Abhängigkeit von der Meßdauer.

Erklärung der unterschiedlichen Halbwertzeiten verschiedener Untersuchungen

Entscheidend für die Berechnung terminaler Halbwertzeiten der Elimination sind steady state-Bedingungen.

In der Ausklingphase nach Mehrfachapplikation sind diese Bedingungen erfüllt. Aus einer Studie nach 42tägiger Dosierung von 0.1 mg Gitoformat wurde eine Halbwertzeit von 196 h ermittelt. Der mittlere Konzentrationsverlauf ist in Abbildung 6 dargestellt.

Nach Einzelgabe einer hohen Dosis von 1.2 mg konnten vergleichbare, lange Halbwertzeiten gefunden werden [20, 21]. Es muß angenommen werden, daß erst mit einer Beobachtungsdauer von acht Tagen und länger die terminale Eliminationsgeschwindigkeit erfaßt werden kann. In Abhängigkeit von der Meßdauer sich ändernde Halbwertzeiten weisen auf einen zweiten Eliminationsprozeß hin. Solange dieser noch nicht abgeschlossen ist, beeinflußt er additiv die terminale Ausscheidung.

Aus den Plasmakonzentrationen während vier Wochen konnte bei einigen Versuchspersonen eine zweite, schnellere Eliminationsphase erfaßt werden. Für diese wurde eine Halbwertzeit von 72 h ermittelt [21]. Sie liegt in der Größenordnung der Halbwertzeiten bei kürzerer Meßdauer.

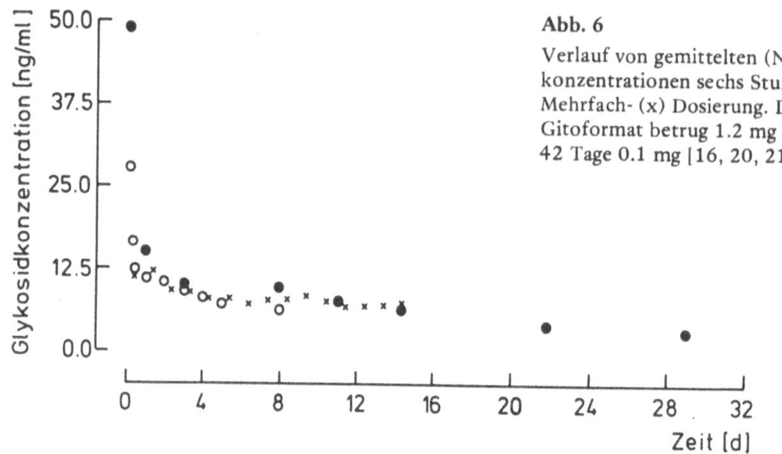

Abb. 6
Verlauf von gemittelten (N = 8) Glykosid-Plasmakonzentrationen sechs Stunden nach Einzel- (•, ○) und Mehrfach- (x) Dosierung. Die einmalige Dosierung von Gitoformat betrug 1.2 mg und die mehrfache über 42 Tage 0.1 mg [16, 20, 21].

Zuordnung zur Wirkung

Die Aussagekraft von Plasmaspiegeln unter Gleichgewichtsbedingungen kann für die Klinik dann angenommen werden, wenn eine direkte Beziehung zwischen Konzentration und pharmakodynamischem Effekt nachgewiesen werden kann.

In Abbildung 7 sind daher die Verkürzung der elektromechanischen Systolendauer (ΔQS_2c) in Abhängigkeit vom Logarithmus der Glykosidkonzentrationen von Gitoformat im Plasma aufgetragen. In einem weiten Konzentrationsbereich ist eine enge Beziehung gegeben. Das bestätigt auch die Relevanz radioimmunologisch bestimmter Plasmakonzentrationen.

Unter gleichen Bedingungen wurde 8 Probanden eine Einzeldosis von 1.2 mg Digitoxin gegeben und die gleichen Messungen durchgeführt [3]. ΔQS_2c ist in gleicher Weise zur Plasmakonzentration aufgetragen und zeigt eine gute Übereinstimmung mit Gitoformat.

Das bestätigt noch einmal die Annahme einer ähnlichen Verteilungscharakteristik für Digitoxin und Gitoformat.

Die sichtbar lange Wirkdauer parallel zu den pharmakokinetischen Untersuchungen konnte ebenfalls erst mit einer Beobachtungsdauer von 8 d und länger gefunden werden. Erste Untersuchungen [5] wiesen auf eine weitaus kürzere, dem Digoxin ähnliche Wirkungskinetik hin. Mit kürzerer Beobachtungsdauer und insbesondere niedrigerer Dosierung fehlt die steady state-Annahme. Damit können Spontanveränderungen im Ablauf des ersten Versuchstages, wie sie für QS_2c in Abbildung 8 dargestellt sind, ein scheinbar rascheres Abklingen der Wirkung vortäuschen.

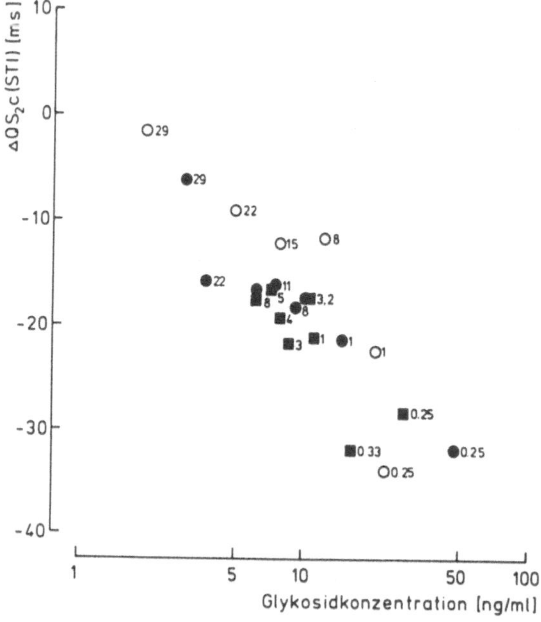

Abb. 7 Mittlere Veränderung der frequenzkorrigierten elektromechanischen Systolendauer (ΔQS_2c), aufgetragen gegen den Logarithmus der Plasmakonzentration in der Eliminationsphase nach Gabe von 1.2 mg Gitoformat (▪, •) und 1.2 mg Digitoxin (○). Der Zeitpunkt der Meßwertbestimmung ist für jedes der Wertepaare angegeben [3, 20, 21].

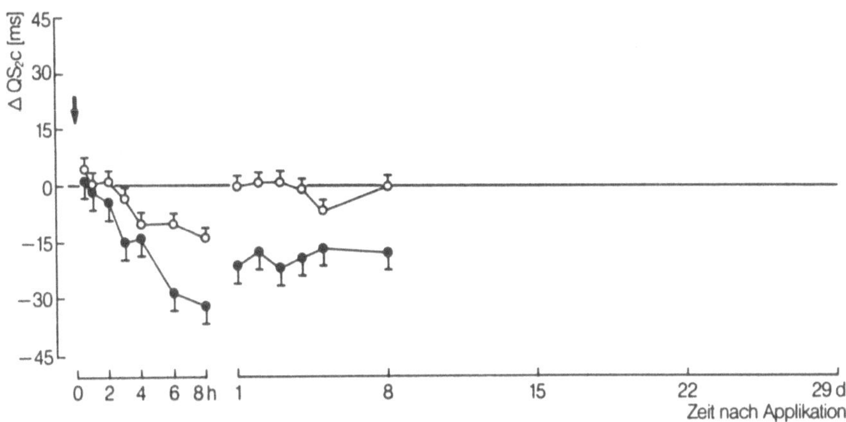

Abb. 8 Mittlerer Verlauf der Änderung von QS_2c bei gesunden Versuchspersonen nach oraler Gabe von 1.2 mg Gitoformat (●, N = 8) oder Placebo (○, N = 7). Die Fehlerbreite ($s_{\bar{x}}$) entspricht dem Versuchspersonenfehler innerhalb der Behandlungen über alle Zeitpunkte und ist nur halbseitig eingetragen [3].

In den durchgeführten, gegen Placebo kontrollierten Studien unter Doppelblindbedingung ist übereinstimmend neben QS_2c auch in den Größen QTc, (dz/dt)RZ-Index und PEP/LVET ein signifikanter Effekt beobachtet worden [3]. Die mittleren Zeitverläufe sind in Abbildung 9 (S. 78/79) dargestellt. Die Beurteilung der Verläufe im Einzelfall unter Gitoformat ergab, daß in nicht allen Fällen nach vier Wochen der Effekt abgeklungen war. Unter vergleichbaren Bedingungen zeigte auch Digitoxin bei identischem Spektrum der Glykosideffekte eine langandauernde Wirkung (Abb. 10). Gemessen an QS_2c ist diese Wirkung nach vier Wochen ebenfalls noch nicht abgeklungen. Die Größen QTc und (dz/dt)/RZ-Index weisen dagegen auf ein rascheres Abklingen hin. Aus den parallel gemessenen Digitoxin-Plasmakonzentrationen wurde eine mittlere Eliminationshalbwertzeit von 220 h berechnet.

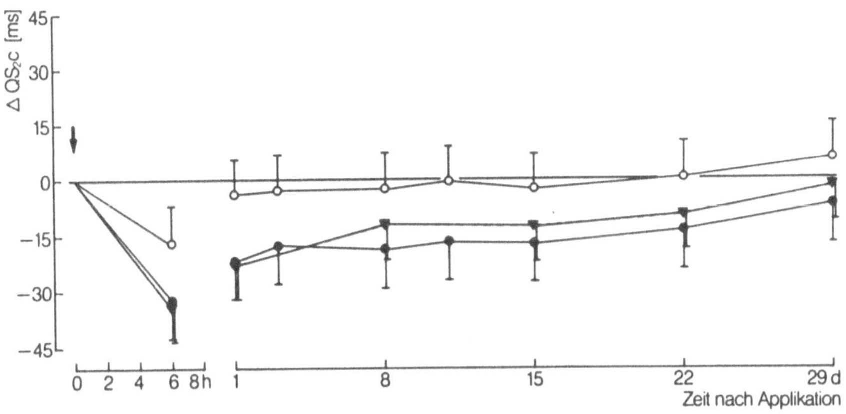

Abb. 10 Mittlerer Verlauf der Änderung von QS_2c während einer Dauer von 29 Tagen bei gesunden Versuchspersonen nach Gabe von 1.2 mg Gitoformat (●, N = 10), 1.2 mg Digitoxin (, N = 8) oder Placebo (○, N = 10). Die Fehlerbreite ($s_{\bar{x}}$) entspricht dem Versuchspersonenfehler innerhalb der Behandlungen über alle Zeitpunkte und ist nur halbseitig eingetragen [3].

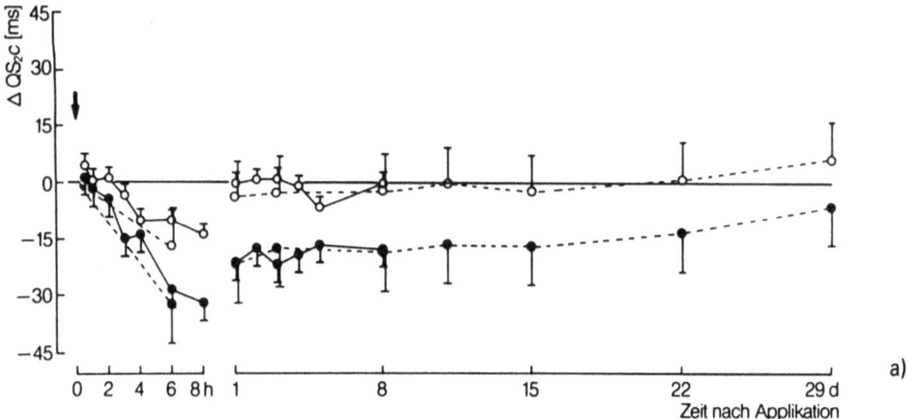

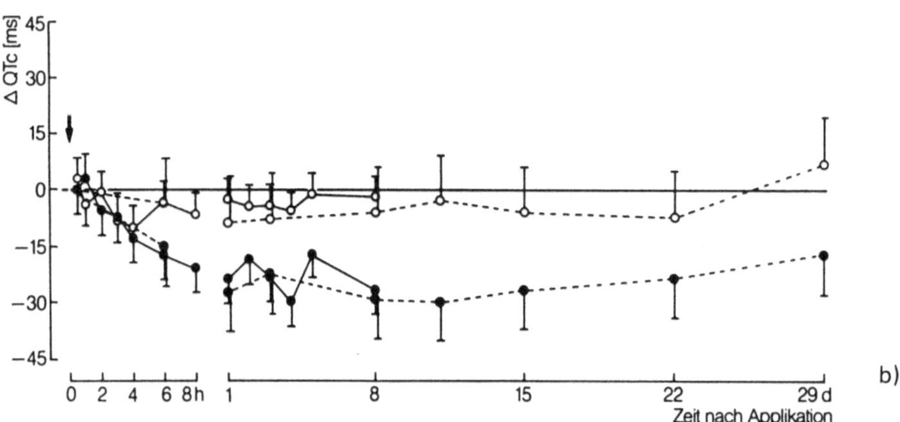

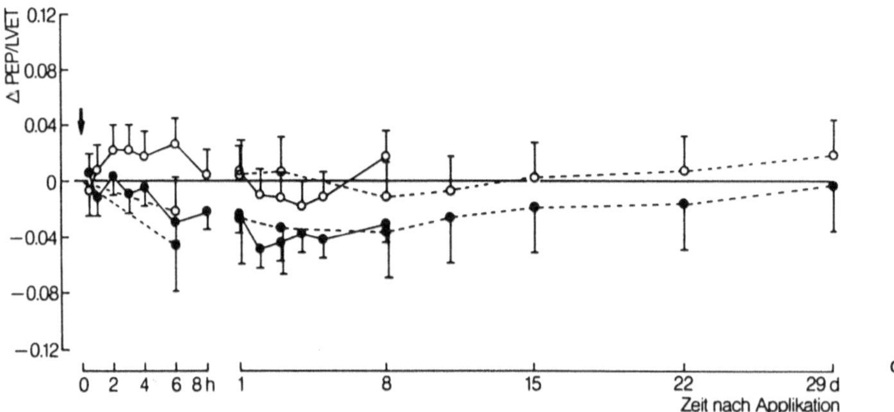

Abb. 9 Mittlerer Verlauf der Änderung kardialer Parameter bei gesunden Versuchspersonen nach Gabe von 1.2 mg Gitoformat (•) oder Placebo (○) und einer Meßdauer von 8 Tagen (——; N = 8, 7) und 29 Tagen (– – –; N = 10, 10). Die Fehlerbreite ($s_{\bar{x}}$) entspricht dem Versuchspersonenfehler innerhalb der Behandlungen über alle Zeitpunkte und ist nur halbseitig eingetragen [3]. Ergebnisse aus 2 mehrtägigen Studien. Aufgetragen sind neben QS_2c, QTc (frequenzkorrigierte elektromechanische Systolendauer) der Quotient Anspannungszeit/Austreibungszeit (PEP/LVET) sowie der dz/dt/RZ-Index (sog. Heather Index).

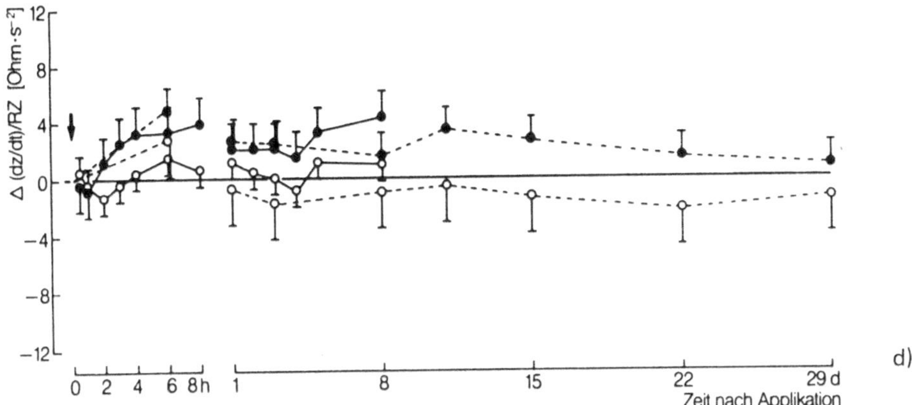

Bedeutung der Pharmakokinetik und Wirkungskinetik von Gitoformat für die klinische Anwendung

Die vorliegenden pharmakokinetischen Ergebnisse zeigen, daß die Absorption des Gitoformats rasch erfolgt.

Die deutliche Korrelation zwischen der Plasmakonzentration und dem kardialen Effekt des Gitoformats unterstützt die klinische Relevanz der Plasmakonzentrationsmessungen.

Wie bei der geringen renalen Ausscheidung vorhersehbar, bleibt die Halbwertzeit des Gitoformats bei niereninsuffizienten Patienten [6, 9] unter Berücksichtigung der Beobachtungsdauer unverändert [21]. Bei Patienten mit Leberzirrhose konnten keine Veränderungen der Ausscheidungsgeschwindigkeit gefunden werden [11, 21], obgleich mehr als 80 % der resorbierten Substanzmenge hepatointestinal ausgeschieden werden.

Bei einer Halbwertzeit von ~ 200 h sind die täglichen Erhaltungsdosen sehr gering, es ergibt sich aber für Fälle mit dringlicher Indikation zur Erzielung der Glykosidwirkung die Notwendigkeit einer initialen Sättigung.

Die lange Wirkdauer des Gitoformats läßt eine tägliche Einmaldosierung zu, was der Compliance einer solchen Behandlung zugute kommt. Sollten einzelne Dosierungen, z. B. von älteren Patienten, vergessen werden, so sind nur geringe Fluktuationen des Glykosidspiegels zu erwarten. Andererseits muß beach-

Tabelle 6: Übersichtstabelle über pharmakokinetische Größen von Gitoformat im Vergleich zu Digitoxin und Digoxin

Kennwert	Gitoformat	Digitoxin	Digoxin
Bioverfügbarkeit (%)	90	> 90	60–90
Plasmaeiweißbindung (%)	> 85	> 90	21
Verteilungsvolumen im steady state (l)	85	40	500
Clearance renal/total	0.12	0.32	0.75
terminale Halbwertzeit (h)	200	187	39
ther. Plasmakonzentration (ng/ml)	5–15	7.5 –25	0.5–2
Erhaltungsdosis (mg)	0.06	0.07–0.1	0.25–0.375

tet werden, daß im Falle einer etwaigen Glykosidintoxikation mit einem relativ langen Andauern toxischer Effekte zu rechnen ist.

Die für die Klinik wichtigen pharmakokinetischen Größen sind in Tabelle 6 im Vergleich zu Digitoxin und Digoxin zusammengefaßt.

Zusammenfassung

Gitoformat wird rasch und nahezu vollständig resorbiert. Die Verteilung in ein Wirkkompartiment nach Gabe einer hohen Einzeldosis ist nach 8–12 h abgeschlossen. Renal werden nur 10%–15% einer applizierten Dosis ausgeschieden. Der Eliminationsgeschwindigkeit im steady state entspricht eine Halbwertzeit von ~ 200 h. Die Wirkungskinetik steht in enger Korrelation zur Glykosidkonzentration im Plasma. Die Plasmaspiegel können radioimmunologisch bestimmt werden.

Literatur

[1] Aderjan, R.: Erfassung und Bestimmung von Gitoformat (Dynocard®) und dessen Metaboliten im Serum. Med. Klin. Prax. Sondernummer 2, 11–14 (1983)

[2] Alken, R. G.: Bestimmung von Gitoxin und formylierten Derivaten in Plasma und Urin mittels eines modifizierten ^{125}J-Anti-Digitoxin-Radioimmunoassays. Med. Klin. Prax. Sondernummer 2, 7–10 (1983)

[3] Alken, R. G., Lieberich, S., Aust, P. E., Nijssen, J., Ulbrich, M., Belz, G. G.: Pharmakodynamik und Wirkungskinetik des Gitoformats nach einmaliger oraler Applikation am Menschen. Med. Klin. Prax. Sondernummer 2, 25 (1983)

[4] Alken, R. G., Rietbrock, N.: Radioimmunologische Analyse der Pharmakokinetik von Pentaformylgitoxin nach Einzel- und Mehrfachgabe. Unveröffentlichte Befunde, Frankfurt (1980)

[5] Ambrosioni, E., Magelli, C., Boschi, S., Pasetti, L., Magnani, B.: Clinical efficacy of gitoformate. Drugs Exptl. Clin. Res. 6, 221–231 (1980)

[6] Carlier, J., Lesne, M.: Pharmacokinetic study of gitoformate in renal insufficiency. Drugs Exp. Clin. Res. 6, 203–206 (1980)

[7] Chemische Analysenmethode, Madaus

[8] Dei Cas, L., Barilli, A. L., Astorri, E., Bianchi, G.: Pharmacokinetics and inotropic effects of gitoformate in normal subjects and in patients with congestive heart failure. Drugs Exptl. Clin. Res. 6, 207–214 (1980)

[9] Dei Cas, L., Barilli, A. L., Rossi, E., Astorri, E., Visioli, O.: Pharmacokinetics of gitoformate in subjects with chronic renal failure. Drugs Exp. Clin. Res. 6, 215–220 (1980)

[10] Dodion, L.: Pharmacokinetic study of gitoformate in man. Publikation in Vorbereitung

[11] El Allaf, D., De Landsheere, C. and Carlier, J.: Gitoformate pharmacokinetics in renal failure and cirrhosis. Poster presented at the 8th European Workshop on Drug Metabolism, Liége, Sept. 4–8 (1982)

[12] Georges, A.: Les hétérosides cardiotoniques de la digitale et leurs' dérivés semi-synthétiques. Editions Arscia S. A., Bruxelles, 1967

[13] Georges, A., Page, J., Duvernay, G.: Cardiotonic properties of formiloxin. A semisynthetic cardiac glycoside. Arch. int. Pharmacodyn. 164, 47–55 (1966)

[14] Grube, E.: Echokardiografische Studie mit Gitoformat (Dynocard®). Publikation in Vorbereitung

[15] Hupin, C.: 1962/1965. Zit. v. Georges, A., Page, J., Duvernay, G.: Cardiotonic properties of formiloxin. A semisynthetic cardiac glykoside. Arch. Int. Pharmacodyn. 164, 47–55 (1966)

[16] Lesne, M., Cremers, S., Carlier, J.: Etude preliminaire des paramétres pharmacocinétiques et biopharmaceutiques du gitoformate. Ther. 33, 723–734 (1978)

[17] Lesne, M., Dolphen, R.: Development of an original radioimmunoassay for gitoxin and gitoxin derivates. J. Pharmacol., (Paris) 7, 619–626 (1976)

[18] Levy, M.: Pharmacokinetics of the digitalis glycosides. Digitoxin als Alternative in der Therapie der Herzinsuffizienz, ed. by F. v. Schattauer Verlag, Stuttgart, New York, 76–83 (1979)

[19] Müller, R. G., Kümmell, H.-Chr.: Behandlung der latenten Herzinsuffizienz mit Gitoformat. Med. Klin. Prax. Sondernummer 2, 37–44 (1983)

[20] Rietbrock, N., Alken, R. G., Ulbrich, M.: Pharmakokinetik zu Gitoformat. Med. Klin. Prax. Sondernummer 2, 15–19 (1983)

[21] Ulbrich, M., Lorenz, D., Alken, R. G. in: Wandlungen in der Therapie der Herzinsuffizienz (ed. N. Rietbrock, B. Schnieders, J. Schuster). Vieweg-Verlag Braunschweig/Wiesbaden, S. 83 (1983)

[22] Verbeke, N., Lesne, M.: Etude de la fixation de la gitoxine aux protéines du plasma humain. J. Pharmacol., (Paris) 8, 4, 555 (1977)

[23] Visioli, O.: Publikation in Vorbereitung

III. Anwendung von Gitoformat in Klinik und Praxis

Intrakardiale Druckmessung unter Gitoformat

H. Neuss, W.-D. Maier, W. Haase

Die Suche nach neuen herzwirksamen Glykosidpräparaten läßt sich z.T. mit der geringen therapeutischen Breite der verfügbaren Digitalispräparate begründen. So sind neue Derivate durch Formylierung der freien Hydroxylgruppen des Glykosidmoleküls entstanden, die in natürlichen Verbindungen nicht bekannt sind und die vergleichbare herzwirksame Eigenschaften besitzen [1].

Ausgehend von einem natürlichen Digitalisglykosid, dem 16-Formylgitoxin (Gitaloxin), gewann Hupin [2] 1962 durch Formylveresterung der vier veresterungsfähigen Hydroxylgruppen erstmalig die Substanz Gitoformat.

Während in vergleichenden Untersuchungen von Gitoformat, Digitoxin und Beta-Acetyldigoxin am Herz-Kreislauf-System narkotisierter Katzen die vergleichbare positiv inotrope Wirkung von Gitoformat nachgewiesen werden konnte [3], standen entsprechende Untersuchungen für den Menschen noch aus.

Ziel der vorliegenden Studie war es, den klinisch-experimentellen Wirkungsnachweis des neuen halbsynthetischen Glykosidpräparates Gitoformat zu erbringen.

Methode

An der Studie nahmen 20 Patienten (18 Männer und 2 Frauen) im Alter zwischen 41 und 67 Jahren teil, bei denen aus diagnostischen Gründen eine Katheterisierung des linken Herzens durchgeführt wurde. Als zusätzliches Auswahlkriterium für die Zusammenstellung des Patientenkollektivs wurde eine zuvor durch Einschwemmkatheteruntersuchung gesicherte Belastungsinsuffizienz des Herzens herangezogen.

Die Studie wurde als Vergleich der Substanzen Gitoformat (Dynocard) und Digoxin (Lanicor) geplant. Nach einem Randomisationsplan wurde je 10 Patienten 0,5 mg Gitoformat (Prüfgruppe) bzw. 0,5 mg Digoxin (Kontrollgruppe) i. v. verabreicht.

Im Akutversuch wurde bei allen 20 Patienten mit Hilfe eines Kathetertipmanometers der linksventrikuläre Druckverlauf über eine Dauer von 70 Minuten registriert. Mit Hilfe eines Differenziergliedes wurde die erste Ableitung dieser Druckkurve dp/dt erstellt und zusammen mit einer Standard-Ekg Ableitung auf einem Fotoschreiber bei einem Papiervorschub von 100 und 250 mm/sec registriert. Der gesamte Registriervorgang erstreckte sich pro Patient über eine 10 minütige medikationslose Zeitspanne und eine anschließende 60 minütige Versuchszeit nach i.v. Applikation der betreffenden Glykosidpräparate. Registriert wurde in Abständen von 5 Minuten, wobei eine solche Aufzeichnung ca. 10 bis 15 Herzaktionen umfaßte.

Bei der Auswertung der Aufzeichnungen wurden anhand der linksventrikulären Druckkurve bzw. ihrer ersten Ableitung und des aufgezeichneten Ekg folgende Größen gemessen bzw. berechnet:

1. linksventrikulärer enddiastolischer Druck (LVedP),
2. dp/dt max in mmHg/sec,
3. instantaner Druck zum Zeitpunkt von dp/dt max (IP),
4. dp/dt max/IP – ein aus den unter 2. und 3. genannten Größen errechneter Kontraktilitätsparameter,
5. t – dp/dt max – ein in msec gemessenes Zeitintervall vom Beginn der elektrischen Systole bis zum Zeitpunkt von dp/dt max,
6. Herzfrequenz.

Statistische Bewertung

Die im Abstand von jeweils 5 Minuten bestimmten Werte wurden mittels t-Test für verbundene Stichproben, Wilcoxon-Paardifferenzen-Test und dem Vorzeichen Test nach Fisher auf Abfall bzw. Anstieg geprüft. Diese Tests wurden sowohl für die absoluten Meßwertänderungen als auch für die Änderungen in Prozent der Meßwerte zum jeweiligen Bezugszeitpunkt durchgeführt. Zuvor erfolgte für die absoluten und prozentualen Meßwertänderungen eine Prüfung auf Normalität mit dem Test aus dem 3. und 4. Stichprobenmoment und dem Kolmogoroff-Smirnow-Anpassungstest.

Zur Feststellung von möglichen Verhaltensunterschieden der Parameter zwischen den beiden Behandlungsgruppen wurden die zum jeweiligen Zeitpunkt bestimmten Werte ebenso wie die absoluten und prozentualen Größenänderungen auf Unterschiedlichkeit geprüft (2-Stichproben-t-Test; U-Test von Mann und Whitney; Kolmogoroff-Smirnow-2-Stichproben-Test).

Ergebnisse

Betrachtet man das Verhalten der Herzfrequenz und der Kontraktilitätsparameter, so fällt in den ersten 15 Minuten des Versuchs ein Abfall der Herzfrequenz und der Kontraktilitätsindizes auf (Abb. 1, 3, 4 und 5). Im weiteren zeitlichen Verlauf zeigt sich keine weitere signifikante Änderung der Herzfrequenz in beiden Versuchsgruppen. Signifikante Änderungen des LVedP wurden weder in der Gitoformat- noch in der Digoxingruppe beobachtet (Abb. 2).

Die Maxima der Druckanstiegsgeschwindigkeit im linken Ventrikel (dp/dt max) steigen bei beiden Behandlungsgruppen (s. Abb. 3) im Verlauf der Beobachtungszeit signifikant ($p < 0,05$) an: in der mit Gitoformat behandelten Gruppe von 1424,6 + 713,0 auf 1615,3 + 907,7 mmHg/sec, bei der Medikation mit Digoxin von 1535,7 + 389,0 auf 1828,5 + 503,9 mmHg/sec. In der mit Digoxin behandelten Gruppe steigt dp/dt max um durchschnittlich 292,8 + 171,2 mmHg/sec, in der mit Gitoformat behandelten im Durchschnitt um 190,7 + 259,7 mmHg/sec. Dies entspricht einer Steigerung von 18,7 bzw. 12,2 %.

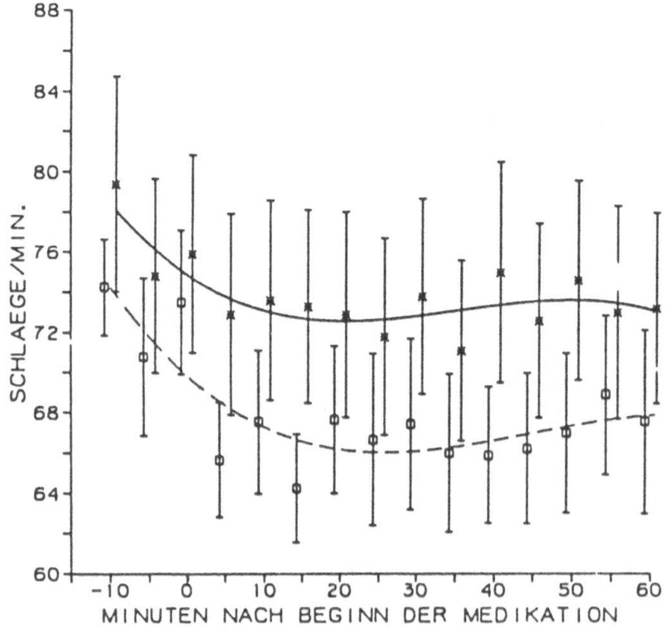

Abb. 1
Verhalten der Herzfrequenz (Schläge/min) im Prüfkollektiv (durchgezogene Linie) und im Vergleichskollektiv (unterbrochene Linie). Aufgetragen sind die Mittelwerte mit zugehöriger Streuung und der durch ein Polynom dritten Grades charakterisierte Verlauf.

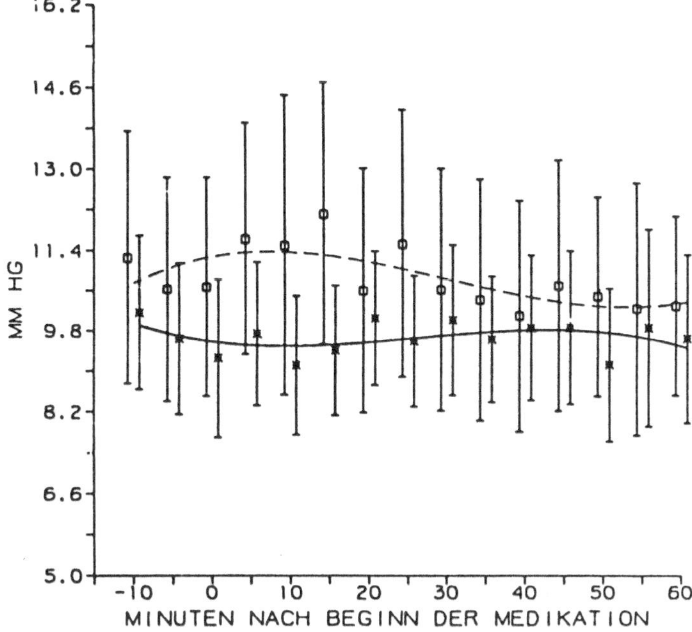

Abb. 2
Verhalten des linksventrikulären enddiastolischen Füllungsdrucks (mmHg) im Prüfkollektiv (durchgezogene Linie) und im Vergleichskollektiv (unterbrochene Linie).

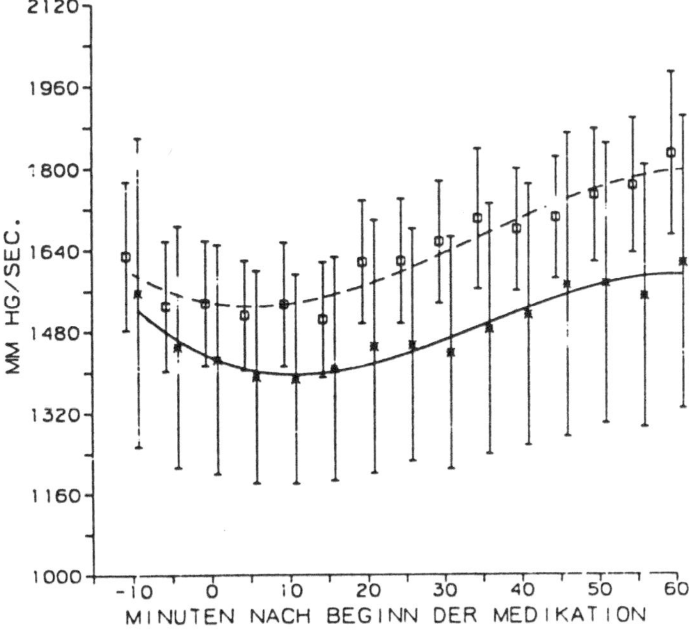

Abb. 3
Verhalten von dp/dt max (mmHg/sec) im Prüfkollektiv (durchgezogene Linie) und im Vergleichskollektiv (unterbrochene Linie).

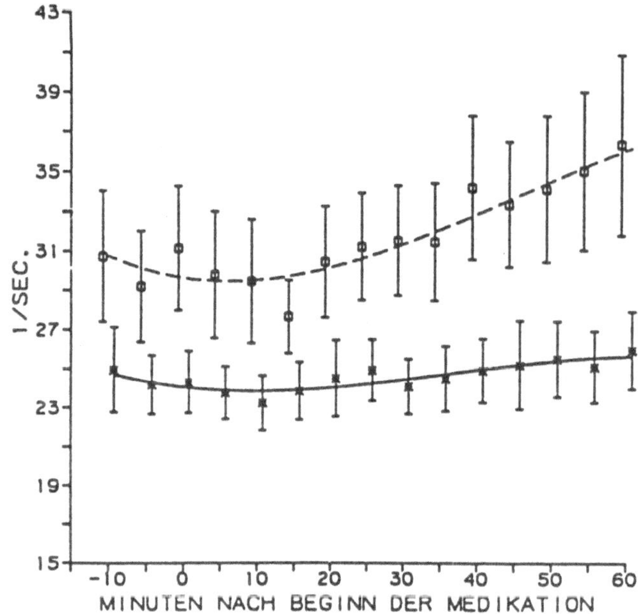

Abb. 4

Verhalten von dp/dt max/IP (1/sec) im Prüfkollektiv (durchgezogene Linie) und im Vergleichskollektiv (unterbrochene Linie).

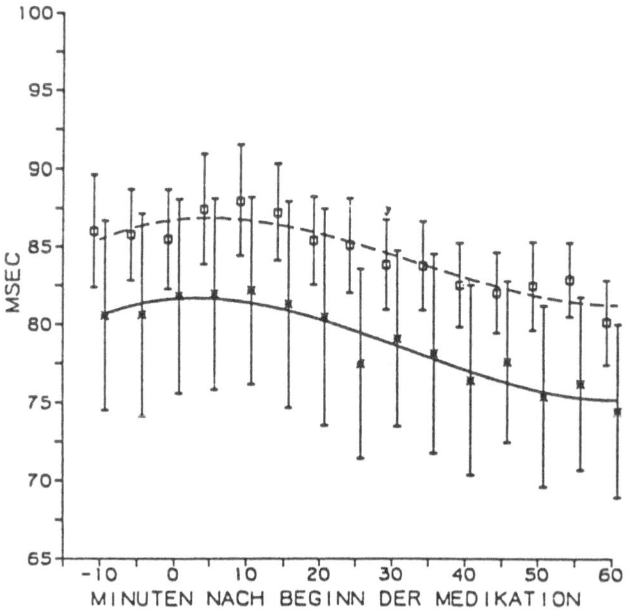

Abb. 5

Verhalten von t – dp/dt max (msec) im Prüfkollektiv (durchgezogene Linie) und im Vergleichskollektiv (unterbrochene Linie).

Bestimmt man für beide Gruppen die Zeitpunkte, zu denen erstmals signifikante Anstiege von dp/dt max im Vergleich zu den Ausgangswerten zu verzeichnen sind, so zeigt die mit Digoxin behandelte Gruppe diesen Effekt früher; während in diesem Vergleichskollektiv bereits 20 Minuten nach der Medikation ein Anstieg um 80,2 + 76,3 mmHg/sec zu verzeichnen ist ($p < 0{,}02$), kann eine signifikante Anhebung in der Prüfgruppe ($p < 0{,}04$) erst 45 Minuten nach der Applikation festgestellt werden (Steigerung um 146,3 + 298,6 mmHg/sec). Von der 30. bis 55. Minute liegen die dp/dt max Werte der mit Gitoformat behandelten Gruppe signifikant unter denen der Digoxingruppe ($p < 0{,}05$). Vergleicht man die Steigerung in beiden Gruppen nach 60 Minuten absolut wie prozentual miteinander, so erweisen sich die Unterschiede als zufälliger Natur.

Der Kontraktilitätsindex dp/dt max/IP (Abb. 4) steigt in der Prüfgruppe von 24,3 + 5,1 auf 26,0 + 6,3 sec, was einer prozentualen Steigerung von 6,5 % entspricht ($p < 0{,}03$). Ähnliches gilt für die Kontrollgruppe ($p < 0{,}04$, Anstieg um 8,5 %). Freilich liegen hier die Ausgangswerte vor Beginn der Medikation auf signifikant höherem Niveau. Während des gesamten Zeitraums nach der Medikation liegt der Kontraktilitätsindex der Prüfgruppe signifikant unter dem der Kontrollgruppe.

Für t – dp/dt max tritt die erste signifikante Verringerung im Vergleich zu den Ausgangswerten in der Prüfgruppe 25 Minuten nach der Medikation ein ($p < 0{,}003$), in der Kontrollgruppe 5 Minuten später ($p < 0{,}05$).

Die Änderungen sind am Ende der Beobachtungszeit signifikant ($p < 0{,}01$), wobei weder die absolute noch die in Prozent der Ausgangswerte berechnete Meßwertänderung beider Gruppen über 60 Minuten signifikant verschieden ist.

Diskussion

Den Abfall der Herzfrequenz und der Kontraktilitätsparameter in den ersten 15 Minuten der Untersuchung möchten wir durch eine Anpassung an den Streß der invasiven Untersuchung und damit eine Abnahme einer adrenergen Stimulation deuten. Das Gleichbleiben der Herzfrequenz im weiteren Versuchsablauf spricht dafür, daß weitere vegetative Tonusänderungen nicht aufgetreten sind.

Der zeitliche Ablauf der Meßwerte von dp/dt max zeigt in beiden Behandlungsgruppen während der 60 minütigen medikamentösen Versuchszeit einen signifikanten Anstieg und dokumentiert damit einen deutlichen Zuwachs an myokardialer Kontraktilität nach Applikation beider im Akutversuch eingesetzten Glykosidpräparate.

Da die Zuwachsraten am Ende der Beobachtungszeit in beiden Gruppen nur als zufällig voneinander verschieden zu erachten sind, wäre damit der Wirkungsnachweis des neuen Präparates Gitoformat durch den therapeutischen Vergleich mit dem in seiner Wirkung und in der praktischen Therapie bekannten Digoxin im Akutversuch nach intravenöser Applikation eindeutig erbracht. Der Eindruck einer tieferen und breiteren Mulde in der Kurve bei der Gitoformatgruppe, der bei vergleichendem Betrachten der beiden das Verhalten des Parameters dp/dt max beschreibenden Diagramme (Abb. 3) entsteht und der auf ein möglicherweise späteres Einsetzen der positiv inotropen Wirkung in der Prüfgruppe hinweisen könnte, kann durch die statistische Prüfung nur insoweit bestätigt werden, als sich ein signifikanter Anstieg von dp/dt max in der Kontrollgruppe erstmalig 20 Minuten nach der Medikation und damit deutlich früher als in der Prüfgruppe zeigt.

Zusammenfassung

In einem therapeutischen Vergleich mit einem in der Therapie bereits bewährten Digoxinpräparat wurde das neue halbsynthetische Herzglykosid Gitoformat im Akutversuch an insgesamt 20 Patienten auf seine therapeutisch erwünschte kontraktilitätssteigernde Wirkung untersucht. Das methodische Vorgehen bestand im wesentlichen darin, mit Hilfe der intrakardialen Druckmessung im linken Ventrikel unter Verwendung eines Kathetertipmanometers Kontraktilitätsparameter zu gewinnen, die die positiv inotrope Glykosidwirkung widerspiegeln. Dabei kommt für beide Behandlungsgruppen eine signifikante Zunahme aller Kontraktilitätsparameter nach 60 Minuten vor. Da die absoluten wie die prozentualen Anstiegsraten beider Gruppen statistisch als nur zufällig voneinander abweichend beurteilt werden konnten, ist damit der Wirkungsnachweis des Präparates Gitoformat im therapeutischen Vergleich mit dem in seiner Wirkung bekannten Digoxin erbracht.

Literatur

[1] Georges, A., J. Page, G. Duvernay: Biologische Wirkung von Formylderivaten von Digitalisglykosiden. Arch. int. Pharmacodyn. 153, 436, 1965

[2] Georges, A., J. Page, G. Duvernay: Die kardiotonischen Eigenschaften von Formiloxin, einem halbsynthetischen Herzglykosid. Arch. int. Pharmacodyn. 164, 47, 1966

[3] Reuter, N., F. Meyer: Wirkungen von Pentaformylgitoxin (Gitoformat) auf das Herz-Kreislaufsystem narkotisierter Katzen. Arzneim.-Forsch. (Drug Res.) 26, 1201, 1976

Neue Aspekte zur Wahl des Herzglykosids: Nierenpflichtige und nicht nierenpflichtige Herzglykoside

N. Rietbrock, B. G. Woodcock, U. Hrazdil

Nierenpflichtige und nicht nierenpflichtige Digitalisglykoside unterscheiden sich in ihrem Ausscheidungsmodus, aber nicht in ihrer Pharmakodynamik [9]. Unter Berücksichtigung des an Albumin gebundenen Anteils variieren bei digitalisierten Patienten die freien, wirksamen Konzentrationen im Plasma zwischen 1 und 2 ng/ml ($1.6-2.5 \times 10^{-9}$ M). Vergleichbare globale Konzentrationen wurden auch für Digoxin und Digitoxin in der linksventrikulären Herzmuskulatur des Menschen gefunden. 15 bis 20 % der Rezeptoren sind molekular besetzt, wobei das jeweilige Glykosid mit einer Halbwertszeit von 30 bis 40 min. freigesetzt wird [2]. Zwischen den globalen Konzentrationen und der klinischen Wirkung besteht keine absolute und exakte Beziehung. Die Beziehung rechtfertigt aber das pragmatische Vorgehen, durch eine Erhöhung der Konzentration innerhalb des therapeutischen Bereiches eine Zunahme an Wirksamkeit zu erreichen.

Substanzspezifische Ausscheidungswege für Digitalisglykoside

Die Probleme, mit denen die Digitalistherapie nach wie vor belastet ist, liegen in den substanzspezifischen Ausscheidungswegen begründet. Diese unterliegen physiologischen Schwankungen und krankheitsbedingten Veränderungen. Bei konstanter Dosis variieren die Glykosidkonzentrationen im Plasma. Ferner wird bei konstanten Plasmakonzentrationen eine Änderung der Pharmakodynamik und der therapeutischen Wirksamkeit hervorgerufen.

Modifikation der therapeutischen Wirksamkeit bei konstanter Konzentration

Die Hypokaliämie ist die klinisch wichtigste Störung der Pharmakodynamik. Provoziert durch die gleichzeitige Diuretikagabe ist die Glykosidkonzentration im Plasma, bei Hypokaliämie zumindest schwer oder nicht interpretierbar. Bestimmungen der Glykosid- und Kaliumkonzentrationen sollten daher parallel durchgeführt werden. Zu häufig werden Glykosidkonzentrationsbestimmungen nur durchgeführt, weil sie verfügbar sind, aber nicht weil das jeweils am zweckmäßigsten wäre. Hyperkalciämie erhöht die Glykosidempfindlichkeit des Myocards [1, 7]. Bei Säuglingen und Frühgeborenen, sowie bei Patienten im höheren Lebensalter kann die Reaktionslage des Myocards verändert sein. Diskutiert werden bei Säuglingen die geringere Anzahl der Rezeptoren und die höhere Affinität zum Rezeptor [4]. Im höheren Lebensalter scheint die Affinität der Na^+, K^+-ATPase vermindert zu sein [8]. Da aber Patienten auch im höheren Lebensalter Digitalisglykoside nicht schlechter tolerieren als Jüngere – sofern der therapeutische Konzentrationsbereich nicht überschritten wird – scheint zumindest das Intoxikationsrisiko nicht wesentlich beeinflußt zu werden.

Modifikation der therapeutischen Wirksamkeit bei konstanter Dosis

Nicht die molekularbiologischen Vorgänge an den spezifischen Rezeptoren haben daher zu einem Überdenken der Glykosidtherapie geführt, sondern in erster Linie die ungenügende Berechenbarkeit der Digoxindosis, sowie die Störung der pharmakokinetischen Fließeigenschaften des Digoxins bei konstanter Dosis. Diese machen die für die Therapie wichtigen Unterschiede zwischen nierenpflichtigen und nicht nierenpflichtigen Digitalisglykoside offenkundig (Tab. 1).

Im Einzelfall hat jeder der Faktoren in der Berechenbarkeit der jeweiligen optimalen Dosis einen bestimmten Stellenwert. Von 30 Mio. Verordnungen 1982 entfielen allein 74 % aller

Tabelle 1: Klinisch wichtige Faktoren, welche die Glykosidkonzentration im Plasma bei konstanter Glykosiddosis verändern können.

Faktoren:	Glykoside Nierenpflichtige (Digoxin u. Derivate)	 Nichtnierenpflichtige (Digitoxin, Pentaformylgitoxin u.a.)
Niereninsuffizienz	ja[2]	nein
höheres Lebensalter	ja[2]	nein
Frühgeborene	ja	ja
Arzneimittelinteraktionen:		
Chinidin	ja	nein
Verapamil	ja	nein
Nifedipin	ja	–
Antibiotika	ja[1]	ja[3]
Cytostatika	ja	nein
Schilddrüsenerkrankungen	ja	nein

1 Hemmung der Bildung von Dihydrodigoxin (Tetracycline)
2 Elimination und Verteilung
3 Enzyminduktion durch Rifampicin

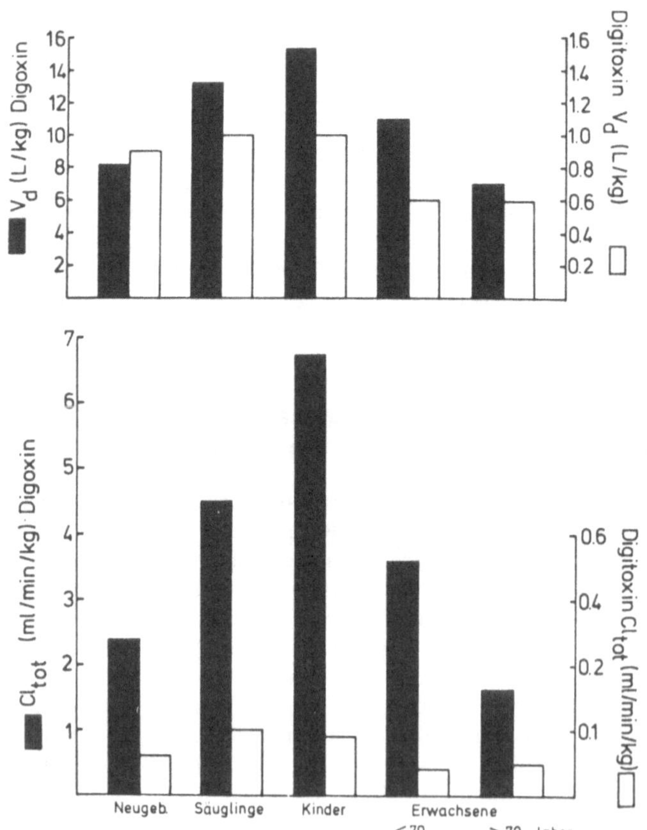

Abb. 1
Verteilungsvolumen und totale Clearance von Digoxin und Digitoxin in Abhängigkeit vom Lebensalter (Morselli et al. 1975; Rietbrock et al. 1981; Larsen und Storstein, 1983).

Rezepturen auf Patienten über 65 Jahre. In dieser Patientengruppe hat das Nutzen/Risikoprofil eines Herzglykosids in Abhängigkeit vom Lebensalter und der Nierenfunktion einen besonderen Stellenwert [10]. Funktionseinschränkungen gelten auch für die kleine Gruppe von Frühgeborenen und Säuglingen, bei denen eine optimale Behandlung für den Therapieerfolg entscheidend sein kann. Nach den heute vorliegenden Erkenntnissen über die Abhängigkeit von Verteilung und Clearance vom Lebensalter der am häufigsten verwendeten Glykoside Digoxin und Digitoxin ergibt sich folgendes Bild (Abb. 1).

Verteilungsvolumen und Clearance totalis von Digoxin sind bei Frühgeborenen vermindert; bei Neugeborenen liegen beide Größen im Bereich der bei Erwachsenen ermittelten Werte. Bei den Säuglingen sind Verteilungsvolumen und Clearance deutlich höher als bei Neugeborenen und Erwachsenen, während bei Kindern über 2 Jahren die Clearance der des Erwachsenen entspricht bei noch vergrößertem Verteilungsvolumen. Im höheren Lebensalter ist die verminderte Clearance vergleichbar mit der geringen Clearance des Frühgeborenen. Das Verteilungsvolumen ist ebenfalls deutlich erniedrigt.

Das Verteilungsvolumen von Digitoxin ist im frühen Lebensalter deutlich größer als bei Erwachsenen, wobei Unterschiede in den einzelnen Altersgruppen praktisch vernachlässigbar sind. Daraus folgt, daß Kinder höhere Initialdosen tolerieren als Erwachsene. Bei Patienten über 65 Jahren und unter 65 Jahren können die gleichen Initialdosen verordnet werden, sofern das Körpergewicht unverändert ist. Bedingt durch eine höhere extrarenale Clearance ist die Clearance totalis von Digitoxin bei Neugeborenen, Säuglingen und Kindern signifikant größer als bei Erwachsenen, bei denen wiederum Veränderungen auch im höheren Lebensalter im Vergleich zu jüngeren Patienten nicht beobachtet werden.

Stellt man die Frage nach den Ursachen, so ist die geringere Clearance von Digoxin bei Frühgeborenen und Patienten im höheren Lebensalter Folge einer verminderten renalen Ausscheidungsfunktion unterschiedlicher Genese [10]. Andererseits gibt es für das kleinere Verteilungsvolumen im Säuglingsalter bzw. für das signifikante größere Verteilungsvolumen für Digoxin im Kindesalter noch keine plausible Erklärung.

Dosisanpassung und Glykosidwahl im frühen Lebensalter

Die Disposition von nierenpflichtigen und nicht nierenpflichtigen Herzglykosiden unterscheidet sich sowohl bei Neugeborenen als auch bei Säuglingen. Das Verteilungsvolumen von Digoxin ist bei Neugeborenen stabil und beträgt weniger als 60 % des zweijährigen Kindes. Demgegenüber sind die Schwankungen des Digoxin-Verteilungsvolumens im Kindesalter wesentlich geringer (90 %–105 %). Ein niedriges und wechselndes Verteilungsvolumen wirft für die Klinik ein beträchtliches Dosierungsproblem auf. Zwar kann das Dosierungsintervall, das von der Clearance und dem Verteilungsvolumen abhängt, mit Hilfe von Konzentrationsmessungen festgelegt werden; jedoch nicht die Sättigungsdosis, als wichtigste Dosis, da die zu verabreichende Menge allein vom Verteilungsvolumen abhängt.

In der 1. Lebenswoche nimmt die Clearance totalis von Digoxin und Digitoxin rasch zu. Beim Digoxin beträgt die Clearance zunächst nur 35 % und steigt im späteren Kindesalter auf 70 % an, wogegen sie beim Digitoxin bereits schon bei Neugeborenen 60 % aufweist und im zunehmenden Kindesalter bis zu 100 % ansteigt.

Dieses bedeutet, daß aufgrund einer variablen und ständig ansteigenden Clearance eine Konzentrationsbestimmung, sowohl für Digoxin als auch für Digitoxin in der 1. Lebenswoche zwingend notwendig ist. Nach der 1. Lebenswoche ist für Digoxin eine Überwachung der Konzentration weiterhin bis zum 2. Lebensjahr notwendig, da der Anstieg der Clearance wegen der langsameren Funktionsentwicklung der Niere protrahiert erfolgt (Abb. 2). Andererseits garantiert die schnellere Entwicklung der Stoffwechselfunktion der Leber bereits im frühen Kindesalter schon eine ausreichende Digitoxinelimination (Abb. 2).

Gitoformat, eine Alternative zur Digitoxintherapie

Aufgrund der bislang vorliegenden klinischen – und pharmakologischen Studien ist davon auszugehen, daß die Derivate des Gitoxins gleichwertige Alternativen zum Digitoxin sind und bei eingeschränkter Nierenfunktion im

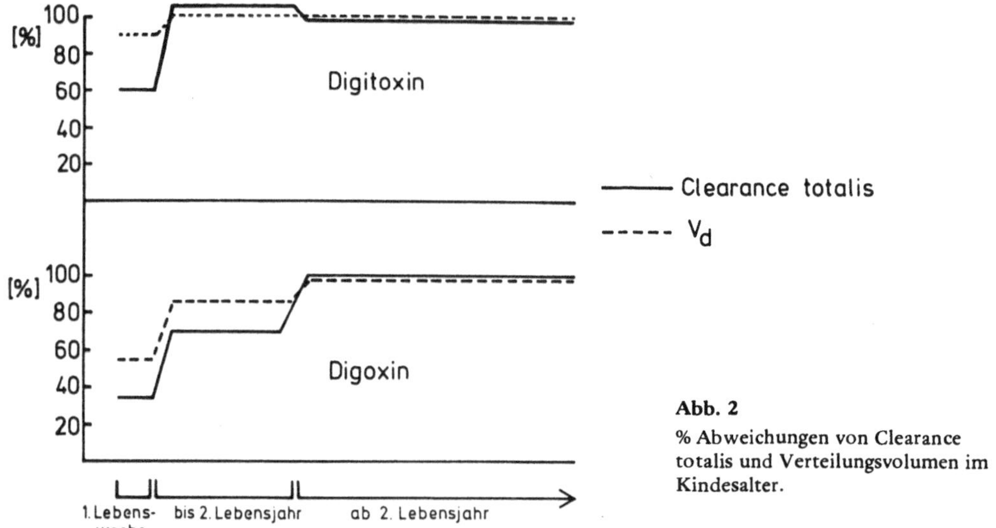

Abb. 2

% Abweichungen von Clearance totalis und Verteilungsvolumen im Kindesalter.

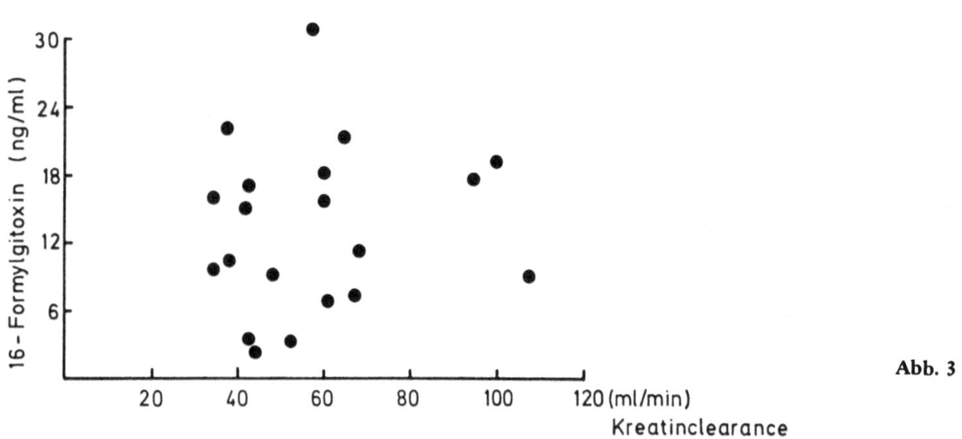

Abb. 3

höheren Alter und bei Niereninsuffizienz in unveränderter Dosierung verordnet werden dürfen (Abb. 3). Die Proteinbindung ist hoch, ein spezifisches Merkmal nicht nierenpflichtiger Glykoside. Das Verteilungsvolumen ist relativ gering; das Verhältnis von renaler zu extrarenaler Clearance liegt bei 0.11 bzw. 0.23 und die Dosierung entsprechend den unterschiedlichen Halbwertszeiten bei 0.06 bis 0.12 mg bzw. 0.3 bis 0.4 mg/tgl.

Proteinbindung an Humanalbumin von 16-Formylgitoxin, Pentaformylgitoxin (Gitoformat) und Digitoxin

Die Bindung von Pentaformylgitoxin, 16-Formylgitoxin und Digitoxin wurde mit Hilfe der Gleichgewichtsdialyse (Dianorm®, Porengröße der Membran 5000) ermittelt. Konzentration an Humanalbumin 20 g/100 ml, Konzentration der verwendeten Glykoside 5 bis 300 ng/ml, Temperatur 37 °C. Die Glykoside wurden radioaktiv bestimmt. Die Proteinbindung nimmt von Digitoxin mit 93.3 % über Pentaformylgitoxin mit 87.9 % auf 69.7 % für 16-Formylgitoxin ab, entsprechend ändert sich der jeweilige Bindungsgrad (Tab. 2).

Tabelle 2: Eiweißbindung von 16-Formylgitoxin, Pentaformylgitoxin und Digitoxin

Glykoside	Albuminbindung (%)	Bindungsgrad (r)
16-Formylgitoxin	69.7	0.67
Pentaformylgitoxin	87.9	0.85
Digitoxin	93.3	0.98

Steuerbarkeit und Nutzen/Risikoprofil eines Glykosids

Der als Gütezeichen für die eine oder andere Gruppe von Herzglykosiden verwendete Begriff „Steuerbarkeit" sollte vor dem Hintergrund der Erkenntnis überdacht werden. Aus medizinisch-historischer Sicht gesehen trägt er dem begründeten Sicherheitsbedürfnis Rechnung, mit Hilfe des Exponentialgesetzes Dosis und Menge zu kalkulieren um ein Höchstmaß an therapeutischer Sicherheit zu erreichen. Leider hat der durch einseitige Marktstrategien strapazierte Begriff seine allgemeine Gültigkeit verloren, da er nur im Zusammenhang mit der Halbwertszeit oder Verweildauer verwendet worden ist. Für die Beurteilung der Steuerbarkeit ist das Nutzen/Risikoprofil umfassend aufzuzeigen und zwar unter Berücksichtigung der Dosierung für die Akut- und Dauerbehandlung, der Wahl des Glykosids, der Altersgruppe, des Ausscheidungsmodus, der Interaktionen mit anderen Pharmaka und des Einflusses von Nieren-, Leber-, und Schilddrüsenerkrankungen bei Einzel- und Dauermedikation. Sofern „Gute Steuerbarkeit" nur eine relativ kurze Halbwertszeit bedeutet, ist die klinische Relevanz nur dann gegeben, wenn Verteilungsvolumen und Clearance stabile und berechenbare Größen sind. Ändern sich aber die pharmakokinetischen Parameter aufgrund einer Änderung im Ausscheidungsmodus, dann verliert der Begriff „Steuerbarkeit" seine Gültigkeit. „Gute Steuerbarkeit" kann daher nur im Zusammenhang mit einer berechenbaren Pharmakokinetik verwendet werden. Wie man hierbei zu einer klinischen Einschätzung der Steuerbarkeit von nierenpflichtigen und nicht nierenpflichtigen Glykosiden kommt, soll im folgenden Abschnitt gezeigt werden:

Im Rahmen einer Münchener Blutdruckstudie, einer epidemiologischen Querschnittsstudie, wurden an einer Zufallsstichprobe von 3198 Münchener Bürger im Alter von 30 bis 69 Jahren die Arzneimittelanamnese hinsichtlich der Digoxineinnahme untersucht. 7 % der Stichproben, davon 2/3 älter als 60 Jahre, nahmen Digoxin oder dessen Derivate. Die errechnete Kreatininclearance ergab bei mehr als 50 % einen Wert unter 80 ml/min. und somit eine beginnende Funktionseinschränkung. Bei 44 % entsprach die verordnete Tagesdosis der errechneten Erhaltungsdosis, 29 % hatten weniger und 27 % mehr eingenommen. Bei mehr als 50 % der Patienten war demnach der gewünschte therapeutische Bereich nicht erreicht worden oder zumindest ein erhöhtes therapeutisches Risiko zu erwarten. Ein solches Dosierungsverhalten läßt sich auf jedes Klinikum übertragen, obwohl Glykosidkonzentrationsbestimmungen und Messungen des Serumkreatinins in bestmöglichem Umfang angeboten und durchgeführt werden. Nach einer kürzlich von Holmberg und Böttiger (1983) [3] publizierten Studie lag bei 451 bei der Aufnahme befragten und untersuchten Patienten in 22 % eine eingeschränkte Nierenfunktion vor, wobei der Anteil von 5 % bei Patienten im Alter von 20 bis 29 Jahren auf 30 % im Alter von mehr als 70 Jahren anstieg. Trotz Reduzierung der mittleren Digoxindosis mit steigendem Lebensalter von 0.35 mg auf 0.20 mg entfielen von 26 registrierten Arzneimittel-Nebenwirkungen allein 10 auf Digoxin. Von den betroffenen Patienten waren 7 älter als 70 Jahre. Diese Befunde stehen im Einklang mit eigenen retrospektiven Untersuchungen zur Variabilität der Glykosidkonzentrationen im Plasma bei konstanter Dosierung.

Variabilität der Glykosidkonzentrationen und individuelle Dosierung

Aus einer Gesamtpopulation von 2880 mit Novodigal behandelten Patienten wurde eine Stichprobe entnommen. Kriterien für die Selektion waren:

Vollständige Angaben im Anforderungsbogen, wie Alter, Körpergewicht, Erhaltungsdosis über mehrere Monate, Kreatinin i. S., Kalium i. S., Transaminasen u.a.. 7.4 % der Stichprobe erhielten eine Erhaltungsdosis von 0.2 mg Novodigal tgl.. 104 Patienten wiesen ein Serumkreatinin von $>$ 1.3 mg % auf, und 107 ein Serumkreatinin von $<$ 1.3 mg %. Das mittlere

Alter betrug 71.2 ± 10.8 bzw. 69.8 ± 13.3 Jahre. Die mittlere Digoxinkonzentration lag bei 1.41 ± 1.16 bzw. 0.91 ± 0.86 ng/ml (Abb. 4). Bei Patienten mit normalen Serumkreatinin überstieg die Konzentration in 4 Fällen und bei erhöhtem Serumkreatinin in 20 Fällen den therapeutischen Bereich (bis 2.0 ng/ml).

Das Intoxikationsrisiko ließe sich durch individuelle Dosierung deutlich verringern, sofern Therapie begleitende Konzentrationsbestimmungen in Anbetracht der relativ kurzen Halbwertszeit des Digoxins in geringen Zeitabständen durchgeführt werden (Abb. 4). Eine Dosierung von Digoxin ohne Anpassung an die individuellen Ausscheidungsverhältnisse läßt das Kumulationsgesetz außer acht, ein Umstand, der nach wie vor für das relativ hohe Intoxikationsrisiko unter einer Digoxintherapie verantwortlich ist.

Im Gegensatz zur Digoxintherapie wird das Fließgleichgewicht von nicht nierenpflichtigen Digitalisglykosiden durch physiologische oder krankhafte Störungen des Organismus weitaus geringer gestört. Insofern sind auch Unterschiede in der Variabilität der Serumkonzentrationen von nierengesunden und nierenkranken Patienten kaum zu erwarten.

Nimmt man auch hier wiederum bei gleichen Bewertungskriterien eine Stichprobe von 225 Patienten aus einer 3894 Patienten umfassenden Gesamtpopulation, so betrug bei 101 Patienten mit einem Durchschnittsalter von 66 Jahren und einem Kreatinin unter 1.3 mg % der Durchschnittsspiegel 16.1 ± 8.0 ng/ml. Er unterschied sich damit nur unwesentlich (16.7 ± 7.8 ng/ml) von dem der Patienten (n = 125) mit einem Durchschnittsalter von 57 Jahren und einem Kreatininwert > 1.3 mg % (Abb. 5). Konzentrationen über 30 ng/ml werden 4 mal bzw. 5 mal beobachtet. Dieser Befund ist nicht überraschend. Sie sollten eigentlich den Arzt motivieren von der Nierenfunktion unabhängige Glykoside, nicht nur bei eingeschränkter Nierenfunktion, sondern auch bei nierengesunden Patienten, zu verordnen. Das Umdenken fällt sicherlich schwer. Die Einsicht in die Notwendigkeit der Verordnung von nicht nierenpflichtigen Glykosiden sollte aber wachsen. Bei dem Hauptargument, namentlich die Minimierung des Sicherheitsrisikos kann auf kostspielige Serumkonzentrationsbestimmungen auch bei Patienten im höheren Alter und mit eingeschränkter Nierenfunktion weitgehend verzichtet werden.

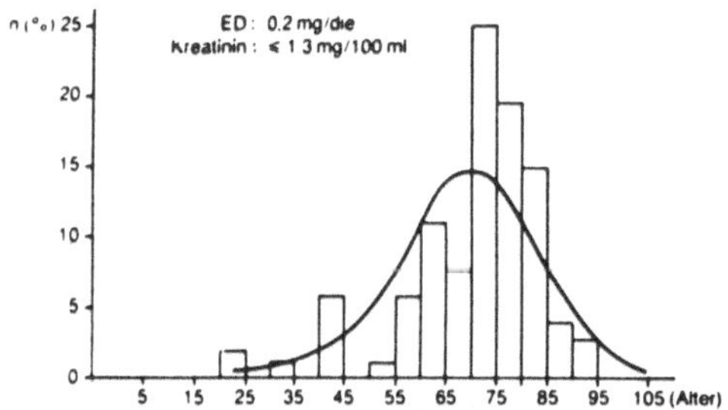

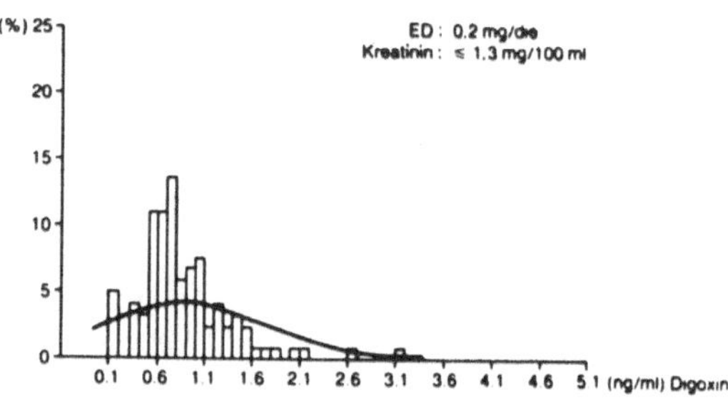

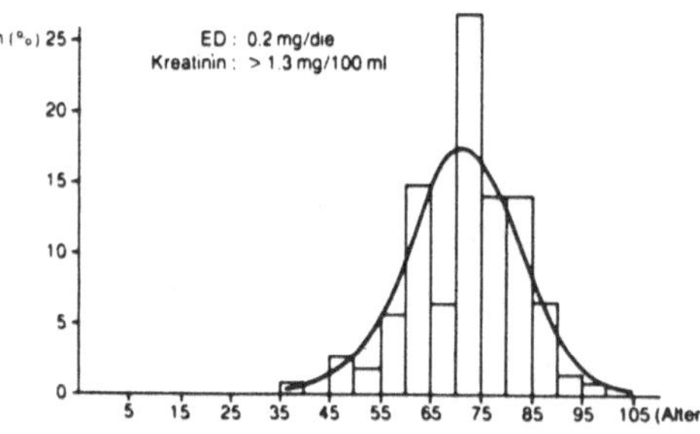

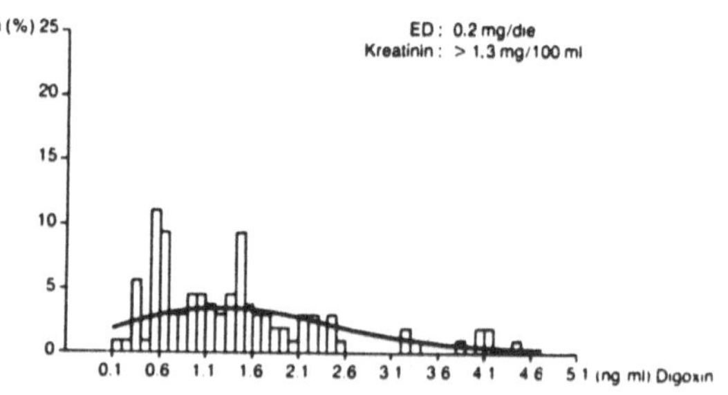

Abb. 4 β-Acetyldigoxin

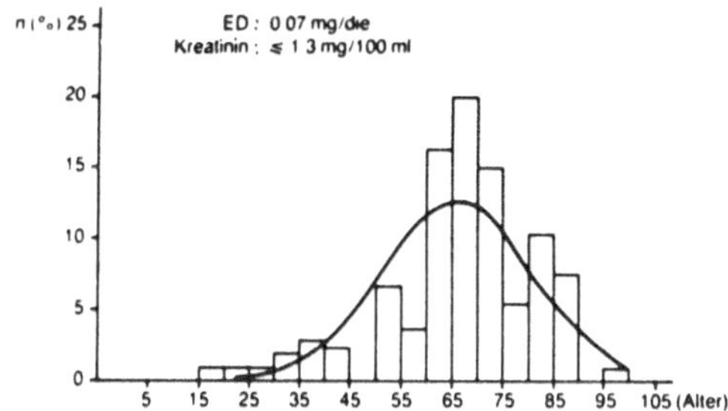

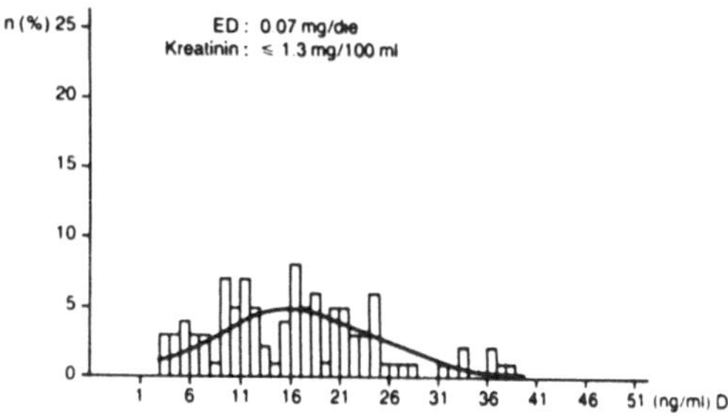

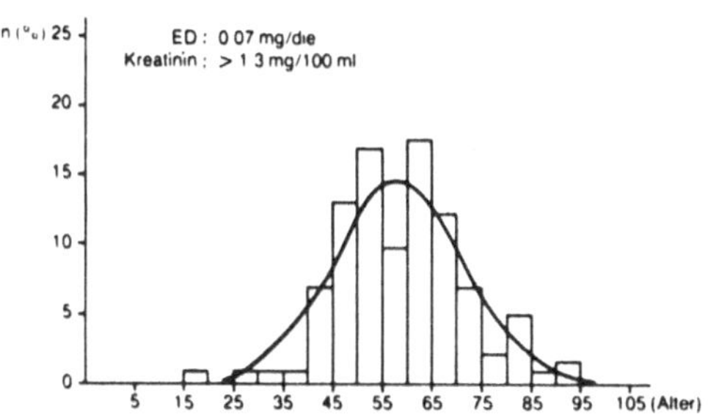

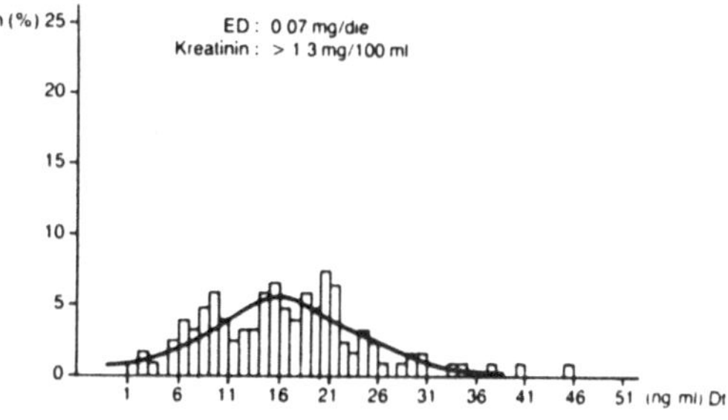

Abb. 5 Digitoxin

Zusammenfassung

Nicht nierenpflichtige Glykoside bieten im Vergleich zu nierenpflichtigen Glykosiden ein hohes Maß an therapeutischer Sicherheit. Die Intoxikationsquote liegt zwischen 4 und 6 %. Die pharmakokinetischen Eigenschaften des Pentaformylgitoxins stimmen mit denen des Digitoxins überein. Durch rasche Deformylierung, der an der Zuckerkette befindlichen Formylreste, entsteht 16-Formylgitoxin als wirksames Glykosid. Die durch die Halbwertszeit festgelegte Erhaltungsdosis von 0.06 mg tgl. bewirkt therapeutische Konzentrationen von 6 bis 30 ng/ml. Die zur Aufsättigung erforderliche Dosis beträgt analog zum Digitoxin das 10fache der Erhaltungsdosis.

Literatur

[1] Bower, J. O., Mengle, H. A. K.: The additive effects of calcium and digitalis: A warning, with a report of two deaths. Journal of the American Medical Association 106, 1151 (1936)

[2] Erdmann, D., Bolte, H.-D.: Über den Mechanismus der Herzglykosidwirkung unter besonderer Berücksichtigung des Digitoxins. In: Digitalistherapie bei Herzinsuffizienz. Kochsiek, K., Rietbrock, N., Hrsg. Urban und Schwarzenberg. München – Wien – Baltmore S. 66 (1981)

[3] Hohmberg, L., Böttiger, L. E.: The drug-consuming patient and his drugs. II The Drugs. Acta Med. Scand. 213, 211 (1983)

[4] Kearin, M., Kelly, J. G., O'Malley, K.: Digoxin "receptors" in neonates: An explanation of less sensitivity to digoxin than in adults. Clinical Pharmacology and Therapeutics 28, 346 (1980)

[5] Larsen, A., Storstein, L.: Digitoxin in neonates, infants and children. In: Digitalistherapie heute. Gillmann, H., Storstein, L., Hrsg. Verlag für angewandte Wissenschaften – München S. 25 (1983)

[6] Morselli, P. L., Assael, B. M., Gomeni, R., Mandelli, M., Marini, A., Reali, E., Visconti, U., Serini, F.: Digoxin pharmakokinetics during human development. Basic and therapeutic aspects of perinatal pharmacology. Edited by Morselli, P. L., Garattini, S., Serini, F. Raven Press – New York – 377 (1975)

[7] Nola, G. T., Pope, S., Harrison, D. C.: Assessment of the synergistic relationship between serum calcium and digitalis. American Heart Journal 79, 499 (1970)

[8] Platt, D., Schoch, P.: Effect of age and cardiac glykosides on the activity of adenosine triphosphatase (ATPase) (EC 3.6.1.3) of the red cell ghost membranes. Mechanisms of Ageing and Development 3, 245 (1974)

[9] Rietbrock, N.: Heutiger Stand der Therapie mit Digitalisglykosiden. Therapiewoche 34, 24/24 (1984)

[10] Rietbrock, N., Woodcock, B. G., Laßmann, A.: Digitoxin therapy in the aged. In: Therapy in aging. Platt, D., Hrsg. Schattauer-Verlag 294 (1984)

Klinische Erfahrungen mit dem Herzglykosid Gitoformat

W. Zenz

Die Therapie der Herzinsuffizienz ist aufgrund neuerer Erkenntnisse über die Wirkungsweise von Diuretika und Vasodilatatoren, die am venösen und arteriellen Schenkel des Kreislaufs angreifen und damit die Vor- und Nachlast des Herzens verändern, erweitert worden. Es wird in jüngster Zeit diskutiert [22], ob man wegen des durch den engen therapeutischen Bereich der Herzglykoside bedingten Intoxikationsrisikos andere Substanzen ersatzweise zur Langzeitbehandlung der kardialen Dekompensation einsetzen sollte. Die klinische Erfahrung zeigt, daß die zweckmäßigste Behandlung der manifesten kardialen Insuffizienz nach wie vor durch ein Digitalisglykosid gegeben ist, wobei den pharmakokinetischen Eigenschaften wie Resorptionsquote, Art der Elimination, Abklingquote, Gewebeverteilung besondere Bedeutung zukommt [18]. Durch Änderung der Strukturformel wurden einige Herzglykoside, die vorher klinisch nicht verwertbar waren, für die praktische Anwendung geeignet. Vor allem ergibt eine Verbesserung der Lipoidlöslichkeit eine Erhöhung der Resorption [6, 11, 12]. Digitalis purpura enthält neben Digitoxin und Gitalin das Gitoxin [1, 10]. Die für herzwirksame Glykoside typischen Eigenschaften konnten für Gitoxin nachgewiesen werden (Tab. 1). Der im Hatcher-Test [13] an der Katze ermittelte Wert der Dosis letalis lag bei parenteraler Verabreichung bei 0,5 mg Gitoxin pro kg Körpergewicht [6]. Er liegt somit zwischen dem der acetylierten Digoxinderivate und dem des Digitoxins. Gitoxin war wegen seiner schlechten Resorbierbarkeit für eine orale Anwendung kaum geeignet. Erst die Beobachtung, daß eine Veresterung die Lipoidlöslichkeit deutlich verbessert [17], führte zur Entwicklung weiterer Gitoxinderivate; in dem fünfach formylierten Gitoxin fand man ein Glykosid mit fast vollständiger Resorbierbarkeit [8, 14, 16]. In kleinen bis mittleren Dosen zeigt Gitoformat eine stärkere Inotropie als Digitoxin oder Beta-acetyldigoxin [7, 19]. Die mittlere minimale tödliche Dosis von Pentaformylgitoxin am Meerschweinchen beträgt nach i.v. Gabe 0,73 mg/kg für 16-Formylgitoxin 0,98 mg/kg [7, 8].

Tabelle 1: Dosis letalis (nach Hatcher u. Brody) [13] bei verschiedenen Digitalisglykosiden [1, 6, 8, 14]

Digoxin	0,31 (Greeff et al.)
Beta-Acetyldigoxin	0,39 (Greeff et al.)
Gitoxin	0,5 (Benthe)
Digitoxin	0.62 (Achelis u. Kroneberg)
Pentaformylgitoxin	0.73 (Georges et al.)
16-Formylgitoxin	0,98 (Georges et al.)

Patientengut und Methode

An der Med. Abteilung des KH Florisdorf der Stadt Wien wurden 62 Patienten (29 Männer, 33 Frauen) wegen kardialer Dekompensation mit Gitoformat stationär behandelt. Das Durchschnittsalter der Patienten betrug 73,3 Jahre, wobei das der Frauen mit 75,2 Jahren höher war als das der Männer mit 71,2 Jahren. Der jüngste Patient war 52a, der älteste 90a alt. Das mittlere Körpergewicht betrug bei den Männern 74,2 kg, bei den Frauen 64,5 kg. 26 Patienten wurden erstmals wegen kardialer Dekompensation behandelt, 36 Patienten waren bereits auf ein Herzglykosid eingestellt und wegen einer neuerlichen Verschlechterung der kardialen Leistungsbreite stationär aufgenommen worden. Die Schwere der kardialen Insuffizienz entsprach nach der Klassifizierung der New Yorker Heard Association bei 3 Patienten den Grad II, bei 55 den Grad III und bei 4 den Grad IV. Die einzelnen kardialen Diagnosen sind in Tabelle 2 dargestellt, einige Patienten wiesen mehrere diagnostische Kriterien gleichzeitig auf, so daß die Anzahl der Diagnosen größer ist als die der Patienten. Es ist zu ersehen, daß die Auswahl der Patienten einem Krankengut einer allgemein medizinischen Ab-

Tabelle 2: Cardiale Diagnosen der Krankenhauspatienten

Diagnose:	62 Pat. mit Gitoformat (n)	(%)	Allgemeine Verteilung im Krankenhaus (n)	(%)
Sklerotische Myocardiopathie	41	66,1	1094	62,8
Hypertonie	25	40,3	644	37,0
Cor pulmonale	14	22,5	302	17,4
Vorhofflimmern	11	17,7	274	15,7
Herzinfarkt, Zust. nach HI	8	12,9	216	12,4
Vitium	3	4,8	100	5,7

teilung entspricht. Es dominiert erwartungsgemäß die sklerotische Myocardiopathie mit einem Anteil von 41 Patienten, an zweiter Stelle in der Häufigkeit folgt das Cor hypertonicum mit 25 Patienten, bei 14 Patienten war ein Cor pulmonale die Ursache der Dekompensation. Vorhofflimmern bestand bei 11 Patienten, 8 hatten einen Herzinfarkt durchgemacht, 3 hatten eine rheumatische Herzerkrankung.

Bei allen Patienten wurde Gitoformat oral in Tablettenform zu 0,06 mg verabreicht. Zur Erzielung eines Vollwirkspiegels wurde eine mittelschnelle Sättigung innerhalb von 4 Tagen angestrebt (Tab. 3). Die Patienten erhielten in der Regel in den ersten zwei Tagen 12 Tabletten und in den nächsten 2 Tagen 8 bis 10 Tabletten, was einer Vollwirkdosis von 1,2 bzw. 1,32 mg entspricht. Die Schnellsättigung wurde bei 3 Patienten mit tachycardem Vorhofflimmern durchgeführt, die Indikation zur langsamen Sättigung war bei Patienten mit frischem Herzinfarkt gegeben. Die bei mittelschneller Sättigung erreichte Dosis dürfte dem Vollwirkspiegel entsprechen, wobei man sich bekanntlich mit dieser Dosierung nach den geltenden Regeln der Digitalismedikation am Rande einer Überdosierung befindet. Wenn man die individuelle Schwankungsbreite der Digitalistherapie bei einzelnen Patienten mit bis zu 100 % berücksichtigt, so ist es verständlich, daß die Herzglykosidtherapie eine genaue Überwachung des Patienten erfordert. Bestand bereits eine Vorbehandlung mit einem Digitalisglykosid so wurde erst nach einer dem verwendeten Präparat entsprechender Pause mit der Behandlung mit Gitoformat begonnen. Die Erhaltungsdosis lag bei unseren Patienten im Mittel bei 0,145 mg, was einer täglichen Gabe von 2 bis 3 Tabletten entspricht. 22 Patienten, bei denen eine Kooperation zu erwarten war, erhielten das Präparat über einen längeren Zeitraum ambulant weiter und wurden zu Kontrollen bestellt. Bei 40 Patienten wurde die Erhaltungsdosis bis zur Spitalentlassung gegeben und dann auf ein anderes Glykosid umgestellt, weil Gitoformat in Österreich noch nicht im Handel war.

Verlaufskontrolle – Therapieeffekt

Die Wirkung von Gitoformat wurde an der subjektiven und objektiven Besserung der Symptome wie Schwinden der Dyspnoe, Abnahme der Zyanose, Normalisierung der Pulsfrequenz, Diurese, Körpergewicht und Flüssigkeitsbilanz beurteilt. Röntgenologisch wurde das Verhalten der Herzform und -größe sowie die Stauungszeichen im kleinen Kreislauf bei Therapiebeginn und bei den Kontrolluntersuchungen festgehalten. In wiederholten EKG-Kontrollen achtete man auf Rhythmusstörungen und andere Zeichen einer Glykosid-Überdosierung. Vor und während der Behandlung wurden routinemäßig das Blutbild, die Transaminasen, Cholesterin, Triglyceride, BUN, Elektrolyte und Harn untersucht. Erniedrigte Kaliumwerte wurden korrigiert. Klinische Befunde wie Rückgang der Zyanose, Schwinden der

Tabelle 3: Sättigungsbehandlung mit Gitoformattabletten zu 0,06 mg

	Anzahl der Patienten	1. Tag	2. Tag	3. Tag	4. Tag	5. Tag
Schnelle Sättigung	3	20	3 X 1	Erhaltungsdosis		
		3 X 5	3 X 3	2 X 1	Erhaltungsdosis	
		3 X 5	3 X 3	3 X 1	Erhaltungsdosis	
mittelschnelle Sättigung	57	3 X 2	3 X 2	2 X 2	2 X 2	Erhaltungsdosis 2–3 X 1
		3 X 2	3 X 2	3 X 2	2 X 2	
langsame Sättigung	2	Erhaltungsdosis 2–3 X 1				

Dyspnoe, Abnahme der Beinödeme und der Leberstauung sind schwer zu dokumentieren und werden bis zu einem gewissen Grad durch die Beurteilung des Arztes beeinflußt. Deshalb wurde das Hauptgewicht in der Beurteilung des Erfolges auf Röntgenbefund, Flüssigkeitsbilanz und dem Verhalten im EKG gelegt.

Die Pulsfrequenz zeigte bei normaler oder erniedrigter Ausgangslage keine wesentliche Änderung. In Fällen mit Tachycardie konnte hingegen eine deutliche Verlangsamung des Herzschlages festgestellt werden. In diesem Fall soll über drei Patienten berichtet werden, die seit längerer Zeit an tachycardem Vorhofflimmern litten, wobei eine Hyperthyreose oder ein Cor pulmonale als Ursache auszuschließen war. Die drei Patienten wiesen vor Therapiebeginn eine Pulsfrequenz von 162 bzw. 150, bzw. 135 auf. Sie erhielten Gitoformat in Form einer Schnellsättigung wie sie aus Tabelle 3 zu ersehen ist. Die Pulsfrequenz war nach 48 Stunden bei allen drei Patienten auf Werte zwischen 84 und 92 abgesunken, wobei im EKG nur Vorhofflimmern ohne sonstige Rhythmusstörungen zu sehen war. Die mittlere Gewichtsabnahme dieser drei Patienten betrug in 48 Stunden 1,2 kg. Die Überwachung des Flüssigkeitshaushaltes der Patienten erfolgte in der während des Aufenthaltes täglichen Kontrolle des Körpergewichtes. Die kardiale Rekompensation geht praktisch immer mit einem Gewichtsverlust einher. So betrug der Gewichtsverlust in der 1. Behandlungswoche bei 38 Patienten, die mit Gitoformat allein behandelt wurden, 1,6 kg; die 24 Patienten, die zusätzlich Diuretika erhielten, wiesen einen Gewichtsverlust von 2,9 kg im gleichen Zeitraum auf.

In der Behandlung von Herzkranken gilt als Regel, daß die erste Dekompensation einer Therapie besonders zugänglich sei. Aus diesem Grund sind im Laufe einer früheren Untersuchung [3] an unserer Abteilung Patienten mit Erstdekompensation und mehrmaliger Dekompensation getrennt erfaßt worden, und man hat dabei erwartet, daß bei der Erstdekompensation der Behandlungserfolg wesentlich günstiger sein wird. Bei der Auswertung hat sich aber gezeigt, daß bei unserem Patientengut hinsichtlich der Rekompensation der Insuffizienz die neuerliche Dekompensation oft Folge einer inkonsequenten Behandlung ist. Wenn man die zusätzlich notwendigen Maßnahmen als Maßstab der Schwere der Dekompensation heranzieht, so zeigt sich doch, daß bei den Vorbehandelten, also wiederholt dekompensierten Patienten, weitaus häufiger Diuretika angewendet wurden und daß die Rekompensation meistens schwerer zu erreichen war. Beurteilt man den therapeutischen Effekt von Gitoformat anhand der genannten Parameter, so kam es bei 57 der 62 Patienten (92 %) zu einem positiven Ergebnis, wobei 51 Patienten (82 %) eine vollständige Rekompensation aufwiesen. 10 % zeigten eine deutliche Besserung der kardialen Leistungsbreite, wobei aufgrund der Schwere der Herzerkrankung eine vollständige Rekompensation nicht möglich war. Bei einem Patienten war wegen einer Begleiterkrankung (Pneumonie) der Therapieeffekt nicht sicher beurteilbar, 4 Patienten zeigten unter Gitoformat und Diuretika keine Änderung des Zustandsbildes. Bei 2 Patienten war es möglich, nach parenteraler Gabe eines Digoxinpräparates über einen längeren Zeitraum eine Besserung im Befinden der Patienten zu erreichen.

Da unter stationären Bedingungen der Anteil der körperlichen Schonung und der Anteil des medikamentösen Effektes bei der Beurteilung des Behandlungserfolges einer Herzinsuffizienz schwer einzuschätzen ist, wurden 22 Patienten ambulant mit Gitoformat weiterbehandelt und in 3- bis 4-wöchigen Abständen zur Kontrolle bestellt, wobei der klinische Zustand nach den vorher erwähnten Kriterien, inklusive EKG und Thoraxröntgen, dokumentiert wurde. Bei allen 22 Patienten konnte der erreichte Grad der kardialen Rekompensation mit der während der stationären Aufnahme festgelegten Erhaltungsdosis über einen Zeitraum von mindestens 6 Monaten aufrecht erhalten werden.

Bei 15 Patienten wurde während dieser ambulanten Langzeittherapie der Plasmaspiegel von Gitoformat mittels des Radioimmunoassaytests für Gitoxin bestimmt [2]. Die Blutabnahme erfolgte jeweils am Morgen vor der ersten Tabletteneinnahme. Die Durchführung der Bestimmung erfolgte durch Herrn Professor Rietbrock am Pharmakologischen Institut der Universität Frankfurt. Wenn man den therapeutischen Plasmaspiegel mit 5 bis 25 μg annimmt, so waren 12 der Patienten im therapeutischen Bereich, 1 Patient war mit 2,24 μg unterdosiert, 2 Patienten waren mit 26 bzw. 37,6 μg oberhalb des Normalbereichs, wobei subjektiv und klinisch keine Zeichen einer Digitalintoxikation faßbar waren.

Tabelle 4: Alter, Gewicht und labormedizinische Daten der 15 ambulanten Patienten, errechnet nach Cockcroft und Gault

Lfd. Nr.	Alter (Jahre)	Gewicht (kg)	M W	Kalium (mmol/l)	Kreatinin/s (mg/100 ml)	Glomeruläre Filtrationsrate (ml/min)	Beobachtungsdauer (Tage)	Plasmaspiegel (ng/ml)
1	52	61	w	5,9	6,8	12,22	48	9,9
2	56	–	w	3,5	1,2	–	184	16,81
3	75	64	m	4,8	0,8	76,74	196	17,19
4	84	66	m	4,0	1,0	51,33	122	17,0
5	59	91	m	4,2	0,7	146,25	11	5,0
6	78	62	w	3,6	1,1	49,90	21	12,42
7	71	69	m	4,2	0,9	73,32	3	37,6
8	70	68	m	4,4	1,3	50,85	180	2,24
9	69	72	m	4,1	1,5	47,33	78	22,83
10	80	69	w	3,9	1,0	57,50	20	20,33
11	66	82	m	3,8	0,5	168,56	220	17,3
12	78	62	w	4,8	0,6	88,88	60	26,0
13	82	66	w	4,2	0,5	106,33	46	19,0
14	81	57	w	4,1	0,8	58,39	3	18,5
15	76	72	w	3,9	0,8	106,67	9	12,0

Verträglichkeit und Nebenwirkungen

Toxische Erscheinungen sind immer ein charakteristisches Zeichen einer Überdosierung jedes wirksamen Digitalispräparates. Behauptungen, daß ein bestimmtes Digitalisglykosid nie zu toxischen Manifestationen führt, sind entweder unwahr oder beweisen die Wirkungslosigkeit des betreffenden Präparates. Oft ist aber die Ursache der schlechten Verträglichkeit des Digitalisglykosids in der begleitenden Therapie zu suchen. Gewisse Diuretika führen bei intensiverer Anwendung zu Elektrolytstoffwechselstörungen in Form einer Hypokaliaemie und erhöhen so die Digitalisempfindlichkeit; die gleichzeitige perorale Anwendung eines Digitalisglykosids mit einem Antibioticum kann hingegen die gastrointestinale Unverträglichkeit begünstigen.

Das häufigste Symptom einer Digitalisintoxikation, das bei 9 Patienten beobachtet wurde, waren Extrasystolen, z.T. in Bigeminieform. In der Häufigkeit an zweiter Stelle waren bei 3 Patienten bradykarde Zustände mit einer Pulsfrequenz von weniger als 55/min zu verzeichnen. 4 Patienten wiesen passager einen AV-Block I. Grades auf, 2 litten an Übelkeit, 1 Patient klagte über Schwindelzustände. Gastrointestinale Symptome konnten nicht registriert werden. Es muß bemerkt werden, daß die beobachteten Nebenwirkungen ausschließlich Folge einer Überdosierung in der ersten Behandlungsphase waren und durch Reduktion der Dosis problemlos behoben werden konnten. Neuroophthalmische Störungen wurden bei keinem Patienten trotz eingehender Befragung registriert. Inwieweit dieser Befund durch die im Tierexperiment festgestellte schlechte Passage der Bluthirnschranke für Gitoxin zu erklären sei, soll zur Diskussion gestellt werden [7]. Eine klinische Objektivierung dieses Befundes mittels des Fanrsworth-Munsell-100 HUE-Test wurde versucht, die Untersuchung wurde nicht zu Ende geführt, da der Großteil der Patienten den Anforderungen des Testes nicht gewachsen war.

Zwei Patienten mit deutlich eingeschränkter Nierenfunktion mit BUN-Werten über 100 und einem Serumkreatinin von 4,8 bzw. 6,1 wurden mit Gitoformat in der üblichen Dosierung ohne Auftreten kardialer oder gastrointestinaler Symptome behandelt. Diese Beobachtung bestätigt, daß Gitoformat weitgehend unabhängig von der Niere ausgeschieden wird. Die renale Elimination wird mit 12 % angegeben, ein Wert der auch bei eingeschränkter Nierenfunktion keine Dosisreduzierung erforderlich macht. Von praktischer Bedeutung ist die Tatsache, daß das Serumkreatinin und die Kreatininclearance, deren Größe für die Elimination nierenpflichtiger Glykoside relevant ist, kein lineares Verhalten hat, sondern bei graphischer Darstellung eine hyperparabolische Kurve bildet, die bei Kreatininwerten zwischen 1,2 und 1,6 sehr flach verläuft und dazu noch in diesem Bereich eine besonders breite Streuung aufzeigt. Die Empfehlung Gitoxinpräparate, die vorwiegend renal ausgeschieden werden, schematisch in Abhängigkeit zur Höhe des Kreatinins zu dosieren, ist gerade in den – beim alten Menschen häufig anzutreffenden – Kreatininbereich um 1,5 problematisch. Es wurde für dieses Verhalten von Kreatinin und Kreatininclearance der Begriff des kreatininblinden Bereichs geprägt. Ein weiterer Gesichtspunkt, der für die Verwendung von nicht nierenpflichtigen Herzglykosiden spricht, ist die oft notwendige Begleitmedikation mit Diuretika oder anderen Substanzen, die in vielen Fällen eine zusätzliche Belastung der Nierenfunktion darstellen [15, 20, 21].

Zusammenfassung

An 62 geriatrischen Patienten mit manifester kardialer Dekompensation wurde nach klinischen Gesichtspunkten die Wirksamkeit, Dosierung und Verträglichkeit von Gitoformat geprüft. Die Wirksamkeit des Glykosids ist bei einer Erfolgsquote von 92 % als gut zu bezeichnen, der positive Therapieerfolg konnte bei 22 ambulant weiterbetreuten Patienten mit der bei der Entlassung festgelegten Erhaltungsdosis von durchschnittlich 0,145 mg Gitoformat über einen Zeitraum von mindestens 6 Monaten aufrecht erhalten werden. Bei eingeschränkter Nierenfunktion war keine Dosisreduzierung erforderlich. Digitalisbedingte Nebenwirkungen traten nur vereinzelt in der Aufsättigungsphase in Form von Rhythmusstörungen oder Überleitungsstörungen auf. Die Gastrointestinale Verträglichkeit war ausgezeichnet, bemerkenswert ist, daß zentralvenöse Symptome wie Schwindel, Sehstörungen oder Verwirrtheit seltener als erwartet zu sehen waren.

Literatur

[1] Achelis, J. D., Kroneberg, G.: Arzneimittel-Forsch. **6**, 182 (1956)

[2] Alken, R. G.: Bestimmung von Gitoxin und formylierten Derivaten in Plasma und Urin mittels eines modifizierten 125 J-Anti-Digitoxin Radioimmunassays. Med. Klin. Prax. Sondernummer **2**, 7–10 (1983)

[3] Altenstrasser, P., Benda, L.: Prakt. Arzt **273**, 174 (1970)

[4] Benda, L., Zenz, W.: Med. Klin. **73**, 1081 (1978)

[5] Bracharz, H., Laas, H., Rietbrock, N.: Herzinsuffizienz-Behandlung bei alten Patienten. Med. Klin. Prax. Sondernummer **2**, 54 (1983)

[6] Benthe, H. F.: Zusammenhang zwischen Lipoidlöslichkeit und Resorption verschiedener Digitalisglykoside. Kreislauf-Bücherei 24. Steinkopff, Darmstadt, 1968

[7] Fricke, U., Klaus, W., Odenthal, K. P., Schellberg, E.: Zur Pharmakologie von Pentaformylgitoxin. Med. Klin. Prax. Sondernummer **2**, 21 (1983)

[8] Georges, A., Page, J., Duvernay, G.: Arch. int. Pharacodyn. **164**, 47 (1966)

[9] Greeff, K., Schwarzman, D., Waschulzik, G.: Arzneimittel-Forsch. **15**, 483 (1965)

[10] Haack, A., Kaiser, F., Gube, M., Spingler, H.: Arzneimittel-Forsch. **6**, 176 (1956)

[11] Haberland, G.: Arzneimittel-Forsch. **15**, 481 (1965)

[12] Hansch, C., Dunn III, W. J.: Linear relationships between lipophilic character and biological activity of drugs. J. Pharmaceut. Sci **61**, 1–19 (1972)

[13] Hatcher, R. A., Brody: Amer. J. Pharm. **82**, 360 (1910)

[14] Hupin, C.: Pentaformylgitoxine – Brevet belge **625**, 447 (1965)

[15] Lauterbach, F.: Naunyn-Schmiedebergs Arch. exp. Path. **245**, 67 (1963)

[16] Leleux, R.: Cardiologia **47**, 337 (1965)

[17] Megges, R., Repke, K.: First Int. Pharmacol. Meeting **3**, 271 (1963)

[18] Nutzen und Risiko der Digitalistherapie, Ärztl. Praxis XXIX. Jahrgang, **33**, 1683–1690 (1977)

[19] Reuter N. Dr. Meyer: Arzneimittel-Forsch. **26**, 1201 (1976)

[20] Rietbrock, N. und Woodcock, B. G.: Sind nierenpflichtige Digitalisglykoside therapeutisch sicherer?. ZFA 59. Jahrgang, Heft **24**, 1290–1295 (1983)

[21] Scheler, F.: Digitaliswirkung bei gestörter Nierenfunktion. Kreislaufbücherei 24, Steinkopff, Darmstadt 1968

[22] Storstein, L.: Is long-term treatment of heart failure with digitalis glycosides effective?. Digitalistherapie heute hrsg. von Helmut Gillmann und Liv. Storstein – Verlag für angewandte Wissenschaften (1983) München

[23] Strösser, W.: Gitoformat zur Behandlung der Herzinsuffizienz, Med. Klin. Prax. Sondernummer **2**, 66 (1983)

Gitoformat zur Behandlung der Herzinsuffizienz

K. Täuber, H. Wallnöfer, L. Schiller

Seit Beginn der Digitalisära 1785 mit William Withering [20], mußten die Digitalispräparationen systematisch und durchaus erfolgreich weiterentwickelt werden, denn mit dem gewünschten Effekt der Digitalisglykoside wurden auch ihre Nebenwirkungen offenbar. Bioverfügbarkeit, Metabolisierung und Eiweißbindung einerseits und Eliminationsmodalitäten andererseits sind für den Eintritt und die Dauer des Wirkeffektes unter Vermeidung von Intoxikationszeichen von außerordentlicher klinischer Bedeutung. Nachgewiesen wurde, daß Unterschiede in der Molekülstruktur der Digitalisderivate – entweder apolar und lipophil oder polar und hydrophil – differente Resorptionsqualität bedingen [10]. So wurden Digitalisglykoside verschiedener Resorptionsquoten und Resorptionsgeschwindigkeiten beziehungsweise unterschiedlicher Pharmakokinetik zur Verfügung gestellt, was zur Erweiterung unserer therapeutischen Möglichkeiten in der Behandlung der Herzinsuffizienz maßgeblich beigetragen hat.

Im kardiologischen Alltag nimmt die Behandlung von Herzerkrankungen oder Herzbeschwerden bei älteren Patienten in den letzten Jahren immer größeren Raum ein. Die Ursachen dafür sind einerseits in der Abnahme der Häufigkeit derjenigen Herzerkrankungen, die als Spätfolgen von Erkrankungen aus dem rheumatischen Formenkreis angesehen werden – zumindest in unseren Breiten –, andererseits in der ständigen Zunahme der durchschnittlichen Lebenserwartungen zu suchen. Nun ist aber die Digitalisierung beim „Altersherzen" nach Bender [2], Wallnöfer [18] und Wernig [19] – die vielfach nicht „krank", nur in ihrer Leistungsbreite eingeschränkt sind – nicht selten problematisch. So ist es natürlich, daß die Entwicklung neuerer Herzglykoside sich mehr denn je am Herzen der älteren Menschen orientieren muß. Bei gleichen Dosen des gleichen Glykosids verschiedener Hersteller werden nicht identische Serumkonzentrationen und somit Unterschiede im Wirkungsgrad und im Nebenwirkungsprofil gefunden [3, 8]. Dies soll nur am Rande erwähnt werden, um die Vielfalt der Schwierigkeiten bei der Behandlung der Herzinsuffizienz zu verdeutlichen.

Verständlich also, daß das Kontingent der Überdosierungsfälle stetig steigt und Grahame-Smith [7] zu dem bemerkenswerten Schluß kommt, daß ein Großteil unserer Patienten – wie er sich wörtlich ausdrückte – „durch Digitalis vergiftet wird".

Seither steht die Gefahr der Überdigitalisierung immer stärker im Brennpunkt kardiologischer Betrachtungen, zumal man erkannt hat, daß digitalisbedingte Bradykardien und Rhythmusstörungen nicht nur zu cerebralen Durchblutungsstörungen Anlaß geben, sondern auch eine der Hauptursachen bestehender oder auftretender manifester Herzinsuffizienz sein können. Auch das Auftreten tachykarder Herzrhythmusstörungen durch überhöhte Digitalisgaben wird in der Literatur vermutlich unterschätzt. Auch wir haben immer wieder auf diese Fehlbeurteilung der Nebenwirkungen der Glykosidtherapie hingewiesen [17].

Die Bestrebungen der pharmazeutischen Forschung, neue Verbindungen zu entwickeln, um den schmalen Grat des therapeutischen Optimums zwischen Unter- oder Überdigitalisierung zu erweitern, hat zur Einführung von Gitoformat geführt.

Gitoformat zeigt in pharmakologischen Studien eine hohe Resorptionsquote bei Meerschweinchen, Katzen und Hunden [6] und auch beim Menschen ist die Bioverfügbarkeit hoch. Es wird nach der Resorption zu 16-Formylgitoxin deformyliert und zum Groß-Teil mit der Galle, zum Teil mit dem Harn ausgeschieden.

Die Besonderheit von Gitoformat liegt in der relativ geringen negativ chronotropen und damit frequenzsenkenden Wirkung bei vollem Glykosideffekt, also stark positiver Inotropie, schon in niederen Dosen [5, 6, 11, 14].

Es sollte geprüft werden, inwieweit unter der Behandlung mit Gitoformat

1. eine Kompensation erreicht werden bzw. bei den vordigitalisierten Patienten aufrecht erhalten werden kann,
2. eine Änderung der Begleitsymptomatik zu erzielen ist,
3. Verlaufswerte von Körpergewicht, Pulsfrequenz und Blutdruck normalisiert und
4. das Auftreten unerwünschter Nebenwirkungen vermindert oder gar vermieden werden kann.

Methodik

In unsere Gitoformat-Studie wurden insgesamt 89 Patienten einbezogen. Als Indikation wurde vorwiegend, wenn auch nicht ausschließlich, das dekompensierte Herz bei älteren Patienten gewählt. Aus dem Gesamtkontingent wurden 20 Patienten ausgelost und einer biometrischen Studie unterzogen. Für die Erstellung dieser biometrischen Studie möchten wir Frau Ulbrich vom wissenschaftlichen Labor der Firma Madaus an dieser Stelle ganz besonders herzlich danken.

Zusätzlich haben wir bisher 28 Patienten in eine offene klinische Langzeitstudie mit Gitoformat aufgenommen. Überwiegend handelt es sich dabei – auch um jüngere – Patienten mit einer Herzinsuffizienz Schweregrad NYHA II bis IV, wobei dieses Kontingent durch manifeste Insuffizienzzeichen trotz, oder vielleicht gerade wegen hoher Digitalisierung – mittlere tägliche Erhaltungsdosis 0,3 bis 0,4 mg β-Acetyldigoxin – und eingeschränkter Nierenfunktionsleistung – Serumkreatinin zwischen 1,5 und 3,5 mg/dl – charakterisiert ist. Auch der Anteil dialysepflichtiger Patienten scheint in dieser Region unverhältnismäßig hoch.

Das Alter der 20 Patienten (11 Frauen und 9 Männer) betrug im Durchschnitt 70,6 (s = 8,25) Jahre. Alle Patienten wurden stationär behandelt. Zwei Patienten wurden neu eingestellt, 18 Patienten erhielten Gitoformat entweder unmittelbar nach Absetzen eines zuvor verabfolgten Glykosids oder nach einem digitalisfreien Intervall von bis zu 8 Tagen. Die Hauptdiagnosen und Gitoformat-Dosierungen sind in Tabelle 1 aufgeführt.

Tabelle 1: Hauptdiagnosen und Gitoformat-Dosierung

Pat. Nr.	Hypertonie	ischäm. Myokardschäd. + Altersherz	Angina pectoris	Infarkt	Cor pulmonale	Myocardose	Dekompensation	Dosis [Tbl./d]
1	X							1 X 1
2	X	X					X	1 X 1
3		X			X	X		1 X 1
4		X			X			1 X 1
5		X						1 X 1
6		X				X	X	1 X 1
7		X				X	X	1 X 1
8		X					X	1 X 1
9		X				X	X	1 X 1
10	X							1 X 1
11	X	X	X					1 X 1
12	X	X					X	2 X 1
13		X					X	2 X 1
14		X					X	3 X 1
15		X				X	X	3 X 1
16	X	X			X		X	1 X 1
17		X				X	X	3 X 1
18	X	X				X	X	2 X 1
19		X					X	3 X 1
20		X	X	X			X	3–2 X 1

Ergebnisse

In 13 von 20 Fällen (Tab. 2) und damit statistisch signifikant, wurde unter Gitoformat die beobachtete Dekompensation erfolgreich behandelt ($X^2 = 10{,}28 > 6{,}63 = X^2_{1.0.0.1}$).

Eine die Dekompensation ausgleichende Gitoformat-Behandlung dauerte im Mittel 16 Tage. Kompensierte Fälle, die auf Gitoformat umgestellt wurden, befanden sich durchschnittlich 10 Tage in der klinischen Prüfung. Während der Gitoformat-Behandlung änderte sich bei diesen Patienten der Kompensationszustand nicht, auch andere Beobachter konnten keine Verschlechterung dekompensierter Patienten unter dieser Therapie feststellen (Tab. 3).

Zur Verlaufsbeurteilung der Herzinsuffizienz wurden vorwiegend klinische Kriterien wie Zyanose, Ödeme und Dyspnoe angewandt. Die beobachtete Häufigkeit einzelner dieser Kriterien änderte sich zum Teil statistisch signifikant (Tab. 4).

Tabelle 2:

Häufigkeit der nach der Behandlung kompensierten Fälle in Abhängigkeit von der vorher beobachteten Kompensation. Der Vergleich der Häufigkeiten mit denen die beiden möglichen Veränderungen Dekomp. → Komp. und Komp. → Dekomp. während der Behandlung beobachtet wurden, erfolgte mit dem χ^2-Test von McNemar

vor \ nach		Kompensation nein	Kompensation ja	Summe
Kompensation	nein	1	13	14
	ja	0	6	6
Summe		1	19	20

Tabelle 3:

Mittelwert ($\bar{x}$) und Extremwerte der Dauer [d] der Gitoformat-Behandlung dekompensierter und kompensierter Patienten

Zustand vor/nach	N	$\bar{x}$	X_{max}	X_{min}
Dekomp./Dekomp.	1	12		
Dekomp./Komp.	13	16,1	26	8
Komp./Komp.	6	10,2	16	5

Prätibiale Ödeme und Ödeme an Knöcheln und Unterschenkeln waren nach Behandlung signifikant seltener, ebenso zyanotische Akren. Die Häufigkeit von Zyanose im Gesicht und an den Lippen änderte sich nicht signifikant, wenn auch ein Trend zur Besserung zu erkennen war.

Um die Ausprägung der Kriterien *vor* Behandlungsbeginn und *nachher* erfassen zu können, wurden Schweregrade (– = fehlend, + und ++) zugeordnet (Tab. 5).

Statistisch signifikante ($P < 0{,}05$) Änderungen der Ausprägung im Sinne einer Besserung ergab sich für Dyspnoe, Zyanose und Lungenstauung, aber auch in den übrigen Kriterien war eine Tendenz zur Besserung zu erkennen.

Eine Änderung des Körpergewichts (Tab. 6) der Patienten unter der Behandlung mit Gitoformat im Sinne einer Abnahme, ist vom 1. bis 5. und vom ersten bis zum letzten Behandlungstag zu beobachten; die Veränderungen des Körpergewichts sind im Mittel aber nicht statistisch signifikant.

Zur Überprufung der Therapieerfolge, gemessen an der Beeinflussung von Pulsfrequenzen sowie systolischem und diastolischem Blutdruck, sind pro Patient die aufgrund der jeweiligen Ausgangswerte angestrebten Therapieziele fixiert.

Tab. 7 gibt diese Angaben und die Meßergebnisse vom ersten, letzten und drittletzten Behandlungstag wieder. Wenn das Behandlungsergebnis sich in wenigstens zwei der drei überprüften Ergebnisse mit dem Behandlungsziel deckt, wurde der Behandlungserfolg, bezogen auf die genannten Parameter, als positiv beurteilt. Insgesamt wiesen 15 von 18 Patienten diesen Behandlungseffekt auf. Die Überschreitungswahrscheinlichkeit, mit der zumindest zwei der drei überprüften Ergebnisse mit dem Behandlungsziel übereinstimmen, beträgt 50 %. Unter Anwendung des Binominaltests zum Vergleich des Stichprobenanteils mit dem zu erwartenden Prozentsatz, errechnet sich eine Wahrscheinlichkeit von $p = 0{,}004$, die ein Signifikanzniveau von $\alpha = 0{,}01$ unterschreitet und damit die Aussage ermöglicht, daß ein Behandlungserfolg in der erstrebten Veränderung bei mindestens zwei der drei Parameter Pulsfrequenz, systolischer und diastolischer Blutdruck signifikant ist.

Ergänzend zum klinischen Aspekt haben wir, wie auch in früheren Arbeiten über Glykosidwirkungen am Herzen [17], nicht invasive Techniken zur meßbaren Beurteilung der Än-

Tabelle 4: Beobachtete Häufigkeit der Kriterien bei Behandlungsende, bezogen auf das Vorhandensein zu Beginn der Gitoformat-Behandlung. Für den Vergleich der Häufigkeit nach der Behandlung nicht mehr beobachteter Symptome mit der während der Behandlung in Erscheinung tretender Kriterien wurde der χ^2-Test von McNemar angewandt. Geprüft wurde auf dem 5 %-Signifikanzniveau. **Fett gedruckt** = signifikante Änderung

Kriterium		vorher	nachher ja	nachher nein	Σ	$\chi^2_{err.}$	$\chi^2_{1.0.05}$
Zyanose	Lippen	ja	17	2	19		
		nein	0	1	1	0,333	3,84
		Σ	17	3	20		
	Zunge	ja	2	3	5		
		nein	0	15	15	1,000	3,84
		Σ	2	18	20		
	Ohren	ja	4	2	6		
		nein	0	14	14	0,333	3,84
		Σ	4	16	20		
	Gesicht	ja	11	0	11		
		nein	0	9	9	1,000	3,84
		Σ	11	9	20		
	Akren	ja	6	8	14		
		nein	0	6	6	**5,44**	3,84
		Σ	6	14	20		
Ödeme	prätibial	ja	3	8	11		
		nein	0	9	9	**5,44**	3,84
		Σ	3	17	20		
	Knöchel	ja	2	8	10		
		nein	0	10	10	**5,44**	3,84
		Σ	2	18	20		
	Fußrücken	ja	0	6	6		
		nein	0	14	14	3,57	3,84
		Σ	0	20	20		
	Unterschenkel	ja	0	7	7		
		nein	0	13	13	**4,5**	3,84
		Σ	0	20	20		
	Oberschenkel	ja	0	1	1		
		nein	0	19	19	0,0	3,84
		Σ	0	20	20		
	Genitale	ja	0	1	1		
		nein	0	19	19	0,0	3,84
		Σ	0	20	20		
	Aszites	ja	0	1	1		
		nein	0	19	19	0,0	3,84
		Σ	0	20	20		

Tabelle 5: Schweregrad der Kriterien nach der Gitoformat-Behandlung in Abhängigkeit vom Schweregrad vor Behandlungsbeginn. Die Wahrscheinlichkeit, daß eine Änderung der Schweregrade in überwiegend einer Richtung vorherrscht, ergibt sich aus der Prüfgröße $\chi^2_{err.}$ nach Bowker. **Fett gedruckt** = signifikante Änderung im Sinne einer Besserung. * = nicht immer zu beurteilen

Kriterium	vorher	nachher −	nachher +	nachher ++	Σ	$\chi^2_{err.}$	$\chi^2_{3.0.05}$
Dyspnoe in Ruhe	−	9	0	0	9	**8,10**	7,81
	+	6	1	0	7		
	++	4	0	0	4		
	Σ	19	1	0	20		
Dyspnoe bei Belastung	−	1	0	0	1	**8,65**	7,81
	+	3	5	1	9		
	++	0	10	0	10		
	Σ	4	15	1	20		
Zyanose	−	1	0	0	1	**9,15**	7,81
	+	2	8	0	10		
	++	0	9	0	9		
	Σ	3	17	0	20		
Ödeme	−	9	0	0	9	5,15	7,81
	+	4	4	0	8		
	++	3	0	0	3		
	Σ	16	4	0	20		
Herzdilatation	−	7	0	0	7	7,23	7,81
	+	3	3	0	6		
	++	3	4	0	7		
	Σ	13	7	0	20		
Lungenstauung	−	7	0	0	7	**8,35**	7,81
	+	6	2	0	8		
	++	4	1	0	5		
	Σ	17	3	0	20		
Halsvenenstauung	−	3	0	0	3	1,125	7,81
	+	0	15	0	15		
	++	0	2	0	2		
	Σ	3	17	0	20		
Leberstauung	−	2	0	0	2	1,125	7,81
	+	0	5	0	5		
	++	0	2	2	4		
	Σ	2	7	2	11*		

Tabelle 6: Mittelwert ($\overline{x}$) und Standardabweichung (s) des Körpergewichts der Patienten am 1., 5. und letzten Behandlungstag. Die Überprüfung der Änderung wurde anhand des t-Tests für verbundene Stichproben durchgeführt

Behandlungstag	N	Körpergewicht [kg] $\overline{x}$	s	Überprüfung der Änderung $t_{err.}$	FG	$t_{0.05}$
1.	17	74,9	17,82			
5.	17	74,0	17,08	1,676	16	2,12
letzter	17	73,1	15,51	1,806	16	2,12

Tabelle 7: Meßwerte für Pulsfrequenz und Blutdruck sowie unter Berücksichtigung des klinischen Krankheitsbildes erstellte und nach der Behandlung erreichte Art und Ausprägung der Parameter

Pat.	SM	Behandlungsziel Puls	Behandlungsziel Blutdruck systol.	Behandlungsziel Blutdruck diast.	Ausgangswerte Puls	Ausgangswerte Blutdruck systol.	Ausgangswerte Blutdruck diast.	Endwert Puls	Endwert Blutdruck systol.	Endwert Blutdruck diast.	drittletzter Beh.-Tag Puls	drittletzter Beh.-Tag Blutdruck systol.	drittletzter Beh.-Tag Blutdruck diast.	Behandl.-Ergebnis Puls	Behandl.-Ergebnis Blutdruck systol.	Behandl.-Ergebnis Blutdruck diast.	Aussage
1	–	=	=	↓	72	140	90	80	160	95	72	150	75	=	(Θ)	=	+
2	+	–	–	–	86	160	105	70	165	95	70	180	110	–	–	–	–
3	–	↓↓	(↑)	=	122	80	50	90	80	50	90	100	70	↓↓	(↑)	(↑)	+
4	–	↓	=	=	84	140	80	76	160	85	84	120	80	↓	=	=	+
5	–	=	=	=	72	140	80	72	140	80	64	175	100	=	=	=	+
6	–	↓	=	=	100	110	85	72	110	60	90	110	70	↓	=	=	+
7	–	=*	=	=	48	150	80	52	140	80	52	130	90	=	=	=	+
8	–	=*	=	=	56	130	85	64	140	85	70	150	75	=	(↑)	=	+
9	–	=*	=	=	60	110	60	–	110	60	64	105	70	=	=	=	+
10	–	=*	↓	↓	48	190	110	56	140	100	54	180	90	=	(↓)	↓	+
11	–	–	(↓)	↓	86	240	140	–	205	70	56	190	80	–	↓↓	↓↓	–
12	–	=	=	=*	70	115	70	72	160	80	74	100	70	=	↑	=	+
13	+	↓	–	–	90	–	–	80	–	–	76	–	–	↓	–	–	–
14	–	↓	(↓)	↓	90	150	100	72	120	70	72	120	70	↓	↓	↓↓	–
15	–	↓	=	=↓	82	160	80	60	130	70	68	110	60	↓	↓	↓	+
16	–	=↑*	↓*	↓*	64	180	100	64	–	–	72	155	90	=	↓	↓	+
17	–	↓	(↑)	=	100	105	70	84	110	65	72	110	60	↓	=	=	+
18	–	=	=↑	=*	64	130	80	64	160	70	64	180	80	=	↑↑	=	+
19	–	↓↓	=	↓	112	150	90	76	125	90	72	140	80	↓↓	↓	=	–
20	–	↓	=	↓	106	160	100	72	130	80	76	140	90	↓	↓	↓	+

Pfeilrichtung nach oben: Anstieg, Pfeilrichtung nach unten: Abfall. (↓): gering – ↓: mäßig, – ↓↓: stark, – =: keine Veränderung.
Mit * bezeichneter Veränderung sollte stärkeres Gewicht beigemessen werden.

derung des myokardialen Kontraktionsverhalten angewendet.

Mit Alken [1] und Kümmell [12] stimmen wir überein, daß die systolischen Zeitintervalle sehr gut geeignet sind, die rasch eintretende deutliche positiv-inotrope Wirkung von Gitoformat zu dokumentieren, fanden allerdings in Fällen mit primär stark eingeschränkter Ventrikelfunktion auch eine Zunahme der LVET bei klinischer Besserung und Rückgang der Insuffizienzsymptomatik (Abb. 1).

Auch echokardiographische Untersuchungen, wie Bestimmung der endsystolischen und enddiastolischen LV-Dimensionen, der fractional-shortening (% FS) und der mittleren zirkumferentiellen Faserverkürzungsgeschwindigkeit (mVCF) haben wir zur Dokumentation des Therapie-Effektes durchgeführt (Abb. 2), die beeindruckenden Ergebnisse von Grube und Simon [9] aber nicht nachvollziehen können (Abb. 3), was zum Teil wohl an der uns damals zur Verfügung gestandenen Echomaschine, zum Teil auch an der nicht automatisierten und nicht digitalisierten Meßmethode gelegen haben dürfte. Unseres Erachtens eignen sich diese nicht invasiven Methoden sehr gut – und auf diese muß man sich in einem peripheren Krankenhaus schon aus juridischen Gründen in Zukunft zunehmend orientieren –, um vor allem den schnellen positiv-inotropen Wirkungseintritt von Gitoformat, auch ohne nuklearmedizinische Untersuchungsmöglichkeiten, zu objektivieren.

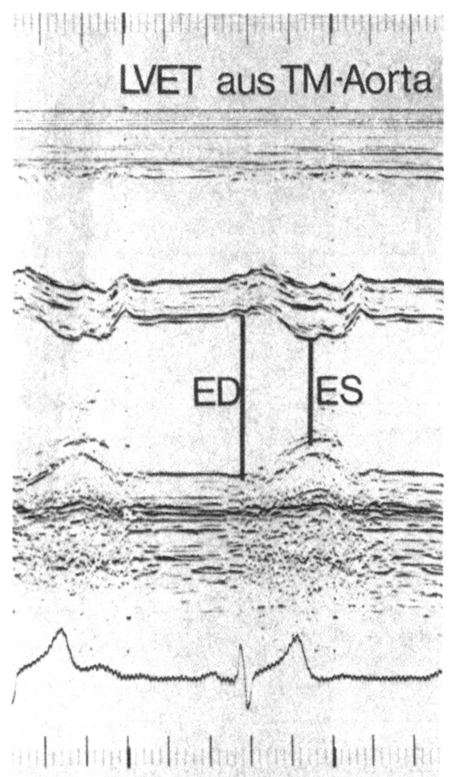

Abb. 2

nach Grube und Simon 1983 Med. Klin.

TM-Echokardiogramm des linken Ventrikels mit Meßpunkten bei einem gesunden Probanden. Die linksventrikuläre Ejektionszeit (LVET) wurde aus dem parallelen TM-Echo in Aortenposition (TM-Aorta) entnommen.

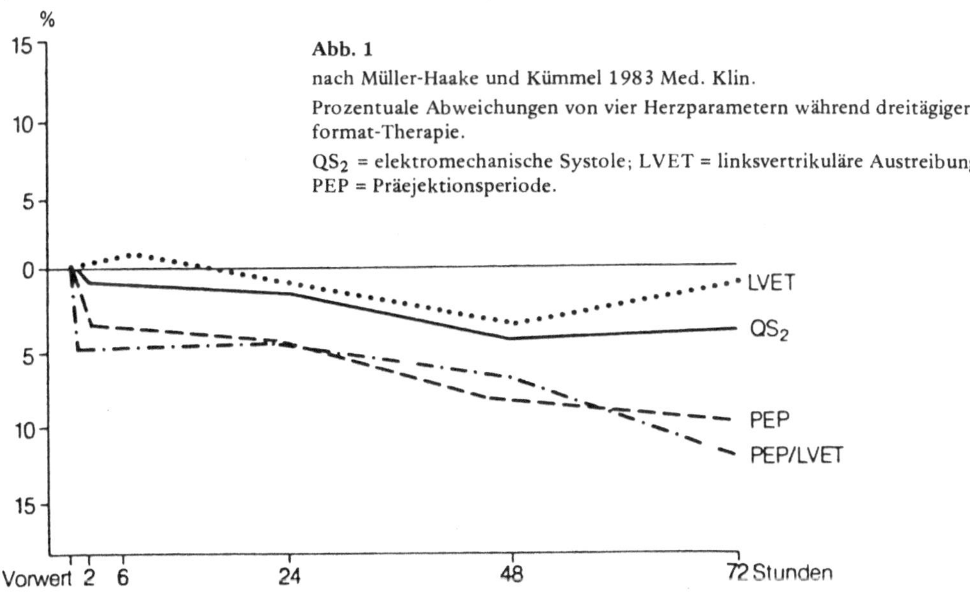

Abb. 1

nach Müller-Haake und Kümmel 1983 Med. Klin.

Prozentuale Abweichungen von vier Herzparametern während dreitägiger Gitoformat-Therapie.

QS_2 = elektromechanische Systole; LVET = linksvertrikuläre Austreibungszeit; PEP = Präejektionsperiode.

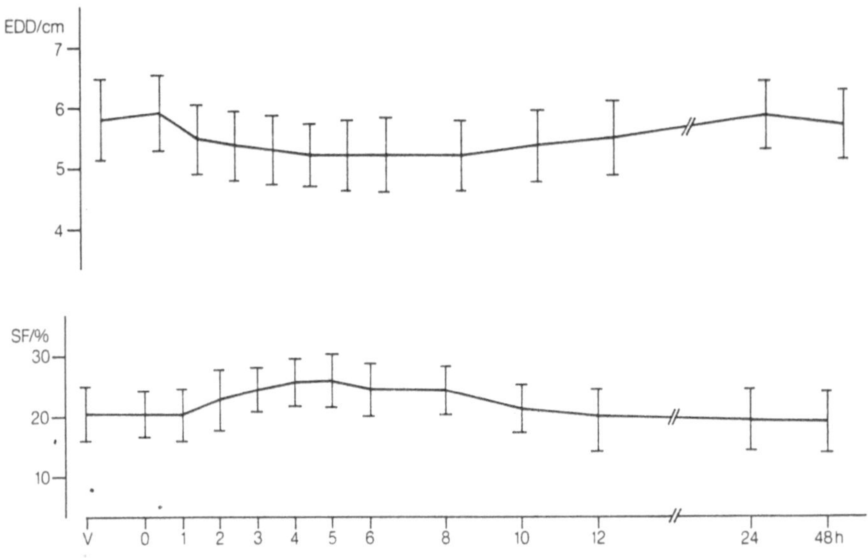

Abb. 3
nach Grube und Simon 1983 Med. Klin.
Enddiastolische LV Dimension (EDD) und Verkürzungsfraktion (SF) unter Gitoformat im Akutversuch.

Diskussion

Einer mittleren Sättigungsdosis von 1,4 mg – wir würden in letzter Zeit zu eher noch niedrigeren Dosen tendieren –, die im Durchschnitt innerhalb von zwei Wochen zu erreichen war, stand in Abhängigkeit von Alter und Gewicht, aber weitgehend unabhängig von der Kreatinin-Clearance, da die renale Ausscheidung, wie Rietbrock und Mitarbeiter [15] uns gezeigt haben, nur zwischen 7 bis 15 % beträgt und nach Carlier und Lesne [4] auch bei eingeschränkter Nierenfunktion die mittlere Halbwertzeit nicht verändert ist, eine mittlere Erhaltungsdosis von 0,09 bis 0,12 mg/die (0,06 bis 0,18 mg/die) gegenüber. In letzter Zeit finden wir aber eher mit 0,06 bis 0,09 mg täglich das Auslangen.

24 von 89 Patienten der ersten und 5 von 28 Patienten der zweiten Gruppe wurden dabei neu auf Gitoformat eingestellt, der Rest von einem anderen Digitalisglykosid umgestellt.

Hervorzuheben ist die im allgemeinen ausgezeichnete Toleranz, insbesondere bei älteren Patienten und die relativ geringe Abnahme der Pulsfrequenz bei voll erhaltener Inotropie. Gerade dieser Umstand ist besonders zu unterstreichen, da bei Herzerkrankungen in höherem Alter häufig ausgeprägte Bradykardien zu beobachten sind und die erforderliche Digitalisierung vielfach zur Zunahme der Bradykardie und eventuell zum Auftreten von digitalisbedingten Rhythmusstörungen beiträgt. Auf der anderen Seite – und dieser „bivalente" Vorzug ist von Interesse – zeigen tachykarde, dekompensierte Herzen mit Eintreten der Kompensation durch Gitoformat einen Rückgang auf ein normfrequentes Pulsniveau, eine Tatsache auf die auch Prager und Koller [13] hingewiesen haben (Abb. 4).

Bei Patienten, die von anderen Digitalisglykosiden auf Gitoformat umgestellt wurden, ist unter Berücksichtigung einer adäquaten und äquipotenten Erhaltungsdosis ein wesentlich geringerer Prozentsatz an Nebenwirkungseffekten aufgetreten und diese vorwiegend in der Umstellungsphase. Daraus läßt sich eine bessere Toleranz ableiten. Dies betrifft, wie das zweite Patientenkollektiv zeigt, auch Patienten mit Nierenfunktionsstörungen, deren renale Leistungsbreite vermindert ist, so daß bei dekompensierter oder grenzwertiger Nierenfunktion

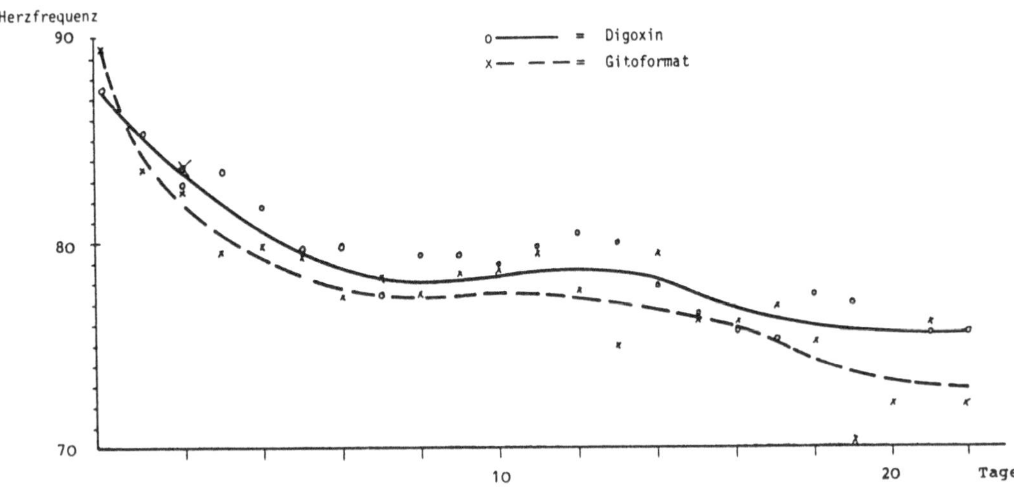

Abb. 4 Verhalten der mittleren Herzfrequenz unter Digoxin und Gitoformat, nach Prager und Koller, 1983, DPA

auf Grund der heute bekannten Eliminationswege auch Gitoformat statt des früher bevorzugten Digitoxin eingesetzt werden kann [16].

Langzeitbeobachtungen – jetzt schon über mehrere Jahre – haben ergeben, daß die schwer steuerbaren Fälle, die immer wieder nebenwirkungsbedingte Schwierigkeiten in der Therapieführung aufgewiesen haben, durch die verbesserte Toleranz eine erhöhte Inzidenz störungsfreier Dauermedikationsintervalle erbrachten.

Zusammenfassung

Anhand einer klinischen und biometrisch überprüften und einer offenen klinischen Studie wurde das Digitalisglykosid Gitoformat geprüft. Hervorzuheben ist die gute Toleranz, ausge zeichnete Steuerbarkeit und die nebenwirkungsarme Medikationsmöglichkeit. Digitalisbedingte Rhythmusstörungen und/oder Bradykardien waren in einem geringeren Prozentsatz zu beobachten als bei anderen Digitaliskörpern.

Literatur

[1] Alken, R. G., S. Lieberich, P. E. Aust, J. Nijssen, M. Ulrich, G. G. Belz: „Pharmakodynamik und Wirkungskinetik des Gitoformats nach einmaliger oraler Applikation am Menschen". Med. Klin. Prax., Sondernummer **2**, 25–32 (1983)

[2] Bender, F., B. Brisse: „Das Alterskerz". Teil I und II. Dtsch. Ärzteblatt **79**, 33–38 und 43–48 (1982)

[3] Binnion, P. F.: „Absorption of different commercial preparations of digoxin in normal human subjects, and the influence of antacid, antidiarrhoel and ion-exchange agents". Symp. on Digitalis, ed. by O. Storstein, p. 216–224, Gyldendal Norsk Forlag, Oslo 1973

[4] Carlier, J., M. Lesne: „Pharmacokinetic study of gitoformate in renal insufficiency". Drugs Exptl. Clin. Res. **6**, 203–206 (1980)

[5] Denie, J., R. Marlier, J. van Schepdael, E. Pulinx, M. Debacker: „Etude clinique de la Formiloxine". Résultat d'une enquête portant sur 118 cas. Extrait de Brux.-Med. **47**, 273–278, Nr. 11

[6] Georges, A., J. Page, G. Duvernay: „Cardiotonic properties of formyloxin. A semisynthetic cardiac glycoside". Arch. Int. Pharmacodyn. et Thér. **164**, 46–56 (1966)

[7] Grahame-Smith, D. G.: Cardiol. Akt. **1**, 1973

[8] Grosse-Brockhoff, F., T. U. Hausamen: „200 Jahre Herztherapie mit Digitalis". Dtsch. Med. Wschr. **100**, 1980–1991 (1975)

[9] Grube, E., H. Simon: „Untersuchungen zur Wirkung von Gitoformat auf die linksventrikulären Kontraktilitätsparameter bei herzinsuffizienten Patienten – eine echokardiographische Studie". Med. Klin. Prax., Sondernummer **2**, 45–49 (1983)

[10] Kolenda, K. D.: „Neuere Aspekte der Pharmakokinetik und Arzneimittelinteraktionen der Digitalisglykoside". Med. Klin. **71**, 1313–1320 (1976)

[11] Leleux, R.: „Essai clinique d'un noveau glycosid cardiotonique formylé, le AC 2770 (1)". Pharmacotherapeutica Vol. **1**, 3/4 (1965)

[12] Müller-Haake, R. C., H. Chr. Kümmell: „Behandlung der latenten Herzinsuffizienz mit Gitoformat". Med. Klin. Prax., Sondernummer **2**, 37–44 (1983)

[13] Prager, H., H. Koller: „Eigenschaften und Wirkung eines neuen halbsynthetischen Herzglykosids". Der Praktische Arzt 37, **469**, 204–213 (1983)

[14] Reuter, N., Fr. Meyer: „Wirkungen von Pentaformylgitoxin (Gitoformat) auf das Herz-Kreislaufsystem narkotisierter Katzen". Arzneim.-Forsch. (Drug Res.) 26, **6**, 1201–1205 (1976)

[15] Rietbrock, N., R. G. Alken, M. Ulbrich: „Radioimmunologische Messung der Plasma-Konzentration und der renalen Glykosidausscheidung nach Gabe einer Einzeldosis Gitoformat (Dynocard®) bei gesunden Versuchspersonen". In Vorbereitung

[16] Storstein, O.: „Digitoxin, present knowledge of pharmacokinetics and pharmakodynamics". Symp. on Digitalis, ed. by O. Storstein, 310–319, Gyldendal Norsk Forlag, Oslo 1973

[17] Wallnöfer, H., K. Täuber: „Lanacard® in Klinik und Praxis". Wiener Med. Wschr. **18**, 2 (1974)

[18] Wallnöfer, H., L. Schiller, K. Täuber: „Gitoformat zur Behandlung der Herzinsuffizienz". Der Praktische Arzt **32**, 376 (1978)

[19] Wernig, C.: „Cardiac function and blood pressure in the elderly". Medicographia **4**, 5–8 (1982)

[20] Withering, W.: „An Account of the Foxglove, and Some of its Medical Uses". Birmingham 1785

Gitoxin-Monitoring bei älteren Patienten unter Gitoformat-Therapie

H. Rameis

Seit der Einführung des Radioimmunoassays zur quantitativen Bestimmung von Digoxin im Serum durch Smith und Mitarbeiter [8] hat sich das Monitoring der Herzglykosidtherapie durch Serumkonzentrationsbestimmung insbesondere dann bewährt, wenn Unklarheiten hinsichtlich der vorangegangenen Therapie, Complianceprobleme oder Verdachtsmomente auf Intoxikation mit Herzglykosiden bestehen.

Für Gitoformat, ein Herzglykosid das kürzlich auf den Markt gekommen ist, bestehen zur Zeit zwei Verfahren, es radioimmunologisch zu bestimmen.

1) mit den GITOXITEST-Radioimmunoassay (^{3}H) von A. Christiaens
2) mit einem modifizierten ^{125}J Digitoxin Radioimmunoassays (Clinical Assays), wobei die Methoden von Alken 1983 [1] angegeben wurde.

Da die zweite Methode weitaus rascher durchzuführen ist, da sie sich der zeitsparenden Coated-Tube Methode bedient und der Antidigitoxinantikörper eine hohe Kreuzreaktivität zu Gitoxin aufweist, entschieden wir uns, mit dieser Methode die quantitative Bestimmung von Gitoxin im Serum zur Überprüfung der Serumkonzentration auszuführen.

Gitoformat, ein pentaformyliertes Gitoxin-Derivat wird besonders in der Digitalistherapie des alten Menschen empfohlen, da seine Elimination vor allem hepatal, also unabhängig von der Funktion der Niere, erfolgt (Ulbrich 1982, 9). Das Ziel der vorliegenden Untersuchung war es, die Gitoxinserumkonzentrationen bei gealterten Patienten zu studieren.

Patienten und Methodik

64 Patienten, die in einem Wiener geriatrischen Krankenhaus stationär aufgenommen waren, im Alter von 56 bis 91 Jahren ($\bar{x}$ = s 77,5 ± 9 Jahre), davon 31 Frauen und 33 Männer, erhielten aufgrund einer internistischen Indikation eine Langzeitbehandlung mit Gitoformat (Dynocard®, Fa. Madaus GmbH), wobei die Dosis individuell nach dem klinischen Bild von den behandelten Ärzten verordnet wurde.

Nach mindestens sechswöchiger Behandlung wurde den Patienten jeweils vor der nächsten Herzglykosidmedikation eine Blutprobe abgenommen und die Gitoxinserumkonzentration bestimmt.

Analysen

Die quantiative Analyse der Gitoxinserumkonzentrationen erfolgte mittels eines modifizierten ^{125}J Digitoxin-RIA-Kits von Clinical Assays, wobei diese Methode von Alken [1] entwickelt wurde. Der Meßbereich liegt zwischen 5 und 80 ng/ml; eine typische Eichkurve ist in Abbildung 1 wiedergegeben. Spezielle zusätzliche Modifikationen erlaubten es, die Nachweisgrenze auf 2 ng/ml zu senken. Es wurden pro Serumprobe 3 Analysen durchgeführt und jeweils der Mittelwert errechnet. Die Zählung der Proben und die Auswertung der Analysen erfolgte mit einem Gamma-Counter der Type MULTIPRIAS 1 von United Technologies Packard.

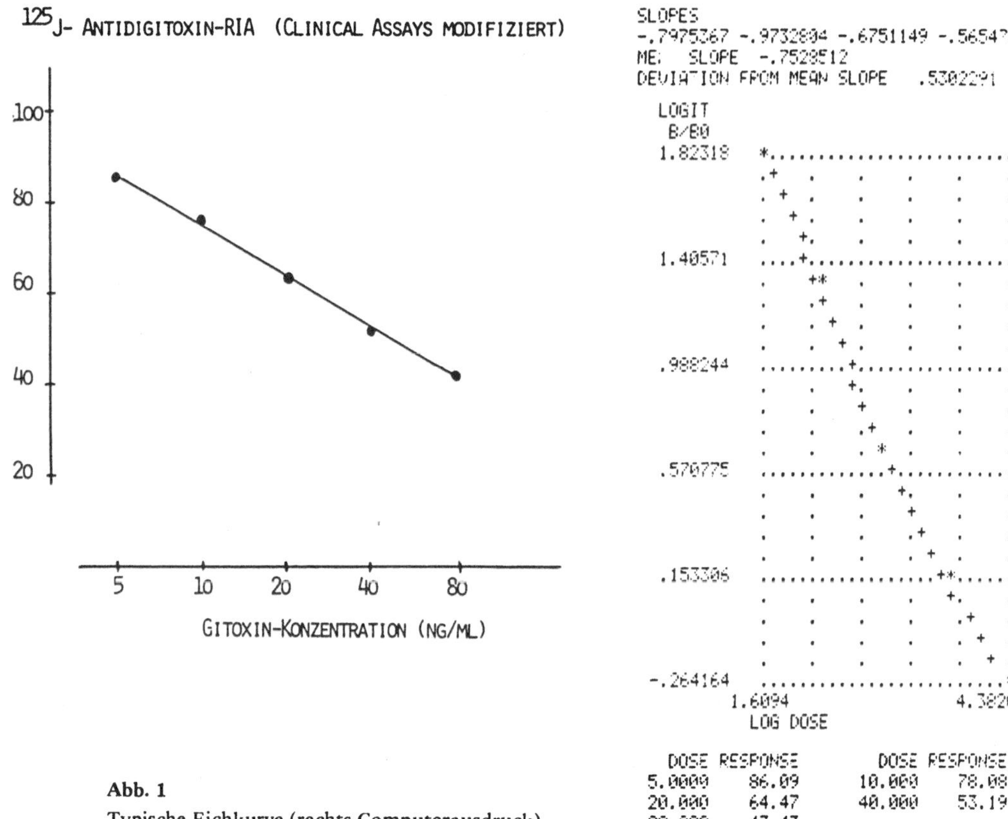

Abb. 1
Typische Eichkurve (rechts Computerausdruck)

Wertung der Ergebnisse

Entsprechend den Literaturangaben (Ulrich 1982, 9) liegen die therapeutisch wünschenswerten Gitoxinserumkonzentrationen zwischen 5 und 15 ng/ml, Gitoxinserumkonzentrationen von über 25 ng/ml werden als definitiv toxisch angesehen.

Statistische Auswertung: Berechnet wurden Mittelwerte und Streuungen der Gitoxinserumkonzentrationen. Weiters wurden Korrelationsberechnungen durchgeführt, wobei als Signifikanzgranze $p < 0{,}05$ gewählt wurde.

Ergebnisse

Wie aus der Tabelle 1 zu entnehmen ist, wurden fast 80 % der Patienten mit einer üblichen Tagesdosis von 0,06 mg Gitoformat behandelt. Von diesen wiesen 8 keine meßbaren Gitoxinserumkonzentrationen auf (= < 2 ng/ml), der Rest zeigte eine Gitoxinserumkonzentration von im Mittel 6,8 ng/ml. Zwei Patienten wurden mit 0,03 mg und 1 Patient mit 0,09 mg Gitoformat pro Tag behandelt, beide wiesen meßbare Gitoxinserumkonzentrationen auf, 10 Patienten erhielten 0,12 mg Gitoformat als Tagesdosis, 1 davon wies keine meßbaren Serumkonzentrationen auf, beim Rest lagen diese im Mittel bei 11,2 ng/ml.

Insgesamt waren bei 9 von 64 Patienten (ca. 14 %) keine meßbaren (< 2 ng/ml) Gitoxinserumkonzentrationen nachzuweisen. Keine Korrelationen konnten gefunden werden jeweils zwischen dem Alter bzw. dem Geschlecht bzw. der Serumkreatininkonzentration und der Höhe der Gitoxinserumkonzentration. Zwischen der

Tabelle 1: Patientendaten und Ergebnisse des Gitoxin-Monitorings

Gitoformattagesdosis (mg)	0,03	0,06	0,09	0,12
Patientenzahl, in Klammern %	2 (3,2)	51 (79,7)	1 (1,6)	10 (15,6)
Alter (in Jahren) $\bar{x} \pm s$	74,5	77,3 ± 9,4	79,0	77,8 ± 7,4
Geschlecht (Anzahl ♂ bzw. ♀)	1/1	27/24	0/1	5/5
Serumkreatininkonzentration (mg/100 ml) $\bar{x} \pm s$	1,12	1,1 ± 0,4	1,1	1,1 ± 0,2
Patientenzahl mit Gitoxinserumkonzentration < 2 ng/ml	0	8	0	1
Patientenzahl mit Gitoxinserumkonzentration > 2 ng/ml	2	43	1	9
Gitoxinserumkonzentration bei der letzten Gruppe (ng/ml) $\bar{x} \pm s$	4,5	6,8 ± 3,3	6,0	11,2 ± 5,9

verordneten Dosis von Gitoformat und der Höhe der Gitoxinserumkonzentration konnte bei den Patienten, die meßbare Gitoxinserumkonzentrationen aufwiesen, eine schwache jedoch signifikante Korrelation ($r = 0{,}40$, $p < 0{,}05$) aufgezeigt werden. Bei immerhin 28 % der Patienten konnten meßbare, jedoch subtherapeutische Gitoxinserumkonzentrationen gefunden werden (d.h. sie lagen zwischen 2 und 5 ng/ml).

Diskussion

Obwohl es prinzipiell möglich wäre, daß die Absorption von Gitoxin bei älteren Menschen herabgesetzt ist, wogegen einzuwenden ist, daß die Absorption dieses Herzglykosids etwa 90 % beträgt, dürfte die Compliance der Patienten, die in einem geriatrischen Krankenhaus stationär behandelt werden, nicht wirklich besser sein, als die von solchen Patienten, die ambulant behandelt werden. Rameis und Mitarbeiter (1979, 6) fanden bei ambulanten Patienten mit vergleichbarer Altersstruktur unter Digoxintherapie einen ähnlichen Prozentsatz an subtherapeutischen Serumglykosidkonzentrationen, sodaß Zweifel an der besseren Compliance stationär behandelter Patienten berechtigt sein dürften.

Wenn man von den Patienten mit nicht meßbaren Gitoxinserumkonzentrationen absieht, ist bemerkenswert, daß sich die Steady-state Gitoxinserumkonzentrationen bei vergleichbarer Gitoformattagesdosis nicht von denen unterscheidet, die bei jüngeren Patienten oder bei freiwilligen Probanden von Dei Cas (1980, 2) beobachtet wurden.

Während bei Digoxin die Pharmakokinetik beim alten Menschen wesentlich von der Norm abweicht (EWY, 1969, 3) und deshalb eine Dosisreduktion notwendig ist, dürfte bei aller gebotener Vorsicht bei der Interpretation der verfügbaren Daten die Gitoformatpharmakokinetik sich nicht relevant von der der jüngeren Patienten unterscheiden.

Die empfohlene Tagesdosis von 1 bis 2 Tabletten Dynocard® führte nur bei 4 von 64 Patienten (= 6 %) zu Gitoxinserumkonzentrationen von über 15 ng/ml. Keiner der Patienten wies eine Serumgitoxinkonzentration von über 25 ng/ml, den Schwellenwert für die Diagnose einer Toxizität auf. Die niedrige Inzidenz von Toxizität unter Gitoformat ist bemerkenswert und steht im Gegensatz zur Mitteilung von Landahl [4] und insbesondere zu Erfahrungen von Michel (1977, 5) mit Digitoxin, das dem Gitoformat hinsichtlich der Pharmakokinetik ähnlich ist. Diesem Autor zufolge soll es trotz einer Reduktion der Digitoxindosis auf 0,1 mg/die im gleichen Ausmaß zu kardialen und extrakardialen Nebenwirkungen kommen.

Das langwirksame Gitoformat bietet sich als Alternative zur vielfach für ältere Patienten empfohlenen Therapie mit Digoxinpräparaten an, da es durch die im höheren Alter eingeschränkte Nierenfunktion (Ritschel, 7) nicht im verstärkten Ausmaß kumuliert, wie dies bei Digoxin der Fall ist, und deshalb nicht zu überhöhten Serumkonzentrationen im gleichen Prozentsatz wie Digoxin führt.

Freilich ist einzuräumen, daß es bei 43 % der Patienten zu Serumgitoxinkonzentrationen unter 5 ng/ml kam, jedoch nur bei 9 Patienten keine meßbaren Serumkonzentrationen nachweisbar waren. Offenbar besteht zwischen 2 und 5 ng/ml Serumgitoxinkonzentration ein Graubereich zwischen möglicherweise bereits bzw. noch nicht wirksamen Serumkonzentrationen, wie er für die anderen Herzglykoside beschrieben ist.

Zusammenfassung

Die Überwachung der Herzglykosidtherapie mittels Serumkonzentrationsbestimmung hat sich im vergangenen Dezenium in allen großen medizinischen Zentren etabliert. Vor allem die weit verbreiteten Herzglykoside Digoxin und Digitoxin werden nunmehr quantitativ routinemäßig analysiert. Das kürzlich eingeführte Gitoformat kann mittels eines modifizierten ^{125}J Digitoxin Radioimmunoassays routinemäßig bestimmt werden, wenn auch die nötigen Modifikationen speziell ausgestattete Laboratorien erfordert.

Mit dieser Methode wurde bei 64 Patienten, die in einem Wiener geriatrischen Krankenhaus stationär behandelt wurden, nach mindestens sechswöchiger Behandlung mit Gitoformat die Gotixinserumkonzentration bestimmt.

9 Patienten (= 14 %) wiesen nicht meßbare, 18 Patienten (= 28 %) wiesen subtherapeutische ($> 2 < 5$ ng/ml), 33 Patienten (= 49 %) Gitoxinserumkonzentrationen im therapeutisch wünschenswerten Bereich von 5–15 ng/ml auf. Bei 4 Patienten lagen diese zwischen 15–25 ng/ml.

Abhängigkeiten der gemessenen Gitoxinserumkonzentrationen vom Alter, Geschlecht oder von der Serumkreatininkonzentration waren nicht erhebbar. Zwischen der verordneten Dosis und der Höhe der Gitoxinserumkonzentration konnte eine schwache, jedoch signifikante ($r = 0{,}40$, $p < 0{,}05$) Korrelation beobachtet werden.

Danksagung

Frau Margit Juran sei für die hervorragende technische Assistenz herzlich gedankt, sowie Frau Liselotte Korn für die Ausführung des Manuskriptes.

Literatur

[1] Alken, R. G.: Bestimmung von Gitoxin und formylierten Derivaten im Plasma und Urin mittels eines modifizierten ^{125}J Antidigoxin Radioimmunoassay. Med. Klin. Praxis, Sondernummer **2**, 7–10 (1983)

[2] Dei Cas, L., A. L. Barilli, E. Astori, G. Bianchi: Pharmacokinetic and inotropic effects of gitoformate in normal subjects and in patients with congestive heart failure. Drug. Exptl. Clin. Res. **6**, 207–214 (1980)

[3] Ewy, G. A., G. G. Kapadia, L. Yao, M. Lullin, F. I. Marcus: Digoxin metrabolism in the elderly circulation **39**, 449–453 (1969)

[4] Landahl, S., B. Lindblad, S. Route, B. Steen, A. Svanborg: Digitalis therapy in a 70-year-old population. Acta Med. Scand. **202**, 437–443 wünschenswerter Nebenwirkungen. In: Hierhol-

[5] zer, K., N. Rietbrock (Hrsg.): Physiologische und pharmakologische Grundlagen der Therapie. Herzglykoside, Beta-Rezeptorenblocker. Straube, Erlangen, 1977.

[6] Rameis, H., J. Bonelli, G. Kaik, D. Magometschnigg: Digitalistherapie in der Praxis. Wr. klin. Wochenschrift **91**, 6, 198–200 (1979)

[7] Ritschel, W. A.: Angewandte Biopharmazie. Wissenschaftl. Verlagsgesellschaft mbH, Stuttgart 1973, pp. 167 ff.

[8] Smith, T. W., V. P. Butler, E. Haber: Determination of therapeutic and toxic serum digoxin concentration by radioimmunoassay. New Englang J. Med. **281**, 1212–1216 (1969)

[9] Ulbrich, M., D. Lorenz, R. G. Alken: Pharmakokinetik von Gitoformat. Vortrag anläßlich des Symposiums „Wandlungen in der Therapie der Herzinsuffizienz“ Essen, 14.–16.10.1982; Vieweg, Braunschweig, 1983

Behandlung der latenten und manifesten Herzinsuffizienz mit Gitoformat

H. Chr. Kümmell, H. Kiene

Neben den gebräuchlichen Herzglykosiden Digitoxin und Digoxin stand das Digitalisglykosid Gitoxin bisher im Hintergrund. Seit die Lipoidlöslichkeit des Gitoxins durch Veresterung verbessert werden konnte [6], gehört insbesondere dem halbsynthetischen Pentaformylester des Gitoxins – dem Gitoformat (Dynocard®) – das zunehmende Interesse der Kliniker [2, 7, 12, 14, 19, 23, 26].

Die Bioverfügbarkeit des Gitoformats beträgt etwa 90 %. Es hat eine Resorptionsquote von ebenfalls ca. 90 %. Die Plasmaproteinbindung liegt zwischen 85,4 % und 87,2 %. Bezüglich der renalen Ausscheidung von lediglich 12 % der applizierten Dosis und der inzwischen gefundenen mittleren Halbwertzeit von 206 Stunden entspricht das Gitoformat weitgehend dem Digitoxin [21]. Wie Digitoxin kann es deshalb bei eingeschränkter Nierenfunktion ohne Dosisänderung verabreicht werden [1, 5, 8, 9, 10, 28]. In Anbetracht der genannten Daten einschließlich der berichteten niedrigen Nebenwirkungsrate scheint sich Gitoformat als ein gut handhabbares Herzglykosid zu profilieren. In zwei getrennten Studien wurde die Wirksamkeit von Gitoformat geprüft. In einer ersten Studie im Jahr 1980 wurde die Wirksamkeit von Gitoformat mit niedriger Dosis bei latenter Herzinsuffizienz untersucht; 1983 wurde es im Rahmen einer zweiten therapeutischen Studie auch bei manifester Herzinsuffizienz eingesetzt.

Methodik

Studie 1

Ziel der Studie [15] war die Prüfung der Frage, ob eine Wirkung von Gitoformat in niedriger Dosis innerhalb eines Zeitraumes von vier Tagen (entspricht z.B. der Dauer einer unmittelbar prä- und postoperativen Phase) unter klinischen Bedingungen erzielt werden könne. 10 Patientinnen – mittleres Alter 61 Jahre –, die alle klinische Zeichen einer latenten Herzinsuffizienz (Stadien II und II–III NYHA) auf dem Boden koronarsklerotischer Veränderungen zeigten, wurden im Zeitraum von Februar bis Juni 1980 über 4 Tage nach einem festen Schema (Tab. 1) untersucht und behandelt.

Es wird in der Literatur die therapeutische Effektivität von Digitalis bei geringer Dosierung diskutiert [3, 4, 16, 17, 18, 20, 22, 25]. Deshalb entschlossen wir uns, statt der angegebenen Vollwirkdosis von 1,34 mg lediglich eine Gesamtdosis von 0,9 mg über den Untersuchungszeitraum von 72 Stunden zu verabreichen. Die Patienten erhielten am 1. Tag 0,30 mg (5 Tabl.) Gitoformat. Am zweiten und dritten Tag war die Dosis 0,24 mg; am vierten Tag wurde die Therapiestudie nach einer weiteren Gabe von 0,12 mg beendet (1 Tablette enthält 0,06 mg). Ansonsten wurde keine weitere kardial oder vasculär wirksame Medikation verabfolgt.

Zur Bestimmung der Herzdynamik sowie zur Therapiekontrolle dienten folgende Untersuchungen:

1. Klinische Parameter
   Körpergewicht, periphere Ödeme, Dyspnoe, Blutdruck, Herzfrequenz.
2. Systolische Zeitintervalle
   Mittels EKG, Phonokardiogramm und Karotispulskurve wurden als systolische Zeitintervalle (STI) die sog. elektromechanische Systole (QS_2), die linksventrikuläre Austreibungszeit (LVET), die Präejektionsperiode (PEP) und der Quotient PEP/LVET nach der Weisslerschen Methode bestimmt [29–31].
3. EKG, Serum-Kalium, Kreatinin.

Die klinischen Parameter und die systolischen Zeitintervalle wurden am 1. Tag unmittelbar vor sowie 2 und 6 Stunden nach Tabletteneinnahme registriert. Am 2., 3. und 4. Tag wurden diese Parameter jeweils 6 Stunden nach Einnahme erhoben. Zusätzlich wurde vor Beginn und

Tabelle 1

Prüfparameter

1. *Klinische Parameter*	2. *Systolische Zeitintervalle*	3. *EKG, Serum-K^+*
– Körpergewicht	– Elektromechanische Systole (QS_2)	
– Periphere Ödeme	– Linksventrikuläre Austreibungszeit (LVET)	
– Dyspnoe	– Präejektionsperiode (PEP)	
– Blutdruck	– Quotient PEP/LVET	
– Herzfrequenz		

Untersuchungs- und Therapieplan Gesamtdosis 0,90 mg

Prüfparameter:	1. Tag Leerwert		2h	6h	2. Tag		3. Tag		4. Tag	
Klinische Parameter	X		X	X		X		X		X
Systolische Zeitintervalle (STI)	X	0,30 mg (5 Tabl.)	X	X	0,24 mg (4 Tabl.)	X	0,24 mg (4 Tabl.)	X	0,12 mg (2 Tabl.)	X
EKG, K^+	X									X

nach Abschluß der Studie jeweils ein EKG geschrieben und der Kaliumspiegel im Serum gemessen.

Studie 2

In einer zweiten Studie wurde im Zeitraum von Oktober 1983 bis Dezember 1983 bei 6 Patienten – 5 Frauen und 1 Mann, durchschnittliches Alter 72 Jahre – mit unterschiedlichen Schweregraden einer Herzinsuffizienz (3 Patienten im Stadium II, 2 Patienten im Stadium III und 1 Patient im Stadium III–IV NYHA) eine 14tägige Verlaufskontrolle der Gitoformattherapie durchgeführt. Das Spektrum der Grundkrankheiten war breit gestreut: 1 X Aorteninsuffizienz, 1 X Aortenstenose, 1 X Mitralinsuffizienz, 2 X Koronare Herzkrankheit mit Hypertonie und 1 X Hypertonie. 4 Patienten hatten außerdem eine absolute Arrhythmie bei Vorhofflimmern.

Diese zweite Studie wurde 3 Jahre nach Beendigung der ersten, oben beschriebenen Therapiestudie durchgeführt. Da in der Zwischenzeit die Pharmakokinetik des Gitoformats geklärt war (Halbwertszeit = 206 Stunden) [21], und – die tägliche Erhaltungsdosis mit 0,12 mg (2 Tabl.) angegeben wurde, verabreichten wir bei 5 Patienten eine entsprechende Sättigungsdosis vom Zehnfachen der Erhaltungsdosis auf 2 bzw. 3 Tage verteilt. Nur ein Patient mit einem Körpergewicht unter 50 kg und bradykarder Flimmerarrhythmie wurde nach entsprechender Sättigung auf eine tägliche Dosis von 0,06 mg Gitoformat eingestellt.

Fünf Patienten wurden neu mit Gitoformat behandelt, eine Patientin direkt von Strophantin auf Gitoformat umgesetzt. Zusätzlich zu Gitoformat wurden folgende Medikamente verabreicht: viermal Diuretika, dreimal Antihypertonica, zweimal Vasadilatantien, einmal ein Kalziumantagonist, einmal ein Antiarrhythmikum und einmal Itrop. Das Kreatinin lag bei allen Patienten im Normbereich. Eine Patientin zeigte einmal einen erhöhten Wert von 1,3 mg % (Tab. 3).

Bei dieser zweiten Studie wurde die Herzdynamik aufgrund anderer Parameter bestimmt. Die klinischen Parameter wurden anfangs täglich, dann jeden 2. Tag geprüft, die apparativen Untersuchungen vor Therapie, nach erfolgter Aufsättigung und am Ende der 14tägigen Periode durchgeführt.

Periphere Ödeme, Dyspnoe, Nykturie und Befindlichkeit wurden nach einem sechsgradigen Scoresystem estimiert. Hierbei entspricht: 1 Scorepunkt = Symptom nicht vorhanden; 6 Scorepunkte = Symptom maximal vorhanden.

In den Parameter „Befindlichkeit" gingen die Komponenten Leistungsminderung, Antriebsminderung und Schläfrigkeit ein.

Serum-Natrium, Serum-Kalium, Kreatinin, Blutbild wurden ermittelt und zur Therapiekontrolle EKG und Röntgen-Thorax.

Mit Phonokardiographie und EKG erhobener Parameter: elektromechanische Systole (QS_2).

Mit Echokardiographie und EKG erhobener Parameter: Fractional Shortening (FS).

Mit Echokradiographie, Karotispulsschreibung und EKG erhobener Parameter: Isovolumetrischer Index nach Mancini (IVI) [13] sowie Präejektionsperiode (PEP), isovolumetrische Relaxationszeit (IVR) und linksventrikuläre Austreibungszeit (LVET).

Der isovolumetrische Index (IVI) (Abb. 2) ist ein neuer, erstmalig von Mancini et al. [13] vorgestellter Meßwert zur Abschätzung der linksventrikulären Funktion. Er wird berechnet aus dem Verhältnis der Summe von Präejektionszeit (PEP) und isovolumetrischer Relaxationszeit (IVR) einerseits und der linksventrikulären Austreibungszeit (LVET) andererseits (s. Abb. 2). Der isovolumetrische Index ist eine Erweiterung des Inotropie-Quotienten PEP/LVET durch Miterfassung der isovolumetrischen Relaxationszeit (IVR). Mancini zeigte bei einer Gruppe von 13 Patienten, daß bei koronarer Herzkrankheit und Kardiomyopathie dieser isovolumetrische Index sensitiver ist als der Quotient PEP/LVET [13].

Die Wichtigkeit der Miterfassung der Relaxationszeit geht aus verschiedenen Untersuchungen hervor, in denen gezeigt wird, daß die Relaxationszeit bei koronarer Herzkrankheit sowie bei Kardiomyopathie [11, 27] verlängert wird. Bei Digitalisierung [24] wird sie dagegen verkürzt. Unsere eigenen Untersuchungen deuten in dieselbe Richtung. Während der Quotient PEP/LVET nur sozusagen eine Hälfte der systolischen Herzaktion erfaßt, beinhaltet der isovolumetrische Index das systolische Zeitprofil in seiner Gesamtheit. Zur Berechnung des IVI wurden mindestens fünf Herzzyklen ausgemessen.

Ergebnisse

Studie 1

Fünf Patientinnen erreichten nach 72 Stunden eine geringe Gewichtsabnahme, vier hielten ihr Gewicht, und eine hatte geringfügig zugenommen. Unsere Erstuntersuchung ergab bei sieben Patientinnen prätibiale und/oder Knöchelödeme.

In fünf Fällen konnten diese nach 72stündiger Behandlung nicht mehr festgestellt werden; bei zwei Frauen war bei deutlicher Besserung noch keine vollständige Rückbildung eingetreten.

Bei sieben Patienten wurde vor Therapie eine Belastungsdyspnoe eruiert. Nach Behandlung wurde die Belastungsdyspnoe nur noch in einem Fall angegeben.

Die mittlere Herzfrequenz der Vorwerte betrug 82 Schläge pro Minute. Sie sank nach 6 Stunden auf 78/min, stieg bis 87/min nach 48 Stunden und betrug nach 72 Stunden 85/min. Der Blutdruck zeigte bei allen Patientinnen unter der Therapie keine wesentlichen Veränderungen zum Ausgangswert. Im EKG ergaben sich bei den 10 Patientinnen nach 72stündiger Therapie keine digitalisbedingten Veränderungen.

Während der Therapie ergaben sich keine wesentlichen Änderungen. Bei allen 10 Patientinnen lag das Kreatinin im Normbereich (Tab. 2).

Der Ausgangswert der frequenzkorrigierten elektromechanischen Systole QS_2 war im Mittel bei 406 msec. ($\bar{s}$ = 9 msec.). Er lag damit nur 8,5 % höher als der mittlere Normalwert.

Tabelle 2: Veränderungen der klinischen Parameter

		Konstanz	Reduktion	Zunahme
Körpergewicht	10 Pat.	4	5	1
Periphere Ödeme	7 Pat.	–	5 (2)	–
Belastungsdyspnoe	7 Pat.	1	6	–
Blutdruck	10 Pat.	10	–	–
Herzfrequenz	10 Pat.	10	–	–
EKG	10 Pat.	10	–	–
K^+, Kreatinin	10 Pat.	10	–	–

Unter der Therapie sank QS_2 während der ersten 48 Stunden kontinuierlich ab und war dann gegenüber dem Ausgangswert um 4,1 % auf 389,1 msec. ($\bar{s}$ = 13,9) zurückgegangen. Nach 72 Stunden war sie wiederum etwas angestiegen. Der Endwert lag mit 391,0 msec. um 3,6 % niedriger als der Ausgangswert (Abb. 1).

Die frequenzkorrigierte LVET lag anfangs im Mittel bei 283 msec. ($\bar{s}$ = 10 msec.), und war damit nur 2,5 % höher als der mittlere Normalwert. Nach 2, 4 und 24 Stunden hatte sie sich nur unwesentlich verändert. Nach 48 Stunden lag die LVET bei dem Normalwert von 276 msec. ($\bar{s}$ = 16 msec.) um 2,7 % unter dem Ausgangswert. Nach 72 Stunden war sie mit 280 msec. ($\bar{s}$ = 9,7 msec.) wiederum leicht auf 1,3 % unter Ausgangswert angestiegen.

PEP lag beim Vorwert im Mittel bei 122,6 msec. ($\bar{s}$ = 11,5 msec.). Gegenüber dem Normwert von 98 msec. lag dieser Wert um 25 % höher. Wiederum erfolgte ein kontinuierliches Absinken, bis nach 72 Stunden die PEP gegenüber dem Ausgangswert um 9,4 % auf 111,1 msec. ($\bar{s}$ = 11,2 msec.) gesunken war und die obere Grenze des Normbereichs erreicht hatte.

Der mittlere Vorwert von PEP/LVET betrug 0,44 ($\bar{s}$ = 0,06). Er sank zunehmend, bis er nach 72 Stunden mit 0,39 um 11,4 % gegenüber dem Vorwert verringert war.

Studie 2

Das mittlere Körpergewicht sank von 60 kg (maximal 77,1 kg, minimal 53,3 kg) vor Therapie auf 57,3 kg (maximal 70,1 kg, minimal 47,1 kg) am 6. Tag und zeigte dann keine wesentlichen Änderungen mehr (Abb. 3).

Die Dyspnoe hatte nach unserer Skalierung einen mittleren Ausgangswert von 4,3. Ihr Mittelwert lag gegen Ende der 14 Tage bei 2,7. Die Nykturie zeigte eine Steigerung in den ersten 3 Tagen von 3,4 auf 4,2 (Ödemausschwemmung) und fiel auf 2,4 am 14. Tag.

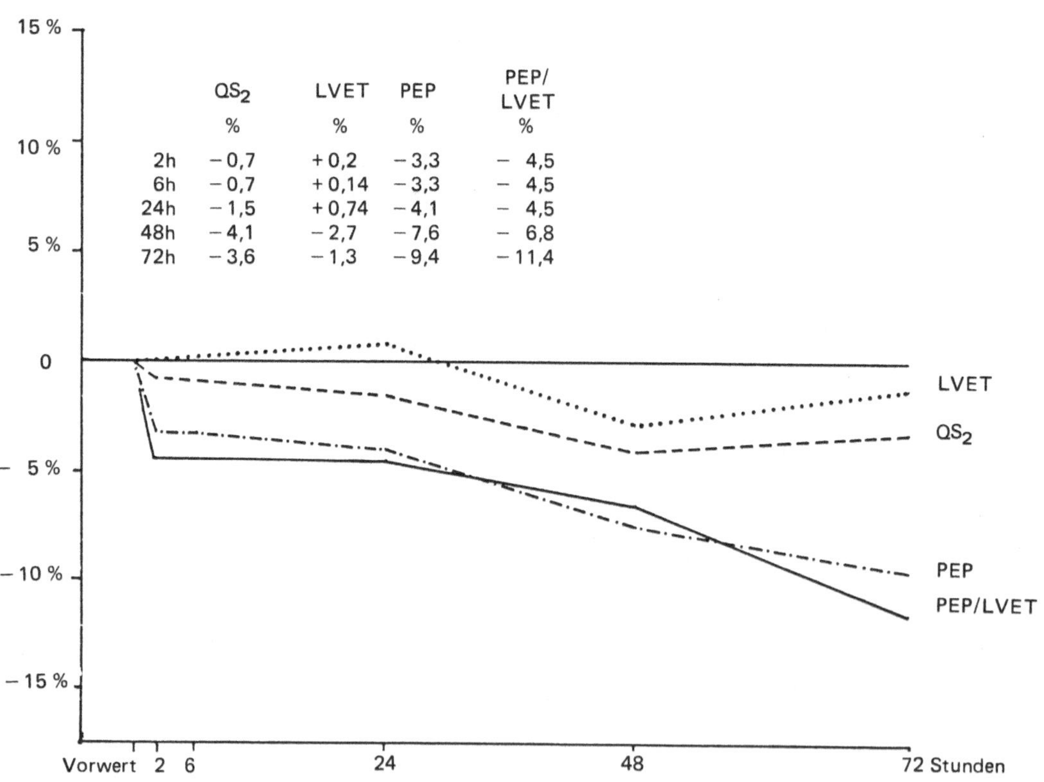

Abb. 1

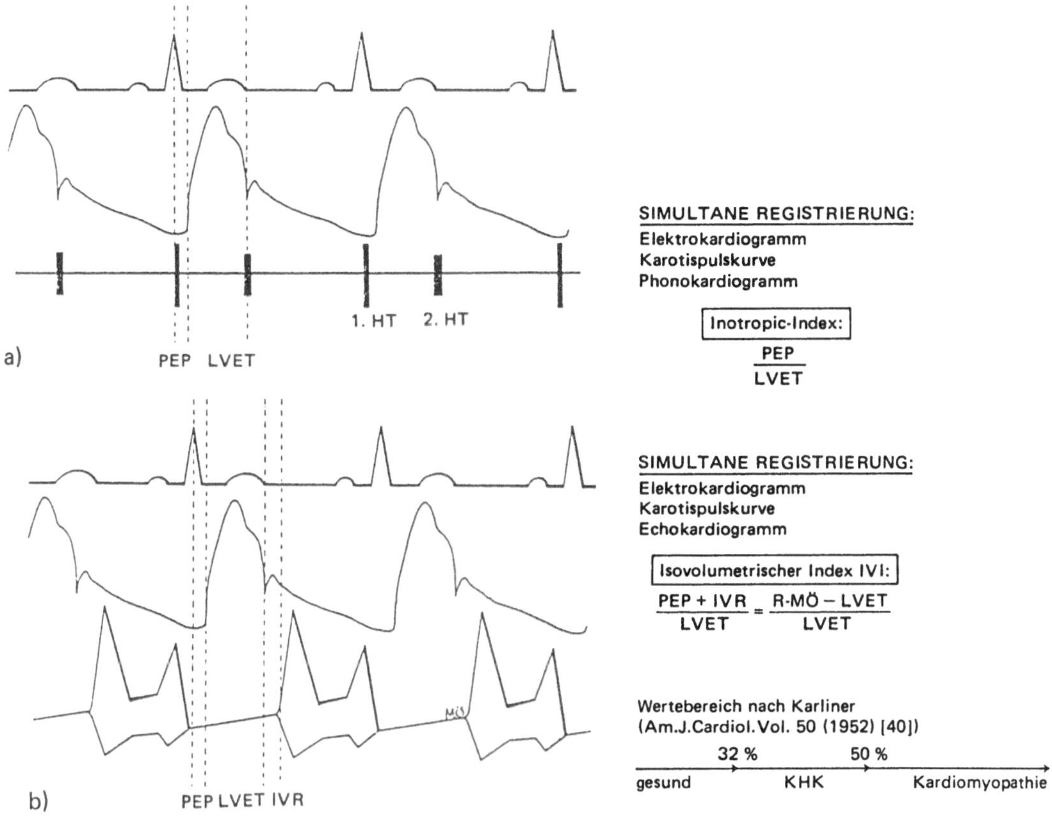

1. HT
2. HT
a)
PEP
LVET
SIMULTANE REGISTRIERUNG:
Elektrokardiogramm
Karotispulskurve
Phonokardiogramm
Inotropic-Index:
PEP / LVET
b)
PEP LVET IVR
SIMULTANE REGISTRIERUNG:
Elektrokardiogramm
Karotispulskurve
Echokardiogramm
Isovolumetrischer Index IVI:
PEP + IVR / LVET = R-MÖ – LVET / LVET
Wertebereich nach Karliner
(Am.J.Cardiol.Vol. 50 (1952) [40])
32 %
50 %
gesund
KHK
Kardiomyopathie

Abb. 2 Schematische Darstellung der systolischen Zeitverhältnisse zur Berechnung
a) des Inotropie-Quotienten PEP/LVET b) des Isovolumetrischen Indexes (siehe auch Text)

60 kg
58,4 kg
57,4 kg
57,1 kg
57,1 kg
57,0 kg
57,2 kg
57,2 kg
60
59
58
57
0
2
4
6
8
10
12
14
Tage

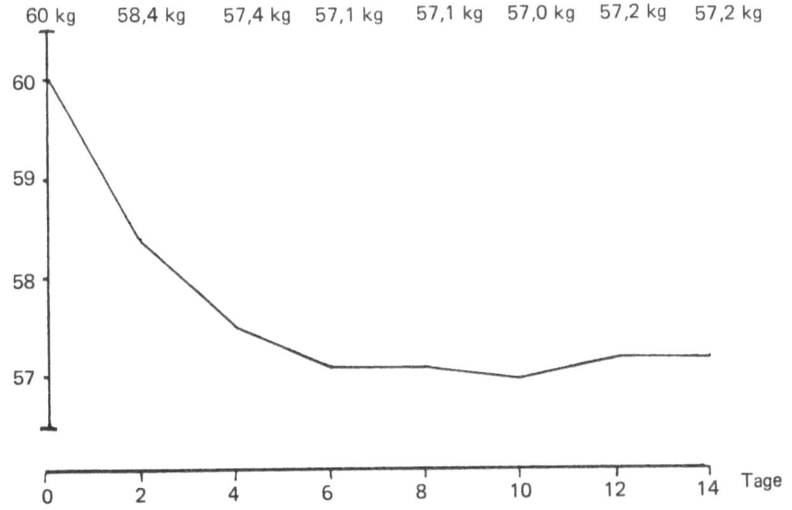

Abb. 3 Verlaufskurve des mittleren Körpergewichts während 14tägiger Gitoformattherapie

Tabelle 3

Prüfparameter

1. Klinische Parameter	*2. Laborwerte*	*3. EKG*	*4. Herzdynamische Parameter*
– Körpergewicht	– Na^+	– Rö.-Thorax	– Elektromechanische Systole (QS_2)
– Periphere Ödeme	– K^+		– Fractional Shortening (FS)
– Dyspnoe	– Kreatinin		– Isovolumetrischer Index (IVI)
– Nykturie	– Blutbild		– Präejektionsperiode (PEP)
– Befindlichkeit			– Isovolumetrische Relaxationszeit (IVR)
			– Linksventrikuläre Austreibungszeit (LVET)

Untersuchungs- und Therapieplan

Prüfparameter:	1.–3. Tag		4.–14. Tag		
FS	X		X		X
IVI, PEP, IVR, LVET	X	SD = 10 ED	X	ED	X
EKG, K^+, Na^+, BB	X			0,12 mg. bzw. 0,06 mg	
Klinische Parameter	jeden Tag		jeden zweiten Tag		

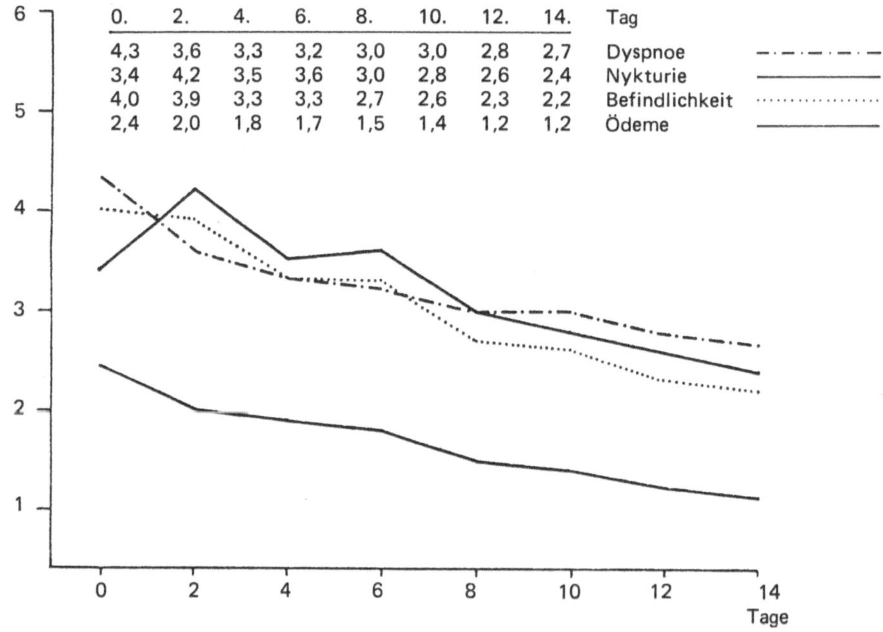

Abb. 4 Verlauf der klinischen Symptome (Dyspnoe, Nykturie, Befindlichkeit und periphere Ödeme) während 14tägiger Gitoformattherapie Scoring von 1 bis 6.

Die Befindlichkeit wurde anfangs im Mittel mit dem Skalenwert 4,0 taxiert. Sie besserte sich auf 2,2. Der mittlere Ausgangswert für periphere Ödeme lag bei 2,4. Er sank auf letztlich 1,2 (Abb. 4).

Serum-Natrium, Serum-Kalium, Kreatinin und Blutbild veränderten sich während der 14tägigen Therapieperiode nicht wesentlich.

Im EKG zeigte sich in einem Fall das Umschlagen der absoluten Arrhythmie in Sinusrhythmus. Ansonsten waren keine eindeutig auf die Digitalisierung zurückführbaren Veränderungen ablesbar. Bei drei Patienten lag der röntgenologisch feststellbare Herzdurchmesser vor Therapie im oberen Normbereich. Bei den drei anderen Patienten war das Herz deutlich vergrößert. Unter Therapie war bei ihnen ein Rückgang des Herzdurchmessers um 1,5 cm bis 3 cm zu verzeichnen.

Der QS_{2c} veränderte sich während der Therapiephase von dem Vorwert von – 31,5 msec. über den Wert von – 48,7 msec. am 4. Tag bis – 65,0 msec. am 14. Tag. Insgesamt trat gegenüber den QS_2-Normalwerten eine kontinuierliche Verkürzung ein (Tab. 4).

Tabelle 4: Veränderung des QS_{2c} nach 4- und 14tägiger Gitoformattherapie gegenüber Vorwert vor Therapiebeginn

Vorwert	– 31,5 msec.
4. Tag	– 48,7 msec.
14. Tag	– 65,0 msec.

Bei 5 Patienten konnte am 4. Tag eine mittlere Zunahme der Fractional Shortening gegenüber dem Vorwert um 27 % beobachtet werden, die am 14. Tag wieder leicht auf 23 % abgesunken war. Dies entspricht einer absoluten mittleren Veränderung der FS von 21 % auf 26,8 % bzw. 26 %. Ein Patient mit Mitralinsuffizienz bildete eine Ausnahme. Er wies vor Therapie einen hohen Ausgangswert (FS = 50 %) auf. Bei ihm war das Ausmaß der Fractional Shortening am 4. Tag um 10 % gegenüber dem Vorwert verringert, um sich dann nicht mehr wesentlich zu ändern (Abb. 5).

Die LVET hatte am 4. Tag im Mittel um 7 % und am 14. Tag um 13 % gegenüber dem Vorwert zugenommen (Abb. 6).

Die mittlere Dauer der PEP zeigte während der Therapieperiode keine wesentliche Veränderung. Die mittlere Frequenz war am 4. Tag von ursprünglich 89/min. auf 82,3/min. um 7 % abgesunken und blieb weiterhin auf der Höhe dieses Wertes.

Eine deutliche Bewegung war bei der IVR zu verzeichnen. Gegenüber dem Vorwert war die mittlere Dauer der IVR am 4. Tag um 25 % abgesunken, und zeigte am 14. Tag einen Wert, der um 20 % unter dem Ausgangswert lag. Einen ähnlichen Verlauf wie die IVR zeigte der IVI. Nach 4 Tagen war die mittlere prozentuale Abweichung gegenüber dem Vorwert bei – 20 %, am 14. Tag bei – 23 %.

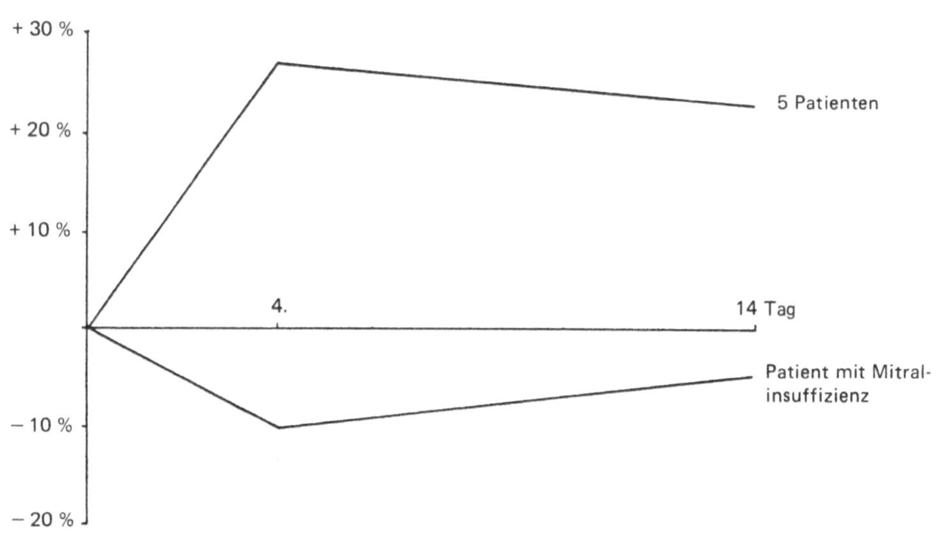

Abb. 5 Prozentuale Abweichung der FS nach 4- und 14tägiger Gitoformattherapie gegenüber dem Vorwert vor Therapiebeginn.
Obere Kurve: 5 Patienten Untere Kurve: Patient mit Mitralinsuffizienz

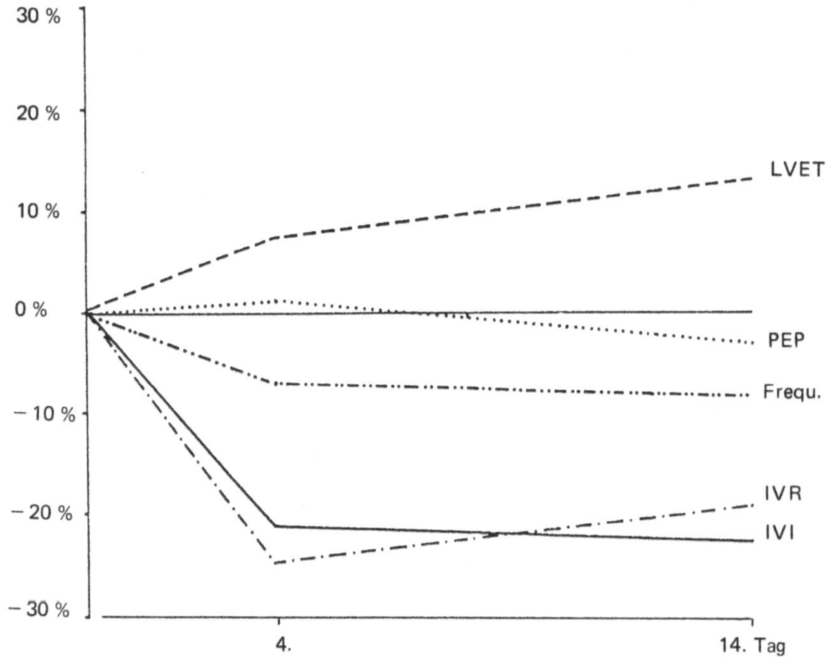

Abb. 6 Prozentuale Abweichung der herzdynamischen Parameter (LVET, PEP, Frequenz, IVR, IVI) nach 4- und 14tägiger Gitoformattherapie gegenüber dem Vorwert vor Therapiebeginn.

Bei zwei Patientinnen trat unter Therapie mit der Erhaltungsdosis von 0,12 mg Gitoformat Übelkeit auf, die sich allerdings durch Reduktion der Dosis auf 0,09 mg beheben ließ.

Diskussion

Gitoformat bietet als ein nicht nierenpflichtiges Herzglykosid eine relativ große therapeutische Sicherheit. Seine biochemische Struktur (Pentaformylester des Gitoxins) wie auch seine Pharmakokinetik sind mittlerweile genau untersucht. Schon bei geringer Dosierung läßt sich eine Wirksamkeit sowohl klinisch als auch durch Veränderungen der systolischen Zeitintervalle (STI) erfassen. Auch bei schweren, bis zum Stadium III–IV reichenden Zuständen der Herzinsuffizienz erweist es sich als gut einsetzbar.

Zur Kontrolle des Therapieverlaufs dienten die klinischen Symptome sowie verschiedene herzdynamische Parameter. Hervorzuheben ist der Isovolumetrische Index (IVI), in welchem die Summe der Präejektionsperiode (PEP) und der isovolumetrischen Relaxationszeit (IVR) ins Verhältnis zur linksventrikulären Austreibungszeit (LVET) gesetzt werden. Bei unseren Untersuchungen war der Index deutlich pathologisch verändert und die Digitalisierung führte zu einer mittleren Abnahme desselben von 23 % gegenüber dem Vorwert, was im wesentlichen durch eine Abnahme der pathologisch verlängerten isovolumetrischen Relaxationszeit bedingt war. Die PEP änderte sich dagegen kaum. Die LVET nahm geringgradig zu.

Mit Gitoformat kam es zu einer guten klinischen Rekompensation, wenngleich in den schweren Stadien zusätzlich Diuretika, Vasodilatantien und Antihypertonika verwendet wurden. Diese Handhabung wäre aber mit gut eingeführten Digitalis-Präparaten der anderen Gruppen genauso vorgenommen worden. Hinsichtlich der Erhaltungsdosis von 0,12 mg scheint man bei einigen Patienten zu hoch zu liegen. Bei diesen bietet sich mit 0,09 mg eine tägliche Erhaltungsdosis an entsprechend der auch für Digitoxin-Präparate empfohlenen Dosierung.

Zusammenfassung

Bei 10 Patientinnen mit Herzinsuffizienz der Stadien II und II–III NYHA konnte nach 4 Tagen (entsprechend dem Zeitraum einer unmittelbar prae- und postoperativen Phase) eine Besserung der klinischen Insuffizienzzeichen erzielt sowie eine digitalistypische Veränderung der elektromechanischen Systole (QS_2), der linksventrikulären Austreibungszeit (LVET), der Präejektionsperiode (PEP) sowie des Quotienten PEP/LVET registriert werden.

In der zweiten Studie wurden 6 Patienten mit Herzinsuffizienz der Stadien II bis III–IV mit 1 bis 2 Tabl. Gitoformat (0,06 mg bzw. 0,09 mg bzw. 0,12 mg) über 14 Tage unter Kontrolle therapiert. 5 Patienten wurden neu eingestellt, 1 Patient von Strophanthin direkt umgestellt. Anhand klinischer Symptomatik sowie elektromechanischer Systole (QS_2), Fractional Shortening (FS), linksventrikulärer Austreibungszeit (LVET), Präejektionsperiode (PEP), isovolumetrischer Relaxationszeit (IVR) und isovolumetrischem Index (IVI) konnte eine deutliche Wirkung des Gitoformat nachgewiesen werden, wobei einschränkend darauf hingewiesen werden muß, daß bei einigen Patienten gleichzeitig Diuretika, Vasodilatantien und Antihypertensiva verabreicht wurden. Bei 2 Patientinnen (Körpergewicht vor Therapie 77,1 kg und 54,6 kg) trat unter der Therapie mit 0,12 mg Gitoformat Übelkeit auf, die in beiden Fällen durch Reduktion der Erhaltungsdosis auf 0,09 mg zu beheben war.

Literatur

[1] Abate, G., R. M. Polimeni, F. Cuccurullo, A. M. Sollecito, P. Puddu: Drugs Exp. clin. Res. **6**, 243 (1980)
[2] Batz, H., E. Busanny-Caspari, P. Viehmann: Med. Klin. Sondernummer **2**, 61 (1983)
[3] Belz, G. G., R. Erbel, K. Schuhmann, H. J. Gilfrich: Eur. J. Clin. Pharmacol. **13**, 103 (1978)
[4] Belz, G. G., E. Czermak, G. Belz: Z. Kardiol. **68**, 77 (1979)
[5] Benda, L., W. Zenz: Med. Klin. **73**, 1081 (1978)
[6] Benthe, H. F.: Kreislauf-Bücherei, Bd. 24, Steinkopf Darmstadt, 29 (1968)
[7] Bracharz, H., H. Laas, N. Rietbrock: Med. Klin. Sondernummer **2**, 54 (1983)
[8] Carlier, J., M. Lesne: Drugs Exp. clin. Res. **6**, 203 (1980)
[9] Dei Cas, L., A. L. Barilli, E. Rossi, E. Astorri, O. Visioli: Drugs Exp. clin. Res. **6**, 215 (1980)
[10] Dodion, L.: Drugs Exp. clin. Res. **6**, 189 (1980)
[11] Gibson, D. G., T. A. Prewitt, D. J. Brown: Br. Heart J. **38**, 1010–19 (1976)
[12] Grube, E., H. Simon: Med. Klin. Sondernummer **2**, 45 (1983)
[13] Mancini, J. G. B. et al.: Am. Journ. of Cardiol. **50**, 1401–1407 (1982)
[14] Maier, W. D. et al.: Med. Klin. Sondernummer **2**, 33 (1983)
[15] Müller-Hake, R. C., H. Chr. Kümmell: Therapiewoche **31**, 5417–5426 (1981)
[16] Perrier, D., M. Mayersohn, F. J. Marcus: Clin. Pharmacokinet. **2**, 292 (1977)
[17] Peters, U., T. U. Hausamen, E. Grosse-Brockhoff: Dtsch. med. Wschr. **35**, 1701 (1974)
[18] Peters, U., B. Grabensee, T. U. Hausamen, W. P. Fritsch, F. Grosse-Brockhoff: Dtsch. med. Wschr. **102**, 109 (1977)
[19] Rameis, H.: Med. Klin. Sondernummer **2**, 58 (1983)
[20] Reuter, N., F. Meyer: Arzneim.-Forsch. **26/6**, 1201 (1976)
[21] Rietbrock, N., R. G. Alken, M. Ulbrich: Med. Klin. Sondernummer **2**, 54 (1983)
[22] Schüren, U. P., N. Rietbrock: Intern. Prax. **17**, 581 (1977)
[23] Sölter, H.: Zusammenfassung der klinischen Prüfungen mit Dynocard (Gitoformat), Fa. Madaus
[24] Staiger, J., J. Späth, H.-H. Dickhuth, J. Keuli: Z. Kardiol. **72**, 448–455 (1983)
[25] Storstein, O., V. Hansteen, L. Hatle, L. Hillestadt, L. Storstein: Am. Heart J. **93**, 434 (1977)
[26] Strösser, W.: Med. Klin. Sondernummer **2**, 66 (1983)
[27] Upton, M. T. and D. G. Gibson: Progress in Cardiovascular Diseases. Vol. XX, Nr. 5 (March/April, 1978)
[28] Wallnöfer, H., L. Schiller, K. Täuber: Prakt. Arzt **32**, 1146 (1978)
[29] Weissler, A. M., W. S. Harris, C. D. Schoenfeldt: Am. J. Cardiol. **23**, 577 (1969)
[30] Weissler, A. M.: Noninvasive Cardiology. Grune & Stratton, New York – London, 1974
[31] Weissler, A. M.: New Engl. J. Med. **296**, 321 (1977)

Eine Multicenterstudie: Gitoformat in der Praxis

E. Busanny-Caspari

Die Vorteile einer Multicenterstudie beim niedergelassenen Arzt liegen im wesentlichen darin, daß auf diese Weise ein Arzneimittel bei einer großen Zahl von Patienten in allen Teilen des Landes zur Anwendung kommt und damit Erfahrungen insbesondere im Hinblick auf die Verträglichkeit gewonnen werden, was in einer einzigen Klinik nicht möglich ist. Dazu kommt noch, daß die Patienten in ihrer gewohnten Umgebung leben und Belastungen ausgesetzt sind, die im stationären Bereich fortfallen. Es ist daher verständlich, daß die letzte Entscheidung über den Stellenwert eines neuen Präparates nur aufgrund der breiten Anwendung gefällt werden kann. Voraussetzung für den Wert einer solchen Studie ist: eine ordnungsgemäße Prüfung mit Prüfplan, Ziel der Prüfung, eine angemessene Zahl von Prüfstellen und eine exakte Durchführung.

Multicenterstudien sind natürlich auch mit Nachteilen behaftet: Manche eingeleitete Prüfung kann nicht zu Ende geführt werden, weil Struktur und Einrichtung der Praxis des Prüfarztes weitere Belastungen, die ein derartiges Prüfvorhaben mit sich bringt, nicht zulassen. – Ein ganz wichtiger Punkt ist die Mitarbeit der Patienten. Gerade hier können erhebliche Störungen auftreten, weil die Patienten viel stärker äußeren Einflüssen ausgesetzt sind als im Krankenhaus.

Nachfolgend wird über die Ergebnisse einer Multicenterstudie vorwiegend beim niedergelassenen Arzt am Beispiel des Gitoformats mit dem Handelsnamen DYNOCARD* berichtet. Die Fragestellung war in erster Linie die Verträglichkeit insbesondere beim niereninsuffizienten, älteren Patienten. Gerade in letzterer Hinsicht war das Präparat in der Klinik sehr gut beurteilt worden.

* Hersteller: Dr. Madaus & Co., Köln

Das halbsynthetische, fünffach formylierte Gitoxin – das Gitoformat – hat

eine Bioverfügbarkeit von ~90 %,
eine Resorptionsquote von ~90 %;
die Bindung an Plasmaproteine beträgt 85,4–87,2 % und ist etwa vergleichbar mit Digitoxin.
Die renale Ausscheidung beträgt nach Rietbrock et al. 12 % [4] der applizierten Dosis; nach Carlier [2] ist bei eingeschränkter Nierenfunktion die Halbwertzeit von Gitoformat im Vergleich mit Nierengesunden nicht verändert.
Mittlere Vollwirkdosis 1,4 mg,
mittlere Erhaltungsdosis 0,12 mg/die.

Eine Tablette DYNOCARD enthält 0,06 mg Gitoformat. Das Glykosid ist angezeigt bei allen Formen und Schweregraden kardialer Insuffizienz.

Material und Methode

An dem Prüfvorhaben beteiligten sich 290 Ärzte; ausgewertet wurden nach Abschluß der Untersuchungen insgesamt 1821 Fälle im Alter von 17 bis 95 Jahren. Der 4seitige Prüfbogen war so konzipiert, daß eine Auswertung mittels EDV durchgeführt werden konnte.

Neben der Diagnosestellung sollte der Prüfarzt nach Möglichkeit auch die Ursachen der Herzinsuffizienz angeben. Bei der Erhebung des EKG-Befundes war für die Auswertung im Zusammenhang mit Gitoformat von Interesse, ob Reizleitungs- und/oder Reizbildungsstörungen vor der Therapie vorlagen.

Wichtig war die Frage nach „Neueinstellung" bzw. „Umstellung". Bei Umstellung wurde der Prüfer um Angabe des Präparates gebeten, von dem die Umstellung auf Gitoformat erfolgte.

Bei der Dosierung war eine Sättigungsdosis von 0,36 mg pro die für drei Tage und eine Erhaltungsdosis von 0,12 mg pro die vorgesehen, wobei natürlich die Möglichkeit bestand, die Dosis den jeweiligen Bedürfnissen anzupassen.

Die therapeutische Wirksamkeit wurde beurteilt anhand der üblichen klinischen Parameter wie Ödemausschwemmung, Rückbildung der Dyspnoe, Zyanose usw.

Die Fragen nach „Verträglichkeit" waren für die endgültige Beurteilung von großer Bedeutung. Im Falle einer Unverträglichkeit sollte in der Rubrik „Nebenwirkungen" angegeben werden, um welche es sich handelte.

In die Auswertung wurden nur solche Prüfbögen einbezogen, auf denen alle für die Beurteilung von Gitoformat erforderlichen Fragen beantwortet waren. Alle übrigen blieben unberücksichtigt. Eine noch verläßlichere Aussage über das Präparat lieferten außerdem die Ergebnisse derjenigen Patienten aus dem Gesamtkollektiv, die ausschließlich Gitoformat erhielten, also mit keinem weiteren Medikament behandelt wurden. Sie fanden bei der Auswertung besondere Berücksichtigung, desgleichen auch die Fälle mit eingeschränkter Nierenfunktion.

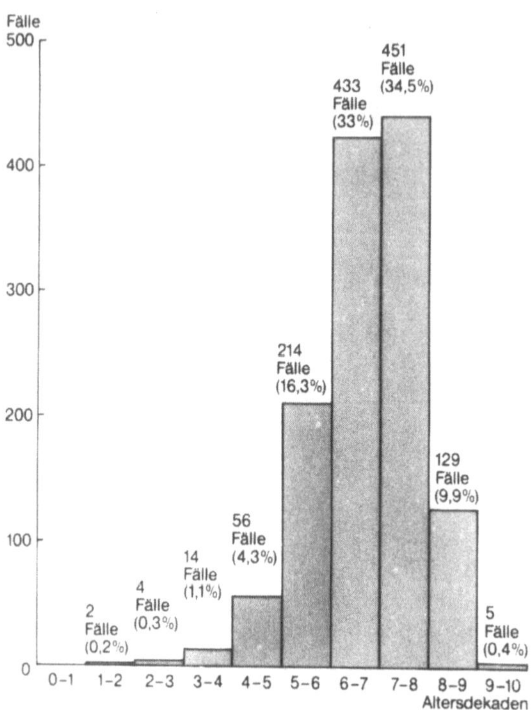

Abb. 1 Altersverteilung bei 1308 mit Gitoformat behandelten Patienten.

Ergebnisse

Die Gesamtzahl der mit Gitoformat behandelten Fälle betrug 1821. Wegen fehlender Angaben mußten 498 und wegen Abbruch der Therapie aufgrund externer Vorkommnisse 15 Patienten ausgeschlossen werden. Für die Auswertung verblieb somit ein Gesamtkollektiv von 1308 Patienten, 572 Männer und 736 Frauen. Die Altersverteilung geht aus der Abbildung 1 hervor.

Die Auswertung der eine Herzinsuffizienz auslösenden Ursachen erbrachte folgende Ergebnisse: Eine Herzinsuffizienz ohne weitere Spezifikation wurde in 0,6 % aller Fälle angegeben, eine Myokarditis wurde in 0,8 %, angeborene Vitien in 0,8 %, erworbene Vitien in 3,3 %, Cor pulmonale in 5,5 %, Kardiomyopathien in 1,1 %, koronare Herzkrankheit in 52,6 %, durchgemachter Herzinfarkt in 8 % und Hypertonie in 27,3 % vermerkt.

Die durchschnittliche ambulante Behandlung mit Gitoformat betrug 55,3 Tage, die durchschnittliche stationäre Therapie einer kleinen Patientengruppe 32,6 Tage.

Eine Neueinstellung auf Gitoformat erfolgte in 64,8 %, eine Umstellung von einem anderen Herzglykosid wurde in 35,2 % aller Fälle vorgenommen.

Von den N = 460 Fällen in den Umstellungen entfielen auf

Lanatoside	1,5 % = N =	7 Fälle
Strophanthin	1,7 % = N =	8 Fälle
Meproscillarin	3,7 % = N =	17 Fälle
Proscillaridin	5,9 % = N =	27 Fälle
Digitoxin	10,2 % = N =	47 Fälle
Digoxin	18,5 % = N =	85 Fälle
Methyldigoxin	27,2 % = N =	125 Fälle
Acetyldigoxin	31,3 % = N =	144 Fälle

Bis auf 290 Patienten, die nur Gitoformat erhielten, kamen bei den anderen Patienten zusätzlich Antiarrhythmika, Antihypertensiva, Coronartherapeutika und Diuretika zur Anwendung.

Zur Feststellung der Fallzahlen mit eingeschränkter Nierenfunktion wurden die Serum-Kreatinin-Werte sowohl des Gesamtkollektivs (N = 1308) als auch des sog. „Gitoformat-Kollektivs" ausgewertet. Beim Gesamtkollektiv lagen in

N = 190 Fällen	keine Angaben über Serum-Kreatinin vor,
N = 672 Fälle	entfielen auf den Normbereich (Serum-Kreatinin bis 1,2 mg %),
N = 446 Fälle	lagen über dem Normbereich.

Bei der Analyse der erhöhten Serum-Kreatininwerte konnten nicht alle berücksichtigt werden, weil bei einigen möglicherweise Meßfehler vorlagen. Die verbleibenden N = 418 Fälle verteilen sich auf die folgenden Bereiche:

1. Im Bereich 1,2 mg % bis 1,5 mg % N = 283 Fälle
2. Im Bereich 1,6 mg % bis 2,0 mg % N = 105 Fälle
3. Im Bereich 2,1 mg % bis 2,5 mg % N = 23 Fälle
4. Im Bereich 2,6 mg % bis 3,0 mg % N = 7 Fälle

In der Gitoformat-Gruppe war in N = 49 Fällen das Serum-Kreatinin nicht bestimmt worden. In dem verbleibenden Kollektiv verteilten sich die 241 Fälle wie folgt:

N = 158 Fälle	lagen im Normbereich
N = 83 Fälle	befanden sich über dem Normbereich

Von den insgesamt 1308 Patienten waren vor Beginn der Therapie mit Gitoformat 46,9 % der Fälle kompensiert und 53,1 % dekompensiert.

Dosierung

In den meisten Fällen betrug die *Sättigungsdosis*

N = 645
0,36 mg pro die
(6 Tabletten)

Die übrigen Dosisangaben verteilen sich wie folgt:

N = 233	N = 178	N = 217
0,24 mg pro die	0,18 mg pro die	0,12 mg pro die
(4 Tabletten)	(3 Tabletten)	(2 Tabletten)

Bei den restlichen Patienten kam das Präparat in unterschiedlichen täglichen Dosen von 1 bis 4,5 Tabletten zur Anwendung.

Die Erhaltungsdosis betrug bei

N = 968	0,12 mg pro die	(2 Tabletten)
N = 145	0,06 mg pro die	(1 Tablette)
N = 125	0,09 mg pro die	(1,5 Tabletten)

Der Rest (70 Fälle) verteilte sich auf unterschiedliche Dosierungen von 0,5 bis 4 Tabletten pro Tag.

Die Beeinflussung der klinisch relevanten Parameter durch Gitoformat ist aus den Graphiken „Klinische Befunde" der Abbildungen 2 und 3 ersichtlich. Beide Abbildungen ermöglichen den Vergleich der klinisch erhobenen Befunde des Gesamtkollektivs (N = 1308) mit den Patienten (N = 290), die außer Gitoformat kein weiteres Medikament erhielten.

Deutliche Rückbildung der Dekompensationserscheinungen bedeutete, daß die Patienten soweit beschwerdefrei waren, daß sie ihr gewohn-

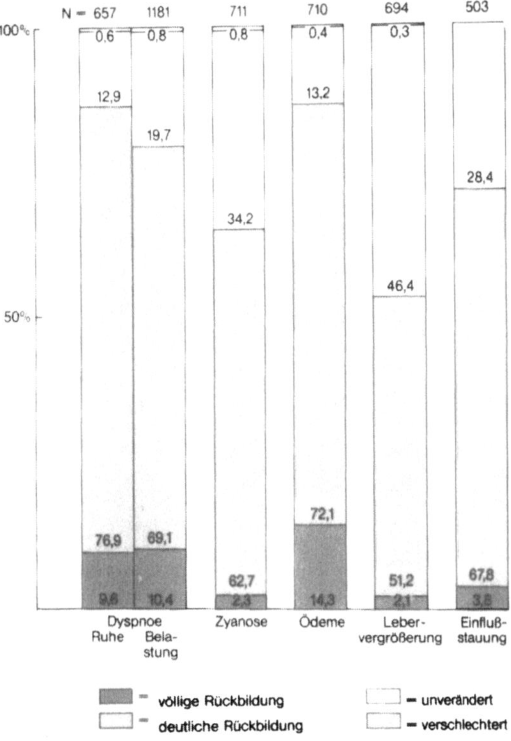

Abb. 2 Klinische Befunde (Gesamtkollektiv N = 1308) in % nach Abschluß der Gitoformat-Behandlung

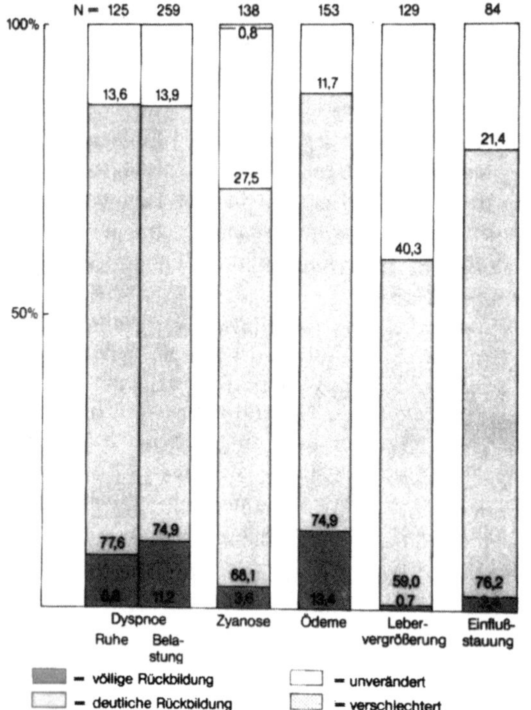
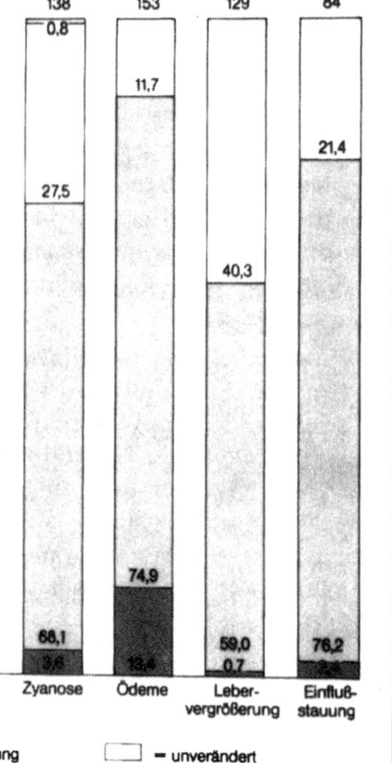

Abb. 3 Klinische Befunde in % nach Abschluß der Gitoformat-Behandlung ohne Begleitmedikation (N = 290)

Tabelle 1: Gewichtsreduktion des Gitoformat-Kollektivs

In			
N = 12 Fällen:	Reduktion des Gewichtes bis zu	1 kg	– 4,4 %
N = 60 Fällen:	Reduktion des Gewichtes bis zu	2 kg	– 21,8 %
N = 71 Fällen:	Reduktion des Gewichtes bis zu	3 kg	– 25,8 %
N = 25 Fällen:	Reduktion des Gewichtes bis zu	4 kg	– 9,1 %
N = 26 Fällen:	Reduktion des Gewichtes bis zu	5 kg	– 9,5 %
N = 12 Fällen:	Reduktion des Gewichtes bis zu	6 kg	– 4,4 %
N = 6 Fällen:	Reduktion des Gewichtes bis zu	7 kg	– 2,2 %
N = 1 Fall:	Reduktion des Gewichtes bis zu	8 kg	– 0,4 %
N = 2 Fällen:	Reduktion des Gewichtes bis zu	9 kg	– 0,7 %
N = 1 Fall:	Reduktion des Gewichtes bis zu	11 kg	– 0,4 %
N = 1 Fall:	Zunahme des Gewichtes bis zu	1 kg	– 0,4 %
N = 7 Fällen:	Zunahme des Gewichtes bis zu	2 kg	– 2,5 %
N = 1 Fall:	Zunahme des Gewichtes bis zu	4 kg	– 0,4 %
N = 1 Fall:	Zunahme des Gewichtes bis zu	7 kg	– 0,4 %

tes Leben wieder aufnehmen konnten. Eine völlige Rekompensation ist bei der chronischen Herzinsuffizienz des alten Menschen oft nicht mehr zu erreichen.

Bei der Analyse der Gewichtsreduktion des Gitoformat-Kollektivs lag der Schwerpunkt zwischen 2 kg und 5 kg (Tab. 1).

Die Frage nach der Verträglichkeit wurde von den Prüfern wie folgt beantwortet (Abb. 4):

Die nachfolgende Zusammenstellung vermittelt eine Übersicht der gemeldeten Nebenwirkungen, aufgeschlüsselt nach

a) Gesamtkollektiv
b) Gitoformat-Gruppe
c) niereninsuffiziente Fälle des Gesamtkollektivs und
d) niereninsuffiziente Fälle des Gitoformat-Kollektivs (Tab. 2).

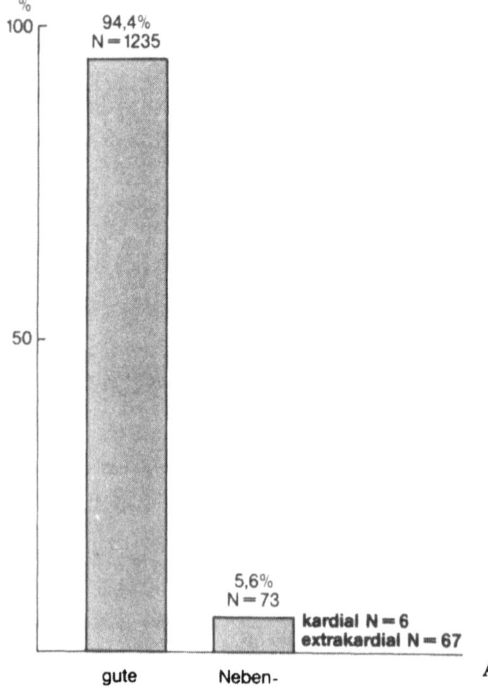

Abb. 4
Verträglichkeit von Gitoformat bei 1308 Patienten.

Tabelle 2: Nebenwirkungen (NW)

1. Gesamtkollektiv 1308 Patienten (NW: N = 73)	
Kardiale Nebenwirkungen	6 Fälle
Extrakardiale Nebenwirkungen	67 Fälle
davon Übelkeit	62 Fälle
Brechreiz	1 Fall
Diarrhö	1 Fall
Flimmern vor den Augen	1 Fall
Sehstörungen	1 Fall
Juckreiz	1 Fall
2. Gitoformat-Kollektiv 290 Patienten (NW: N = 13)	
Kardiale Nebenwirkungen	0
Extrakardiale Nebenwirkungen	13 Fälle
davon Übelkeit	12 Fälle
Brechreiz	1 Fall
3. Niereninsuffiziente Patienten des Gesamtkollektivs 446 Patienten (NW: N = 30)	
Kardiale Nebenwirkungen	3 Fälle
Extrakardiale Nebenwirkungen	27 Fälle
davon Übelkeit	26 Fälle
4. Niereninsuffiziente Patienten des Gitoformat-Kollektivs 83 Patienten (NW: N = 3)	
Kardiale Nebenwirkungen	0
Extrakardiale Nebenwirkungen	
(Übelkeit)	3 Fälle

Diskussion

Die vorliegenden Ergebnisse einer Multicenterstudie vorwiegend im niedergelassenen Bereich mit Gitoformat zeigen, daß mit einem derartigen Prüfvorhaben vorher in der Klinik gewonnene Daten über ein Medikament auf breiter Basis bestätigt und gesichert werden können. Voraussetzung ist, wie bereits eingangs ausgeführt wurde, ein Prüfplan mit den entsprechenden Prüfunterlagen, eine exakte Durchführung der Prüfung und schließlich eine ebenso exakte Auswertung der Ergebnisse. Auch diese Studie liefert hierfür den Beweis: Von den ursprünglich 1821 Patienten konnten die Prüfergebnisse von nur 1308 in die Endauswertung einbezogen werden. 513 Erhebungsbögen waren unvollständig ausgefüllt, d.h., wichtige Daten für die Beurteilung von Gitoformat fehlten. Diese Bögen mußten daher für die abschließende Auswertung unberücksichtigt bleiben.

Die nunmehr vorliegenden Ergebnisse von 1308 vorwiegend alten Patienten lassen den Schluß zu, daß das Glykosid zur Langzeitbehandlung der Herzinsuffizienz in dieser Altersgruppe gut geeignet ist. Dabei verdient die Tatsache, daß bei 446 Herzkranken mit eingeschränkter Nierenfunktion eine Änderung der Dosierung nicht vorgenommen werden mußte, Beachtung, insbesondere, da der noch nicht faßbaren Niereninsuffizienz des älteren Menschen – also dem sog. kreatininblinden Bereich – eine größere Bedeutung zukommt, als man früher gemeinhin angenommen hat. Mit einer Erhaltungsdosis von 2 Tabletten/die gelang es in der überwiegenden Mehrzahl der Fälle, die Rekompensation der Patienten zu erhalten.

Die gute Verträglichkeit des Präparates wird durch die wenigen Meldungen über aufgetretene Nebenwirkungen belegt.

Bei den insgesamt 1308 Patienten wurden in 73 Fällen unerwünschte Begleiterscheinungen festgestellt. Dabei handelte es sich 6 mal um kardiale und 67mal um extrakardiale Nebenwirkungen.

Bei den gemeldeten kardialen Nebenwirkungen muß in 5 Fällen offenbleiben, ob diese dem Glykosid zuzuschreiben sind. So handelte es sich einmal um eine Patientin, die nicht dekompensiert war und trotzdem aufgesättigt wurde. Gleichzeitig erhielt sie einen Betablokker ihres Hochdrucks wegen. Es trat ein AV-Block III. Grades auf. – Bei dem zweiten Fall bestand vor der Behandlung ein AV-Block I. bis II. Grades. Gitoformat wurde wegen zunehmender Bradykardie abgesetzt. – Bei Fall 3 trat nach einer Überdosierung (8 Tage Sättigungszeit) eine salvenförmige Extrasystolie auf. – In einem weiteren Fall handelte es sich um eine Patientin mit Koronarsklerose, die über nicht näher definierte Herzbeschwerden und Übelkeit klagte; da die Patientin gleichzeitig ein Dihydroergotamin-Präparat bekam, das bei Koronarsklerose kontraindiziert ist, kann auch diese Nebenwirkung nicht unbedingt Gitoformat angelastet werden. – Bei einem Patienten bestanden bereits vor der Behandlung eine Reizleitungs- und Reizbildungsstörung.

Bei den 67 Patienten mit extrakardialen Nebenwirkungen handelte es sich in 42 Fällen um anfängliche Übelkeit in der Aufsättigungsphase und in 20 Fällen um ständige Übelkeit.

Die anfängliche Übelkeit war bei 7 Patienten durch Überdosierung bedingt (Aufsättigung 14 Tage und mehr).

Bei den 20 Fällen mit ständiger Übelkeit waren sechs Überdosierungen nachweisbar, so daß man eigentlich echte Übelkeiten als extrakardiale Nebenwirkungen nur in 14 Fällen beobachten konnte. Stellt man das in Rechnung, würde sich die Nebenwirkungsrate von 5,6 % auf knapp 2 % erniedrigen. Therapieabbrüche gab es insgesamt 16 mal; einmal bei den 6 Patienten mit kardialen Nebenwirkungen, weiterhin bei 5 Fällen mit Übelkeit sowie jeweils einmal wegen Brechreiz, Diarrhö, Flimmern vor den Augen, Sehstörungen und Juckreiz.

Zusammenfassung

Es wird über die Vor- und Nachteile von Multicenterstudien berichtet und anhand einer Prüfung von Gitoformat an 1308 Patienten gezeigt, daß bei richtiger Planung und Durchführung sehr verläßliche Aussagen über ein Präparat gemacht werden können und die bereits in der Klinik erhobenen Befunde sich auf breiter Basis bestätigen. Auch im Hinblick auf mögliche Nebenwirkungen kann solchen Prüfungen mit ihren hohen Patientenzahlen große Bedeutung zukommen.

Literatur

[1] Benda, L., Zenz, W.: Med. Klin. **73**, 1081 (1978)

[2] Carlier, J., Lesne, M.: Drugs Exptl. Clin. Res. **6**, 203 (1980)

[3] Dei Cas, L., Barilli, A. L., Rossi, E., Astorri, E., Visioli, O.: Drugs Exptl. Clin. Res. **6**, 215 (1980)

[4] Rietbrock, N., Alken, R. G., Ulbrich, M.: Radioimmunologische Messung der Plasma-Konzentrationen und der renalen Glykosid-Ausscheidung nach Gabe einer Einzeldosis Gitoformat (DYNOCARD) bei gesunden Versuchspersonen. Publikation in Vorbereitung.

[5] Wallnöfer, H., Schiller, L., Täuber, K.: Der praktische Arzt **32**, 1146 (1978)

Personen- und Sachwortverzeichnis

Abbau 59
Abbau-Prozesse 34
Absorption 5, 72
16-Acetylgitoxin 59, 73
Adaptationsverlust 15
Adventitia-Bindegewebszellen 20
ältere Menschen 113, 129
– Patienten 9, 11, 108, 111
Albuminkonzentration 6
Alternshypertrophie, physiologische 15
Altersamyloid 38
Alternsveränderungen 7, 24, 37
Alternsverlauf 13
Altersfibrose 31 f.
„Altersherz" 13
Alterspigment 25
Altersunterschiede 24
Alterungsprozesse 13
ambulante Behandlung 126
Antikoagulantien 11
Aorta 15 f., 21, 23
Aortenalterung 33
Artherosklerose 19
Aufsättigungsphase 129
Ausscheidung, renale 74
Ausscheidungswege 87
AV-Block 64, 68

Barbiturate 11
Basalmembran-Kollagen 32
Belastungsdyspnoe 117
Bigeminieform 98
Bindegewebsalterung 36
Bindegewebszellen 17
Bindung 6
Bindungsstelle, hochaffine 69
–, niederaffine 69
Bindungsstudien 68
Biosynthese 26
Biotransformation im Alter 7
Bioverfügbarkeit 72
Blutdruck 117
Blutfluß, verminderter renaler 7
Blutflußrate 7
Bluthirnschranke 98
Bradykardie 64
„braune Atrophie" 37

Calciumgehalt 37
Charakterisierung 47
chemische Zusammensetzung 32
Chinidin 11
Clearance, extrarenale 89
–, totale 74, 88 ff.
Cloetta, M. 50
Collagen 6
Compliance 113

Decocten 46
Dekompensation 103
Derivatisierung von Gitoxin 61
Digitaline 46
– cristallisée 46
Digitalis 46
–, Blätter der 47
–, geringe Dosierung 115
Digitalisglykoside 87, 95
Digitalis purpura 95
Digitalistherapie 46
Digitoxin 47, 64, 89 f.
Digitoxin-Radioimmunoassay 56, 111
Digoxin 11, 49, 64, 81, 85, 89, 109
Digoxinelimination 50
Digitoxintherapie 89
Dissoziation 69
DNA-Abfall 15, 22
DNA-Aktivität 17, 24
DNA-Gehalt 17, 21 ff., 26 f., 34
DNA-Menge 24
DNA-Synthese 16 f.
DNA-Umsatz 16
Dosierung, individuelle 91
Dosisanpassung 89
Dosis, konstante 87 f.
–, letale 62
–, letalis 95
–, tödliche 95
Dosis-Wirkungskurven 63
Drogenextrakte 61
Druck, enddiastolischer 81
Druckanstieg, intraventikulärer 64
Druckanstiegsgeschwindigkeit 82
Druckkurve, linksventrikuläre 81
Druckmessung, intrakardiale 81
Dünndarm 5
Durchblutung 35
–, altersabhängige 7
Dynocard 81
Dyspnoe 103, 120

Echokardiographie 107
Edens, E. 47, 49
Einschwemmkatheteruntersuchung 81
Eiweißbindung 54
Elastin 6, 25
Elastingehalt 35
Elastosen 37
Elimination 59, 74
Elektrolythaushalt 6
Elimination, nierenfunktionsunabhängige 51
Eliminationseinschränkung 11
Eliminationsgeschwindigkeit 75
Endothelzellen 20
Erfassungsgrenzen 56
Erhaltungsdosis 96, 108, 125, 127

Erythrozyten 6
Ester-Hydrolyse 54
extrakardiale Nebenwirkung 129
Extrasystolen 98

Färbeverfahren 38
Fibrillation, ventrikuläre 64
Filtrationsrate, glomeruläre 7
16-Formylgitoxin 57, 60 f., 64, 73, 81, 90
Formyl-Gruppen 53
16-formylierte Stoffe 56
Fraenkel, A. 57
frequenzkorrigierte LVET 118
Froschherzen 62
frühes Lebensalter 89
Frühgeborene 87, 89
Fuchs, Leonhard 45
Füllungsdruck, enddiastolischer 83
Funktionsentwicklung 89

GAG-Heterogenität 29
GAG-Muster 29
GAG-Synthese 31
GAG-synthetisierende Enzyme 27
gastrointestinale Symptome 98
Gefäßalterung 20
Gefäße, im Alter 13
Gefäßsystem 13
Gefäß-Zwischensubstanz 20
geriatrische Patienten 99
Geschlechtsunterschiede 13, 15
Gewicht, von Organen 13
Gewichtsabnahme 117
Gewichtsreduktion 128
Gewichtsverlauf 15
Gitalin 61, 95
Gitaloxin 59, 81
Gitoformat 51
–, alternative Therapie 89
–, Behandlung 103 ff.
–, Besonderheiten 101
–, Bindung 73
–, Darstellung 61
–, Dosierung 102
–, Dosis 113
–, Erfolgsquote 99
–, Löslichkeit 54
–, Metabolismus 59
–, Multicenterstudie 125
–, Nebenwirkungen 129
–, Neueinstellung auf 126
–, niedrige Dosis 115
–, radioimmunologische Bestimmung 53
–, therapeutischer Effekt 97
–, Therapie 121
Gitoxin 50, 56, 64, 95, 98
–, Derivatisierung 61
–, Plasmaeiweißbindung 73
–, toxische Wirkung 62
Gitoxinderivate 62
Gitoxinkonjugate 59
Gitoxin-Monitoring 111
Gitoxinserumkonzentration, Analyse 111
–, therapeutische 112
GITOXITEST-Radioimmunoassay 111
Glomerula, Zahl der 7

Glykosaminoglykane (GAG) 25 ff.
Glykosidkonzentration 53, 87
–, Variabilität 91
Glykosid-Überdosierung 96
Glykosidwahl 89
Greisenalter 15

Halbwertzeiten 75
Halbwertzeit, terminale 60
Hatcher-Test 95
Hauptmetaboliten 57
Haut 29
Hemmaktivität 66
Herz 15 f., 23, 25, 29
–, DNA-Abfall 15
–, im Alter 13
Herzalterung 31
Herzatropie 36
herzdynamischer Parameter 122
Herzfrequenz 81 f., 85, 117
Herzgewicht 15
Herzglykoside 69, 87
–, nierenpflichtige 87
–, nicht-nierenpflichtige 87
Herzinsuffizienz 101
–, latente 115
–, manifeste 115
–, Ursachen 126
Herzklappen 37
Herzmuskel 35
Herzmuskelfasern 37
Herzmuskelzellen 20
Herzstillstand, systolischer 62, 64
Hexosamin/DNA-Quotient 31
Hexosamin-Gehalt 30
Hexuronsäuren/Hydroxyprolin-Quotient 23
Hochdruckflüssigkeitschromatographie 54
Homolle, A. E. 46
HPLC-Trennverfahren 54, 59
^{3}H-Thymidin-Markierungsindices 16 f., 19
Hund 62
Hydrolyseempfindlichkeit 53
Hydroxyprolin 33
Hydroxyprolin-Aktivität 31
Hydroxyprolin/DNA-Quotient 34
Hydroxyprolin-Gehalt 30, 34
Hyperkalcämie 87
Hypokaliaemie 98
Hyperplasie 20, 24
Hypertrophie 24

Infus 46
inotroper Effekt 66 f.
Inotropie 64, 68 f.
Intoxikation 69
Intoxikationsrisiko 87
intrakardiale Druckmessung 81
Inotropie-Quotient 119
isovolumetrischer Index 119

Kapillardichte 35
kardiale Leistungsbreite 97
– Nebenwirkungen 129
kardiovaskuläre Alterung 31
– Organe 13, 16, 21, 24
– Systeme 21

kardiovaskuläres Bindegewebe 24
Kathetertipmanometer 81
Katzen 62
Kerne 21
Kindesalter 89
klinische Anwendung 79
– Befunde 127
Knöchelödeme 117
Knorpel 23
Körpergewicht 15, 103
Kollagen 25, 31 f.
Kollagenbiosynthese 31
Kollagengehalt 25, 34
Kollagentypen 32, 35
Kollagenzunahme 20
Kontraktilitätsindex 85
Kontraktilitätsparameter 81 f., 85
Kontraktionskraft 65
Konzentration/Wirkungsbeziehung 64
Konzentrationsverlauf 57
Koppe, R. 47
Korrelation 112
kreatininblinder Bereich 99
Kreatinin-Clearance, endogene 9
Kreuzreaktion 56
Kreysig, F. L. 46
K^+-Sensitivität 68

Lanatosid C 64
Langzeitbehandlung 129
Laufmittelfraktion 54
Laufmittelsystem 55
Lebenserwartung 5
Leber 7, 29
Leistungsstoffwechsel 24
Lipofuscin 37
Löslichkeit von Gitoformat 54
Lösungsmittel 54
Lunge 29
LVET, frequenzkorrigierte 118

Makrozirkulation 37
Meerschweinchen 62, 64 f.
Megges, R. 50
Metabolisierung 68
– im Alter 8
–, Phase I 7
–, Phase II 7
Metabolismus 59
Metaboliten 53 ff.
Methanol 55
Mikrosome 7
Mikrozirkulation 37
Monoformylgitoxin 64
Motilität des Magens 5
Multicenterstudie 125
–, Nachteile 125
–, Vorteile 125
Multimorbidität 5
Muskelzellen 17, 24
–, glatte 19
myokardiale Na^+-K^+-ATPase 66

Nachweismethoden 71
–, radioimmunologische 71
Na^+-K^+-ATPase 68, 87
Nativelle, C. A. 46
Naunyn, Bernhard 45
Nebenwirkungen 98, 129
–, extrakardiale 129
–, kardiale 129
Nephrone, Zahl der – 7
Niere 7, 29, 89
Nierenfunktion 50
–, eingeschränkte 98, 126
Nierengewicht im höheren Alter 7
Niereninsuffizienz 129
Nutzen/Risikoprofil 89, 91
Nykturie 120

Ödem, peripheres 120
Ösophagus 23
Organellen 20
Ortho-monoformylgitoxin 57

Papillarmuskeln, isolierte 64
Papyrus Ebers 45
Parameter, kardiale 78
Pentaacetylderivat 50
Pentaformylgitoxin 45, 58 f., 64 f., 69, 90
Pflanze 45
Pharmaka 6
Pharmakokinetik 9, 71 f., 79
Pharmakotherapie 5
–, im Alter 5
Phosphat, Freisetzung von anorganischem 67
Pigmentablagerung 37
Plasma 87
Plasmaeiweißbindung 73
Plasmaspiegel 97 f.
–, Aussagekraft von 76
Polypathie 36
– des Herzens 36
Polyploidisierung 21
PPH-Aktivität 31
„Pro-drug" 59
Proliferationskinetik 19
Proliferationsraten 17
Proliferationssteigerung 20
Proteinbindung 90
Proteoglykane 6, 20, 25 f., 29
Prüfkollektiv 83 f.
Pulsfrequenz 97

Radioimmunoassay 71, 111
radioimmunologische Bestimmung 53
– Erfassung 54, 56
Ratte 21, 23, 29, 33
Ratten-Aorta 34
Rattenorgane 33
^{86}Rb-Aufnahme 71
Referenz 54
Reifungsablauf 19
Reindarstellung 47
Repke, K. R. H. 50
Resorptionsverbesserung 49
RP 18 54, 59
Rückbildung 117

Sättigungsbehandlung mit Gitoformat 96
Sättigungsdosis 108, 125, 127
Säuglinge 87, 89

Säurefreisetzung 5
Schmiedeberg, O. 47
Schnellsättigung 96
Sehfähigkeit im Alter 11
Serumkonzentration 57
Serum-Kreatinin 127
Serumkreatininwerte 127
Sicherheitsrisiko, Minimierung 92
Sklerosen 37
Speicheldrüse 29
speziesspezifischer Unterschied 68
^{35}S-Sulfat-Inkorporationsrate 26
Stabilität von Gitoformat 54
Stabilitätsuntersuchung 54
steady-state Gitoxinserumkonzentration 113
Steuerbarkeit 91
Stoffwechsel 7
Streubreite 9
Strophanthintherapie 47
Symptome, zentralnervöse 61
Syntheseprozesse 34
Systole, elektromechanische 117
Systolendauer, elektromechanische 76
Systolische Zeitintervalle 115

tachycardes Vorhofflimmern 97
Tachykardie 64
therapeutische Breite 69
therapeutischer Vergleich 85
Therapieabbruch 130
Therapieerfolge 103
Thilenius, Moritz Gerhard 46
Toleranz 108
Transportform 59
Trennung mit HPLC 59

Überleitungsverzögerung 64
Umverteilungsprozesse 53
Uronsäuregehalt 29
UV-Meßsignale 54

Variabilität der Glykosidkonzentration 91
Venenthrombose 11
Verlaufsbeurteilung 103
Verteilung 73
Verteilungsvolumen 73
Verträglichkeit 98, 126, 128 f.
Vielstoffgemische 61
Vollwirkspiegel 96
Vorhof-Extrasystolen 64
Vorhofflimmern 97

Wachstum 16
Wachstumsraten 17
Wassergehalt des Menschen 15 f.
– der Ratte 15 f.
Wasserhaushalt 6
Wassersucht 46
Wiederaufnahmekapazität für K^+ 66
Windaus, A. 47
Wirkdauer 76
Wirksamkeit, therapeutische 87, 126
Wirkstoffe 47
Wirkung 76
– von Gitoformat 96
–, positiv inotrope 81
Wirkungen, unerwünschte 10
Wirkungseintritt 73
Wirkungskinetik 71, 79
Wirkungsnachweis 81
Wirkverlauf 59
Withering, W. 45

Zeitintervalle, systolische 73
Zellteilungsstoffwechsel 16
Zellzahl 24
Zuverlässigkeit der Arzneimitteleinnahme 11